护理综合能力训练

HULI ZONGHE NENGLI XUNLIAN

张勇勤　秦元梅　主编

U0222543

河南科学技术出版社

·郑州·

图书在版编目（CIP）数据

护理综合能力训练 / 张勇勤，秦元梅主编. —郑州：河南科学技术出版社，2021.1（2023.3重印）

ISBN 978–7–5725–0183–8

Ⅰ.①护… Ⅱ.①张… ②秦… Ⅲ.①护理学 Ⅳ.①R47

中国版本图书馆CIP数据核字（2020）第198230号

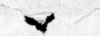

出版发行：河南科学技术出版社

地址：郑州市郑东新区祥盛街27号　　邮编：450016

电话：（0371）65788613　　65788629

网址：www.hnstp.cn

策划编辑：高　杨

责任编辑：高　杨

责任校对：丁秀荣

封面设计：张　伟

责任印制：朱　飞

印　　刷：三河市同力彩印有限公司

经　　销：全国新华书店

开　　本：787 mm×1092 mm　1/16　印张：17.5　字数：378 千字

版　　次：2023年3月第2次印刷

定　　价：198.00元

《护理综合能力训练》编写人员名单

主　　审　杨英豪　刘玲霞

主　　编　张勇勤　秦元梅

副 主 编　潘兰霞　刘　姝　邹小燕

编　　委　宋晓燕　王莉莉　牛　鹏　杨艳明

　　　　　彭晓燕　王云璐　宁　婧

编写秘书　宁　婧

前　言

　　为适应新时代护理教育教学改革的发展趋势，满足临床护理工作者及护理专业学生丰富多样的学习需求，河南中医药大学护理学院及其第一附属医院组织骨干教师完成《护理综合能力训练》一书的编写。

　　本书共包括五个部分，95个案例。其中内科护理29个、外科护理17个、妇产科护理19个、儿科护理16个、急救急危重症护理14个。为了把理论知识点与临床实践有机结合，每个案例之前都对所涉及疾病的关键知识点，如疾病的概念、临床表现、治疗要点、护理诊断、护理要点及健康教育等进行了总结。所有案例均以经典临床案例为基础，进行整理编写，按照入院评估（第一次评估）、住院或治疗期间评估（第二次评估）、出院前评估（第三次评估）的模式进行编写，在每次评估结束均提出相应的问题供读者思考，以训练其创新思维能力、综合分析能力及临床应变能力。

　　本书提供的丰富案例，可用于临床护士及护理专业各层次学生专业课程学习的教辅材料，也可作为护理教学过程中案例分析及情景模拟训练的模板，具有很强的实用性、可读性。学习和使用本书，还可帮助读者了解与本学科有关的临床新知识、新进展，树立整体护理观。另外，本书也将为护理专业学生临床课程考核、入职考试、执业资格考试、考研复习提供有益的参考。

在《护理综合能力训练》编写过程中，得到了河南中医药大学护理学院领导和老师以及第一附属医院护理部同仁的支持与帮助，在此深表感谢。

由于编者水平有限，不当之处，敬请广大读者不吝赐教、批评指正。

河南中医药大学《护理综合能力训练》编写组

2020 年 6 月 30 日

目 录

第一部分 内科护理

第三部分　妇产科护理

第四部分　儿科护理

第五部分　急危重症护理

第一部分

内科护理

第一单元
呼吸系统疾病患者的护理

一、肺部感染性疾病

 学习目标

知识目标： 掌握肺炎的临床表现、护理措施及健康指导；熟悉肺炎的诊断、治疗要点；了解肺炎的概念、病因病机、辅助检查。

能力目标： 能正确观察患者症状、体征，识别危险征象；能对肺炎的严重程度进行评估，并配合治疗及护理。

情感目标： 能理解体贴患者，具有同情心；增强爱心、耐心、责任心。

【概述】

肺炎是指终末气道、肺泡和肺间质的炎症，可由多种病因（如感染、理化因素、免疫损伤等）引起，主要表现为发热，寒战，咳嗽，咳痰（可出现浓痰、血痰，胸痛等）。一般起病较急，早期往往出现上呼吸道感染症状。肺炎是呼吸系统的常见病，虽然新的强效抗生素和有效的疫苗不断投入临床应用，但其发病率和病死率仍很高。

【治疗要点】

治疗要点如下：①抗感染治疗：是肺炎治疗的最主要环节。②对症和支持治疗：包括祛痰，降温，吸氧，维持水、电解质平衡，改善营养以增强机体免疫功能等治疗。③预防并及时处理并发症。

【主要护理诊断】

1. 体温过高　与肺部感染有关。

2. 清理呼吸道无效　与气道分泌物多、痰液黏稠、胸痛、咳嗽无力等有关。

3. 气体交换受损　与肺实质炎症、呼吸面积减少有关。

4.潜在并发症：感染性休克。

【护理要点】

护理要点如下：①充分休息。②观察病情、发热时按发热患者进行护理。③保证营养供给，多饮水。④根据医嘱用药，观察药物疗效及不良反应。⑤对症处理，针对咳嗽、咳痰、胸痛等治疗。⑥休克时配合吸氧、升压等抢救措施。

【健康教育】

对患者应进行如下健康教育：①疾病预防指导。②用药指导。③饮食、营养指导。

 综合训练案例

第一次评估

现病史：患者，男，58岁，工人，高中文化。以发热、咳嗽5 d，加重2 d而入院。患者1周前因劳累及受凉后出现发热，体温38.0 ℃左右，近2 d发热加重，体温最高达40.0 ℃，伴咳黄痰、寒战、乏力、胸痛。曾在家自服阿莫西林、止咳糖浆、板蓝根等药物，症状未能控制，为进一步诊治以"肺炎"收住入院。发病以来，食欲正常，睡眠差，乏力明显，活动减少，大、小便正常。

既往史：8年前曾患十二指肠溃疡住院，治疗痊愈后出院。否认慢性呼吸系统疾病史，否认传染病接触史。

家族史：父、母亲健在，1妹体健，否认遗传性疾病家族史。

个人生活史：长期生活于本地，否认结核、活禽接触史。烟龄30年，10年前戒烟，平时少量饮酒，饮食作息规律。

体格检查：T（体温）39.2 ℃，P（心率）108 次/min，R（呼吸频率）26次/min，BP（血压）130/80 mmHg，意识清醒，自动体位。口唇略发绀，口周可见疱疹。听诊左肺底可闻及湿啰音，右肺呼吸音减弱，节律规整，各瓣膜听诊区未闻及杂音，腹软，肝、脾肋下未触及，双下肢无水肿，肌张力正常，四肢及神经系统检查无异常。

辅助检查：血常规：RBC（红细胞）$5.0×10^{12}$ /L，Hb（血红蛋白）150g/L，WBC（白细胞）$20.0×10^9$/L，N（中性粒细胞）82.9%，PLT（血小板）$160×10^9$/L，血气分析：pH值 7.40，$PaCO_2$（二氧化碳分压）40 mmHg，PaO_2（氧分压）75 mmHg。肝、肾功能正常。胸部X线示：左肺底部阴影。

第一次评估综合训练思考题：

（1）列出该患者入院时的主要症状、体征。

（2）目前，患者主要的护理问题有哪些？

（3）针对患者的病情，治疗要点有哪些？

（4）按优先原则，针对患者采取的主要护理措施有哪些？

（5）为进一步明确病情，还需要收集哪些信息及完善哪些检查？

第二次评估

入院后，给予阿奇霉素0.5 g，静脉滴注，每日1次，头孢呋辛2.25 g，静脉滴注，每日2次，同时给予吸氧、氨溴索化痰对症治疗。治疗3 d后，体温降至正常，胸痛、咳嗽减轻，7 d后WBC 5.50×10^9/L；N 52.4%；胸片阴影部分吸收，根据医嘱，准予出院。

第二次评估综合训练思考题：

患者出院后应该注意哪些问题？

二、肺结核

学习目标

知识目标：掌握结核菌的消毒、灭菌方法，肺结核患者的临床表现、治疗原则、预防措施、护理措施和健康指导；熟悉肺结核的传播过程，肺结核的诊断要点、治疗要点；了解结核菌的生物特性，肺结核的病理改变，肺结核的辅助检查方法。

能力目标：能针对患者的问题列出具体的预防措施；能进行正确的健康教育，指导患者及其家属日常消毒，预防肺结核的传播。

情感目标：能理解传染病患者的情绪状态，具有同情心。

【概述】

肺结核是结核分枝杆菌引起的肺部慢性传染性疾病。以低热、盗汗、乏力、消瘦、咳嗽、咳痰或咳血为主要表现。结核分枝杆菌可随血行播散并发淋巴结、脑膜、骨及泌尿生殖器官等肺外结核。肺结核的主要传染源是痰中排菌的肺结核患者，飞沫传播是最重要的传播途径。

【治疗要点】

治疗要点如下：①化学治疗：是主要的治疗方法，化学治疗的原则是早期、联合、适量、规律和全程治疗。常用的药物包括异烟肼、利福平、链霉素、吡嗪酰胺、乙胺丁醇等。②对症治疗：毒血症状重者在抗结核药物治疗的同时，短期使用糖皮质激素。③手术治疗：对于化疗无效的厚壁空洞、结核性脓胸等采用手术治疗。

【主要护理诊断】

1. 知识缺乏：缺乏结核病的预防治疗知识。

2. 营养失调：低于机体需要量　与机体消耗增加、食欲减退有关。

3. 体温过高　与结核分枝杆菌感染有关。

4. 潜在并发症：大咯血、窒息。

5. 有孤独的危险　与隔离性治疗有关。

【护理要点】

护理要点如下：①指导患者正确服药，提高用药的依从性。②合理休息，毒血症状严重时卧床休息。③保证营养，给予高热量、高蛋白、高维生素、易消化饮食，注意补充水分及电解质。④对症护理，如发热护理、咯血护理。⑤心理护理。

【健康教育】

对患者应进行如下健康教育：①预防传播指导：控制传染源、切断传播途径、保护易感人群。②用药指导：可增加用药的依从性。③日常生活指导：合理休息、增加营养。

 综合训练案例

第一次评估

现病史： 患者，男，48岁，工人，初中文化。以"咳嗽2周，低热、痰中带血2 d"入院。患者约3周前出现不明原因的咳嗽、咳痰，呈白色黏液痰，伴乏力、盗汗，未引起重视。2 d前发现咳嗽后痰中带血，且乏力更加明显，自测体温38 ℃，自服感冒胶囊、枇杷止咳糖浆，效果不佳，为明确诊断，以"发热待查"收住入院。发病以来，食欲缺乏，睡眠差，有盗汗，体重减少2 kg左右，乏力明显，活动减少，大、小便正常。无明显胸闷、胸痛，无头痛、头晕，无恶心、呕吐，无腹痛、腹泻等。

既往史： 高血压病史2年左右，BP 150/85 mmHg，因无明显症状未服用降压药，否认糖尿病、冠心病、脑血管疾病病史，否认输血史、药物及食物过敏史。

家族史： 否认高血压、冠心病、肺部疾病及传染性疾病家族史。

个人史： 生于本地，无外地居住史。其妻子3年前患肺结核，由其照顾。生活起居规律，无烟酒嗜好，预防接种史不详。

体格检查： T 38 ℃，P 92 次/min，R 22 次/min，BP 150/85 mmHg。营养中等，神志清醒，自动体位，查体合作。全身浅表淋巴结未触及。胸廓无畸形，双侧呼吸运动度及语颤对称，双肺叩诊清音，右上肺呼吸音粗，可闻及少量湿啰音。腹部平软，肝、脾肋下未触及。双下肢无水肿。

辅助检查：血常规：RBC 5.2×10^{12}/L，Hb 110 g/L，WBC 6.0×10^{9}/L，N 54.3%；C反应蛋白（CRP）53.0 mg/L，红细胞沉降率（ESR）46.0 mm/h。肝、肾功能及电解质正常，痰结核菌涂片检查（＋）；胸部X线示：右肺上叶后段高密度阴影。

第一次评估综合训练思考题：

（1）请列出患者正确的医疗诊断。

（2）目前，患者主要的护理问题有哪些？

（3）针对患者病情应进行何种隔离？痰液应如何消毒？

（4）按照优先原则，针对患者采取的主要护理措施有哪些？

第二次评估

入院后第3天早晨，患者突然咳嗽加剧，随后咯鲜血约 8 mL，内无凝血块，暂无胸闷、气促、头晕等不适症状。患者精神高度紧张。护士遵医嘱给予止血药氨甲环酸，未再出血。

第二次评估综合训练思考题：

（1）咯血的先兆表现及并发症有哪些？

（2）窒息的表现有哪些？

（3）对该患者如何护理？

第三次评估

患者住院6周，经化疗及护理后，症状、体征消失，生命体征平稳，饮食、睡眠及大小便恢复到本次发病前状态，痰培养阴性，患者情绪平静。根据医嘱，第2天出院。

第三次评估综合训练思考题：

如何对该患者进行出院指导？

三、支气管哮喘

 学习目标

知识目标：掌握支气管哮喘的临床特点、护理措施、健康指导；熟悉支气管哮喘的概念、治疗要点、主要护理诊断措施；了解支气管哮喘的病因与发病机制、病理、辅助检查、诊断要点。

能力目标：能与患者或其家属进行有效沟通，正确进行问诊、病史收集，正确进行体格检查，发现患者的护理问题，针对问题列出护理措施并正确实施。

情感目标：能理解、关爱哮喘患者，具有同情心。

【概述】

支气管哮喘简称哮喘，是由多种细胞（如嗜酸性粒细胞、肥大细胞、T淋巴细胞、中性粒细胞、气道上皮细胞等）和细胞组分参与的慢性气道炎症性疾病。主要特征有气道慢性炎症，气道对多种刺激因素呈现的高反应性，广泛多变的可逆性气流受限以及随病程延长而产生的一系列气道结构的改变（即气道重塑）。临床表现为反复发作的喘息、气急、胸闷或咳嗽等症状，发作时典型的体征为双肺可闻及广泛的哮鸣音，呼气音延长。哮喘发作前常有干咳、呼吸紧迫感、连打喷嚏、流泪等先兆。常在夜间发作或加重。多数患者可自行或治疗后缓解。

【治疗要点】

（1）脱离变应原，使患者脱离并长期避免接触危险因素是防治哮喘最有效的方法。

（2）药物治疗，包括控制哮喘发作的药物（糖皮质激素）及缓解哮喘症状的药物（β_2受体激动药、茶碱类药物等）。

（3）急性发作期的治疗，根据严重程度不同使用不同的剂量。

（4）慢性持续期的治疗，根据长期治疗分级方案定期调整，以维持患者的控制水平。

（5）免疫疗法，分为特异性和非特异性两种，特异性免疫治疗又称脱敏疗法。

（6）哮喘患者的教育与管理。

【主要护理诊断】

1. 气体交换受损　与支气管痉挛、气道炎症、气道阻力增加有关。

2. 清理呼吸道无效　与支气管黏膜水肿、分泌物增多、痰液黏稠、无效咳嗽有关。

3. 知识缺乏：缺乏识别变应原的相关知识及正确使用定量雾化吸入器的相关知识。

4. 活动无耐力　与缺氧、呼吸困难有关。

5. 潜在并发症：呼吸衰竭、纵隔气肿。

【护理要点】

护理要点如下：①合理安排环境与体位，尽快脱离变应原。②饮食护理，提供清淡、易消化、足够热量的饮食。避免硬、冷、油煎食物；谨慎食用鱼、虾、蟹等，戒烟、戒酒。③加强病情观察，关注血气分析结果和肺功能检查情况，加强夜间、凌晨监护。④对症护理，应给予吸氧，氧流量为2~3 L/min。鼓励患者多饮水、稀释痰液等。⑤用药护理。⑥心理护理。

【健康教育】

对患者应进行如下健康教育：①疾病知识指导。②避免诱因指导。③病情监测指导。④氧疗指导。⑤用药指导。⑥心理指导。

综合训练案例

第一次评估

现病史：患者，男，32岁，教师。以"喘息、咳嗽、胸闷3 d，加重1 d"入院。患者于25年前春游时出现咽部干痒、咳嗽、胸闷，1 d后自行缓解。之后每年春季时有喘息、胸闷、咳嗽症状，在当地社区医院诊断为支气管哮喘，并给予沙丁胺醇气雾剂缓解症状。10年前由于入住新装修的学生宿舍导致哮喘发作，因病情严重在校医院住院治疗，给予布地奈德福莫特罗干粉剂吸入，每日2次，一周后好转出院。3 d前因家庭聚会，少量饮酒后再次出现喘息、胸闷、咳嗽，痰液黏稠不宜咳出，自行用药效果不佳，1 d前因户外活动吸入雾霾病情加重而入院。发病以来饮食基本正常、精神焦虑，睡眠差，活动受限，乏力明显，大小便正常。

既往史：有过敏性鼻炎、食物（海鲜）过敏史。否认其他疾病病史，否认输血史、传染病病史。

家族史：父亲健在，1妹体健，否认患此病。母亲患"支气管哮喘40余年"，时有发作。

个人生活史：每年春季哮喘容易发作，但外出未戴口罩防护。平时不抽烟，很少饮酒，作息规律。

体格检查：T 37.2 ℃，P 100 次/min，R 32 次/min，BP 110/70 mmHg，意识清醒，自动体位。口唇发绀，桶状胸，呼吸增快，有三凹症，双侧语颤减弱，叩诊过清音。听诊双肺可闻及弥漫的哮鸣音，呼气相延长。无胸痛、未闻及胸膜摩擦音。其他检查（－）。

辅助检查：血常规：RBC 4.0 ×10^{12} /L，Hb 135 g/L，WBC 8.0×10^9/L，N70%，嗜酸性粒细胞（E）15%，CRP 5.2 mg/L；血气分析：pH值7.16，PaCO$_2$ 40 mmHg，PaO$_2$ 55 mmHg。FEV$_1$（第一秒用力呼气容积）70%预计值，PEF（呼气流量峰值）变异率为30%。

第一次评估综合训练思考题：

（1）列出患者入院时主要的症状及体征。

（2）目前，患者主要的护理问题有哪些？（回答出4~5个）

（3）针对患者的病情治疗要点有哪些？

（4）按照优先原则，针对患者采取的主要护理措施有哪些？

第二次评估

患者住院8 d，经治疗及护理后，喘息、胸闷缓解，咳嗽减轻，生命体征平稳，饮食、睡眠恢复到本次发病前状态，$FEV_1$85%预计值，患者情绪平静。根据医嘱，第2天出院。

第二次评估综合训练思考题：

患者出院后应该注意哪些问题？

四、慢性阻塞性肺疾病

 学习目标

知识目标：掌握慢性阻塞性肺疾病的主要症状、体征，患者出现的主要护理问题、应采取的护理措施，健康指导方法、内容；熟悉该疾病的治疗要点、常用辅助检查；了解慢性阻塞性肺疾病的病因、发病机制。

能力目标：能与患者进行有效沟通，正确进行问诊、病史收集，正确进行体格检查，正确找出患者的护理问题，针对问题列出护理措施并正确实施。

情感目标：能理解患者的情绪状态，具有同情心，耐心、责任心增强。

【概述】

慢性阻塞性肺疾病简称慢阻肺，是以持续气流受限为特征的可预防和治疗的疾病。其气流受限不完全可逆，呈进行性发展。主要累及肺，也可引起肺外的不良反应。主要临床表现：慢性咳嗽、咳痰、气短、喘息和胸闷，甚至呼吸困难。肺功能检查对确定气流受限有重要意义。

【治疗要点】

治疗要点如下：①避免诱发因素。②使用支气管舒张剂。③使用糖皮质激素。④使用祛痰药。⑤长期家庭氧疗（LTOT）。⑥必要时使用抗生素。

【主要护理诊断】

1.气体交换受损　与气道堵塞、通气不足、分泌物过多及肺泡面积减少有关。

2.清理呼吸道无效　与分泌物黏稠、气道湿度减低和无效咳嗽有关。

3.活动无耐力　与疲劳、呼吸困难、缺氧有关。

4.体温过高　与并发肺部感染有关。

5.营养失调：低于机体需要量　与食欲降低、摄入减少、腹胀、呼吸困难有关。

6. 睡眠障碍　与夜间呼吸困难、缺氧加重、情绪不稳定有关。

【护理要点】

护理要点如下：①充分休息、适度活动。②病情观察。③氧疗护理。④用药护理。⑤湿化气道、协助排痰。⑥呼吸功能锻炼。

【健康教育】

对患者应进行如下健康教育：①疾病预防指导。②用药指导。③氧疗指导。④呼吸功能锻炼指导。⑤饮食指导。

 综合训练案例

第一次评估

现病史： 患者，男，62岁，小学文化，农民。以"咳嗽、咳黄浓痰伴喘息5 d，加重1 d"而入院。患者25年前因受凉出现咳嗽、咳白色泡沫痰，未及时治疗。之后咳嗽、咳痰反复发作，时轻时重。10年前咳嗽加重时伴喘息。曾在当地卫生院诊断为"慢性支气管炎"，经抗感染、止咳、平喘治疗后症状缓解，但冬春季仍反复发作。咳嗽和咳痰以清晨、夜间明显，发作时自服抗感染、止咳及平喘药物，好转后停药。4年前曾因再发，且伴有明显的胸闷而住院治疗，诊断为"慢性阻塞性肺疾病"，给予输液治疗（药名不详），好转后出院。患者5 d前受凉后上述症状再次加重，咳大量黄色黏痰，不易咳出，喘息逐渐加重，为进一步治疗收住入院。自发病以来，食欲、睡眠均差，乏力明显，活动受限，不规则低热，无胸痛、心悸，无恶心、呕吐，无皮肤黏膜及下肢水肿。大、小便正常。

既往史： 8年前做过阑尾炎手术。否认高血压、冠心病、脑血管病及糖尿病等病史，否认输血史、外伤史、药物过敏史。

家族史： 父亲健在，1弟1妹体健，母亲曾患肝癌3年前去世。否认哮喘、慢阻肺家族史。

个人生活史： 长期生活于本地，无疫区及传染病接触史。适龄婚育，配偶体健，有1子1女均体健。烟龄20年，10年前戒烟，平时少量饮酒，饮食作息规律。

体格检查： T 38.2 ℃，P 90 次/min，R 26 次/min，BP 110/70 mmHg，意识清醒，自动体位。口唇发绀，桶状胸，呼吸增快，双侧语颤减弱、叩诊过清音，双肺呼吸音粗，呼气相延长，肺底可闻及湿啰音，未闻及胸膜摩擦音。心浊音界不大，律齐，各瓣膜听诊区未闻及杂音，无心包摩擦音。腹软，无压痛及反跳痛，肝、脾肋下未触及。双下肢无水肿，肌张力正常，病理反射未引出。其他检查（-）。

实验室及其他检查：血常规：RBC 5.0×10^{12}/L，Hb 150 g/L，WBC 11.0×10^9/L，PLT 155×10^9/L；血气分析：pH值7.16，$PaCO_2$ 58 mmHg，PaO_2 46 mmHg。

第一次评估综合训练思考题：

（1）列出患者入院时主要的症状及体征。

（2）目前，患者主要的护理问题有哪些？

（3）针对患者的病情治疗要点有哪些？

（4）按照优先原则，针对患者采取的主要护理措施有哪些？

（5）为进一步明确病情，还需要收集哪些信息或完善哪些检查？

第二次评估

入院以来，患者睡眠欠佳，食欲差，情绪不稳定。一天中午因电梯停电步行下楼做CT检查，突然感到心悸、胸闷、呼吸急促，发绀，夜间不能平卧，次日出现腹胀、恶心，查体P 130次/min，肝-颈静脉回流征（＋），肝脏肋缘下可触及，双侧脚踝水肿。

第二次评估综合训练思考题：

（1）患者病情可能发生了哪些变化？

（2）需要再做哪些检查辅助诊断？

（3）需要增加哪些护理措施？

第三次评估

患者住院12 d，经过治疗及护理后，咳嗽、咳痰、胸闷减轻，呼吸困难缓解，生命体征平稳，饮食、睡眠及大小便恢复到本次发病前状态，患者情绪平静。根据医嘱，第2天出院。

第三次评估综合训练思考题：

患者出院后应该注意哪些问题？

五、肺血栓栓塞症

学习目标

知识目标：掌握肺血栓栓塞症的主要症状、体征，患者出现的主要护理问题、应采取的护理措施、健康指导方法；熟悉该疾病的危险因素、治疗要点；

了解发病机制、常用辅助检查。

能力目标： 能与患者进行有效沟通，通过问诊及体格检查，确定患者的护理问题，针对问题列出护理措施并正确实施护理。

情感目标： 能理解患者的恐惧、焦虑情绪，具有同情心，乐于陪伴患者，更深刻地认识护士观察能力培养的重要意义。

【概述】

肺血栓栓塞症（PTE）是肺栓塞的最常见类型。肺栓塞（PE）是各种栓子阻塞肺动脉或其分支为发病原因的一组疾病或临床综合征。当栓子为血栓时，称为肺血栓栓塞症，以肺循环和呼吸功能障碍为主要临床和病理生理特征。大多数肺栓塞由血栓引起，但也可以由脂肪、羊水和空气等所致。主要临床表现为呼吸困难、胸痛、咳嗽、咯血、突然晕厥。肺栓塞继发于下肢深静脉血栓形成时，可伴有患肢肿胀、周径增粗、疼痛或压痛、皮肤色素沉着和行走后患肢易疲劳或肿胀加重。

【治疗要点】

治疗要点如下：①一般治疗：密切监测病情，卧床休息，保持大便通畅。②呼吸循环支持：吸氧、升压等。③抗凝治疗。④溶栓治疗。⑤其他治疗：包括血栓摘除术、放置腔静脉滤器。

【主要护理诊断】

1. 气体交换受损　与肺血管阻塞所致通气/血流比例失调有关。

2. 焦虑　与突发的严重呼吸困难、胸痛有关。

3. 有出血的危险　出血与溶栓、抗凝治疗有关。

4. 活动无耐力　与呼吸困难、缺氧有关。

【护理要点】

护理要点如下：①绝对卧床休息、保持大便通畅。②吸氧，维持血氧饱和度，必要时机械通气。③密切观察病情：包括呼吸频率、血压、意识、动脉血氧饱和度、心电图等。④溶栓与抗凝治疗的护理。⑤消除再栓塞的危险因素。⑥其他护理：包括心功能不全、低血压休克等。

【健康教育】

对患者应进行如下健康教育：①疾病预防指导：避免血栓形成的危险因素。②用药指导：抗凝药物应用及监测。③病情观察：注意DVT的发生。

综合训练案例

第一次评估

现病史： 患者，女，62岁，退休教师。以"左下肢肿胀10 d、低热、胸闷、咳嗽5 d、痰中带血1 d"而入院。患者10余天前出现左下肢肿胀、行走时感到乏力，自测比右下肢增粗，左下肢皮肤无红肿、炎症、皮疹等情况，患者未重视。5 d前自感有低热、胸闷、咳嗽，1 d前症状加重伴痰中带血，为明确诊断当即入院。发病以来，食欲及大、小便正常，睡眠欠佳，行走乏力。无胸痛、心悸、恶心等症状。

既往史：患者半年前因左下肢严重静脉曲张在当地医院进行微创手术，情况好转后出院，具体治疗情况不详。患高血压10年，平时服硝苯地平缓释片可维持血压稳定。否认冠心病、脑血管病、糖尿病病史。

家族史：父母已亡，1弟1妹体健。否认遗传性疾病家族史。

个人生活史：平时饮食，作息规律，无烟酒及其他嗜好。

体格检查：T 37.8 ℃，P 98 次/min，R 22 次/min，BP 110/60 mmHg，意识清醒，自动体位。胸廓正常，听诊双肺有细湿啰音，未闻及胸膜摩擦音。心浊音界正常，心律齐。腹软，无压痛及反跳痛，肝、脾肋下未触及，左下肢肿胀，肌张力正常。双侧足背动脉搏动可及。其他检查（－）。

辅助检查：血常规：RBC 4.50 ×10^{12}/L；Hb 140 g/L；WBC 10.0×10^9/L；PLT 135×10^9/L；D-二聚体：16.20 mg/L；CT肺动脉造影示：两侧肺动脉分支内有多个栓子。

第一次评估综合训练思考题：

（1）请说出该患者的医疗诊断。

（2）目前，患者主要的护理问题有哪些？

（3）针对患者病情的治疗要点有哪些？

（4）针对患者采取的主要护理措施有哪些？

第二次评估

患者住院14 d经治疗及护理后，肺栓塞症状、体征消失，生命体征平稳，饮食、睡眠及大小便正常，患者情绪平静。INR（国际标准化比值）2.02；血浆D-二聚体 1.20 mg/L；血气分析：pH值7.40，$PaCO_2$ 35 mmHg，PaO_2 95 mmHg。根据医嘱，第2天出院，出院带药华法林服6个月，定期监测INR。

第二次评估综合训练思考题：

（1）怎样预防栓塞再次发生？

（2）服用华法林时应注意什么？

六、呼吸衰竭

学习目标

    知识目标：掌握呼吸衰竭的主要症状、体征，诊断标准、护理要点；熟悉呼吸衰竭的主要病因、分类、实验室及辅助检查；了解呼吸衰竭的发病机制。

    能力目标：能正确进行问诊、病史收集，正确进行体格检查，正确找出患者的护理问题，针对问题列出护理措施并正确实施。

    情感目标：能理解患者及家属的情绪状态，具有同情心，耐心、责任心增强。

【概述】

    呼吸衰竭简称呼衰，指各种原因引起的肺通气和（或）换气功能严重障碍，以致在静息状态下亦不能维持足够的气体交换，导致低氧血症伴（或不伴）高碳酸血症，进而引起一系列病理生理改变和相应临床表现的综合征。由于临床表现缺乏特异性，明确诊断需依据动脉血气分析，若在海平面大气压、静息状态、呼吸空气条件下，$PaO_2<60$ mmHg，伴或不伴$PaCO_2>50$ mmHg，即可诊断为呼吸衰竭。呼吸衰竭时可出现呼吸困难，发绀，心律失常，心肌损害，昏迷，抽搐，谵妄，肝、肾功能不全等一个或多个器官系统的表现。

【治疗要点】

    治疗要点如下：①保持呼吸道通畅：及时清除呼吸道分泌物及异物，必要时建立人工气道。②氧疗：Ⅱ型呼吸衰竭应给予低浓度（<35%）持续吸氧；Ⅰ型呼吸衰竭则可给予较高浓度（>35%）吸氧。③增加通气量：通过使用呼吸兴奋剂、机械通气增强呼吸和通气量。④病因治疗：感染是慢性呼吸衰竭急性加重的常见诱因，且呼吸衰竭常继发感染，因此需根据病原菌进行积极抗感染治疗。⑤一般支持疗法：包括纠正酸碱平衡失调和电解质紊乱、加强液体管理、维持血细胞比容、保证充足的营养及能量供给等。⑥重要脏器功能的监测与支持。

【主要护理诊断】

  1.潜在并发症：重要器官缺氧性损伤。

  2.清理呼吸道无效　与呼吸道感染、分泌物过多或黏稠、咳嗽无力及大量液体和蛋白质漏入肺泡有关。

  3.气体交换受损　与气道堵塞、通气不足分泌物过多及肺泡面积减少有关。

  4.低效性呼吸形态　与不能进行有效呼吸有关。

  5.语言沟通障碍　与建立人工气道、极度衰弱有关。

6. 潜在并发症：与误吸、呼吸机相关性肺炎、呼吸机相关肺损伤有关。

【护理要点】

护理要点如下：①取舒适体位，充分休息。②保持呼吸道通畅。③吸氧，维持血氧饱和度。④病情监测，包括呼吸频率、节律、深度，意识和心律等。⑤用药护理。⑥配合抢救。

【健康教育】

对患者应进行如下健康教育：①疾病预防指导。②肺功能康复指导。③用药指导。④病情监测指导。

 综合训练案例

第一次评估

现病史：患者，男，76岁，退休工人，初中文化。以"咳嗽、咳痰25年，气促8年，加重2 d"入院。患者约25年前在感冒后经常出现咳嗽、咳痰，未予重视。之后咳嗽、咳痰常在受凉后发作，曾多次在当地就诊，诊断为"慢性支气管炎"，给予消炎止咳后症状得到缓解，但病情容易反复，时轻时重、迁延不愈。8年前再次发生上呼吸道感染，发热、咳嗽加重，并伴喘息、气促，以"慢性阻塞性肺疾病"收住入院，治疗好转后出院。之后每年冬季发作2~3次，咳嗽、气喘、胸闷逐年加重。近3年来因病情加重，常在家吸氧，不适症状减轻。2 d前患者因外出活动诱发上述症状再次加重，痰黏稠不易咳出，气急明显、呼吸费力，不能平卧。为进一步治疗收住入院。发病以来，患者食欲、睡眠均差，乏力明显，活动受限，不规则低热，无胸痛、心悸，无恶心、呕吐，下肢轻度水肿，大、小便正常。

既往史：20年前患高血压，曾达到170/100 mmHg，目前服用硝苯地平缓释片，血压控制在130/80 mmHg。否认冠心病、脑血管病及糖尿病病史，否认肺结核及其他传染病接触史。

家族史：父、母亲已去世，死因不详。1弟1妹体健，否认慢性阻塞性肺疾病家族史，否认肺部肿瘤家族史。

个人生活史：出生且长期生活于本地，饮食作息规律，烟龄20年，10年前戒烟，平时少量饮酒。家庭和睦，经济状况一般。

体格检查：T 38.0 ℃，P 110 次/min，R 24 次/min，BP 125/80 mmHg；意识清醒，精神萎靡，半坐卧位；口唇发绀，球结膜水肿；颈静脉充盈，气管居中；桶状胸，呼吸增快，双侧语颤减弱、叩诊过清音，双肺呼吸音粗，呼气相延长，可闻及哮鸣音，未闻及湿啰音及胸膜摩擦音；心律不齐，有早搏，各瓣膜听诊区未闻及杂音；腹软，无压痛及反跳痛，肝、脾肋下未触及；双下肢轻度水肿；肌张力正常，病理反射未引出；其他检查（−）。

  实验室及其他检查：血常规：RBC 4.5×10^{12}/L，Hb 150 g/L，WBC 10.75×10^{9}/L，N 76%，PLT 135×10^{9}/L；血气分析：pH值7.10，$PaCO_2$ 70 mmHg，PaO_2 46 mmHg，实际HCO_3^- 34.2 mmol/L，标准HCO_3^- 29.2 mmol/L，碱剩余（标准BE）5.6，SaO_2 86%；心电图示：室性心动过速，有早搏，T波改变。

  第一次评估综合训练思考题：

  （1）该患者的医疗诊断是什么？列出主要诊断依据。

  （2）目前，患者主要的护理问题有哪些？

  （3）针对患者的病情抢救要点有哪些？

  （4）针对患者应采取的主要护理措施有哪些？

  （5）为进一步明确病情，还需要收集哪些信息或完善哪些检查？

  第二次评估

  入院后，给予心电监护，无创呼吸机辅助呼吸，左氧氟沙星抗感染，氢氯噻嗪利尿，氨溴索化痰及营养支持等多项措施，患者症状逐渐好转。

  第二次评估综合训练思考题：

  （1）给此患者的供氧流量应该是多少？为什么？

  （2）此时护理重点有哪些？

  第三次评估

  患者住院12 d经过治疗及护理后，胸闷、喘息、呼吸困难减轻，生命体征平稳，下肢水肿消退，饮食、睡眠及大小便恢复到发病前状态，患者情绪平静。根据医嘱，第2天出院。

  第三次评估综合训练思考题：

  患者出院后应注意哪些问题？

扫码看本单元
"综合训练案例"
参考答案

循环系统疾病患者的护理

一、慢性心力衰竭

 学习目标

知识目标： 掌握慢性心力衰竭患者的主要症状、体征、护理问题、护理措施、健康指导；熟悉心力衰竭的概念、基本病因和诱因，患者的心功能分级、治疗要点；了解该疾病的病因、发病机制、病理生理改变、诊断要点、常用辅助检查。

能力目标： 能与患者进行有效沟通，正确进行问诊、病史收集、体格检查，发现患者的主要护理问题，制订相应的护理措施并正确实施。

情感目标： 理解患者的不良情绪，具有同情心，增强耐心、责任心。

【概述】

心力衰竭简称心衰，是由任何心脏结构或功能异常导致心室充盈和（或）射血能力受损而引起的一系列临床综合征，其主要临床表现是呼吸困难、乏力和水钠潴留。根据心衰发生的时间，分为慢性心衰和急性心衰，以慢性居多。在原有慢性心脏疾病基础上逐渐出现心衰症状体征的为慢性心衰，慢性心衰症状体征稳定1个月以上称为稳定性心衰。慢性心力衰竭是心血管疾病的终末期表现和最主要死亡原因，在我国，引起慢性心衰的病因以冠心病居首，其次为高血压。左心衰竭时以肺循环淤血和心排血量降低为主，表现有呼吸困难、咳嗽、咳痰、咯血、疲倦、乏力等；右心衰竭的主要症状有消化道症状，如腹胀、纳差、恶心、呕吐等，同时常见有下肢水肿。

【治疗要点】

治疗上采取综合治疗措施，包括对各种可致心功能受损的疾病进行早期管理，调节心衰代偿机制，减少其负面效应。具体治疗要点如下：①消除诱因：积极选用适当抗生素控制感染。②药物治疗：使用利尿剂、肾素-血管紧张素-醛固酮系统抑制剂、β受体阻断药、正性肌力药物等。③非药物治疗。

【主要护理诊断】

1. 气体交换受损　与左心衰竭导致的肺循环淤血有关。

2. 体液过多　与右心衰竭致体循环淤血、水钠潴留、低蛋白血症有关。

3. 活动无耐力　与心排血量下降有关。

4. 潜在并发症：洋地黄中毒、心律失常。

5. 有皮肤完整性受损的危险　与长期卧床或强迫体位、水肿、营养不良有关。

6. 营养失调：低于机体需要量　与长期食欲下降有关。

【护理要点】

护理要点如下：①监测病情，如心率、呼吸、体重。②保持合适体位，必要时端坐卧位。③合理吸氧，维持血氧饱和度95%以上。④加强皮肤护理，防止压疮等并发症。⑤用药护理，观察药物疗效及不良反应。⑥饮食护理，低盐、清淡易消化饮食，不宜过饱。⑦充分休息、适度活动、保持大便通畅，加强心功能锻炼。

【健康教育】

对患者应进行如下健康教育：①疾病预防指导。②用药指导。③氧疗指导。④心功能锻炼指导。⑤饮食指导。

 综合训练案例

第一次评估

现病史：患者，男，72岁，农民，小学文化。以"咳嗽、咳痰26年，胸闷、喘息10年，症状加重伴发热及双下肢水肿5 d"入院。患者26年前因感冒后出现咳嗽、咳白色泡沫痰，未予重视。之后咳嗽、咳痰时轻时重，迁延不愈，冬春季发作或加重。曾在当地卫生院诊断为"慢性支气管炎"，治疗后症状可缓解，但冬春季仍反复。咳嗽和咳痰以清晨、夜间明显，发作时自服抗感染、止咳及平喘药物，好转后停药。10年前曾因严重的呼吸道感染再发，且伴有明显的胸闷、气促、活动耐力下降，曾给予头孢克肟、沙丁胺醇及氨茶碱治疗，症状缓解。半年前出现间断双下肢水肿，休息后减轻。5 d前因受凉上述症状、体征再次加重，伴发热、明显乏力，为进一步治疗收住入院。发病以来，食欲、睡眠均差，活动受限，精神紧张。无胸痛、恶心、呕吐，大、小便正常。

既往史：曾因腿部外伤住院2周；否认高血压、冠心病、脑血管病及糖尿病等病史，否认输血史、过敏史、传染病接触史。

家族史：父、母已亡，原因不详；2弟1妹体健；否认其他家族性遗传病史。

个人生活史：出生并长期生活于本地，饮食、作息规律。烟龄40余年，每日1包，15年前戒烟，平时少量饮酒，饮食清淡。家庭和睦，经济状况一般。

体格检查：T 38.5 ℃，P 96 次/min，R 24 次/min，BP 130mmHg/75 mmHg，意识清，精神差，喜端坐位。口唇发绀，皮肤温暖，球结膜轻度水肿；颈软，气管居中，颈静脉怒张；桶状胸，呼吸增快，双肺呼吸音减弱，呼气相延长，肺底可闻及湿啰音，未闻及胸膜摩擦音；心律不齐，有早搏，5次/min，各瓣膜听诊区未闻及病理性杂音。腹软，肝轻度肿大，脾肋下未触及，无压痛及反跳痛，无移动性浊音；双下肢轻度凹陷性水肿、肌张力正常；其他检查（－）。

辅助检查：血常规：RBC 5.0×10^{12}，Hb 150 g/L，WBC 12.0×10^9，N 80%，PLT 140×10^9；血气分析：pH值 7.20，PCO_2 60 mmHg，PO_2 50 mmHg，HCO_3^- 32 mmol/L；心电图示：室性早搏，肺性P波。

第一次评估综合训练思考题：

（1）为进一步明确病情，还需要收集哪些信息或完善哪些检查？

（2）目前，患者主要的护理问题有哪些？

（3）针对患者上述病情，治疗要点有哪些？

（4）如何快速简便判断患者的活动耐力？

第二次评估

患者自入院以来，睡眠欠佳、食欲差，情绪焦虑。第3天中午，因下楼做检查，返回途中突感到胸闷、心悸加重，呼吸急促，咳嗽，咳泡沫样痰，发绀严重，无法行走被抬入病房。查体：P 140 次/min，双肺哮鸣音及湿啰音，肝-颈静脉回流征（＋），肝脏肋缘下可触及，双侧脚踝水肿加重。

第二次评估综合训练思考题：

（1）患者病情发生了什么变化？其诱因是什么？

（2）此时护理的要点有哪些？

第三次评估

患者住院12 d，经治疗及护理后，咳嗽、咳痰、胸闷减轻，呼吸困难缓解，生命体征平稳，水肿基本消退，饮食、睡眠及大小便恢复到本次发病前状态，患者情绪稳定。根据医嘱，第2天出院。

第三次评估综合训练思考题：

患者出院后应该注意哪些问题？

二、心脏瓣膜病

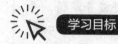 学习目标

知识目标：掌握心脏瓣膜病的主要症状、体征，对该疾病患者的健康指导；熟悉心脏瓣膜病的并发症及预防；了解该疾病的发病原因、辅助检查。

能力目标：能正确进行问诊、病史收集，识别心脏瓣膜病的并发症、指导预防，指导患者合理用药、正确实施健康教育。

情感目标：具有同情心，耐心、责任心增强，体现职业素养。

【概述】

心脏瓣膜病是由于炎症、黏液样变性、退行性改变、先天畸形、缺血性坏死、创伤等原因引起的单个或多个瓣膜结构（包括瓣叶、瓣环、腱索或乳头肌）或功能异常，导致瓣膜口狭窄及（或）关闭不全的一类心脏病。风湿性心脏瓣膜病简称风心病，是风湿热引起的心脏瓣膜损害。以二尖瓣受累最为常见，其次是主动脉瓣。2/3的患者为女性。呼吸困难是最常见的早期症状，咳嗽、咯血也是常见症状。劳累、精神紧张、感染、妊娠或心房颤动为其诱因。重度狭窄者常呈"二尖瓣面容"。心房颤动、心力衰竭、血栓栓塞、急性肺水肿、肺部感染为常见并发症。呼吸困难、心绞痛和晕厥为典型主动脉瓣狭窄的三联症。

【治疗要点】

治疗要点如下：①有风湿活动者，应给予抗风湿治疗。重点是预防风湿热复发。②呼吸困难者应减少体力活动，限制水钠的摄入，口服利尿药，避免和控制诱发急性肺水肿的因素。③无症状者，避免剧烈体力活动，定期（6~12个月）复查。④并发症治疗。⑤介入及手术治疗。

【主要护理诊断】

1. 体温过高　与风湿活动、并发感染有关。

2. 潜在并发症：心力衰竭、栓塞。

3. 有感染的危险　与机体抵抗力下降有关。

【护理要点】

护理要点如下：①观察病情，监测体温、皮肤环形红斑、皮下结节等风湿活动的体征。②充分休息、适度活动、减少机体消耗。③使用苄星青霉素时做过敏试验，做用药指导。④积极预防和控制感染，纠正心律失常，避免劳累和情绪激动等诱因，以免发生心力衰竭。⑤遵医嘱用抗心律失常、抗血小板聚集的药物，预防附壁血栓形成和栓塞。

【健康教育】

对患者应进行如下健康教育：①疾病知识指导。②用药指导。③生活指导。④心理指导。

 综合训练案例

第一次评估

现病史：患者，女，54岁，农民。以"活动后心悸、胸闷、气促6年，加重1周"入院，患者于6年前劳累后出现心悸、气促，休息可缓解，夜间可平卧，于当地医院就诊，检查后诊断为"风湿性心脏瓣膜病"，住院治疗好转后出院。2个月前活动后再次出现心悸、气促、呼吸困难，生活可以自理，但不能从事体力劳动。住院后给予利尿剂、地高辛治疗，好转后出院。1周前因感冒上述症状再次加重，洗漱、如厕即感心悸、气促、呼吸困难，伴发热、咳嗽、咳少量泡沫样痰，无咯血。门诊以"心力衰竭、风湿性心脏瓣膜病"收住入院。发病以来，食欲差，恶心、腹胀，乏力明显，活动受限，睡眠中经常憋醒，被迫坐起。无头晕、头痛、胸痛。尿量减少，大便正常。情绪低落。

既往史：22年前患风湿性关节炎后多次复发。否认高血压、冠心病、脑血管病及糖尿病等病史，否认手术及心脏介入治疗病史。

家族史：父亲有糖尿病、母亲体健。否认风湿性心脏病家族史。

个人生活史：长期生活于原籍，无疫区及传染病接触史。住房条件简陋，屋内潮湿，经济条件差。无烟酒嗜好、喜食咸食，每日饮水量2000 mL左右，起居规律。

体格检查：T 37.8 ℃，P 96 次/min，R 26 次/min，BP 100/65 mmHg。意识清醒，查体合作，口唇、双颧暗红。心前区隆起，双肺可闻及湿啰音，心浊音界向双侧扩大，心律不齐，心尖部可闻及舒张期隆隆样杂音，腹平软，无压痛，肝脏肋缘下2 cm，质软，脾脏未触及。肝-颈静脉回流征（＋），双下肢轻度凹陷性水肿。其他检查（－）。

实验室及其他检查：血、尿、便常规检查正常。血K^+3.3 mmol/L。心脏彩超示：二尖瓣中度狭窄伴轻度关闭不全，主动脉瓣轻度狭窄，中度肺动脉高压。X线示：双心房扩大，肺动脉段凸出，双肺纹理增粗。

第一次评估综合训练思考题：

（1）为进一步明确病情，还需要评估哪些内容？

（2）患者发生低钾血症的主要原因是什么？

（3）该疾病常见的并发症有哪些？

（4）目前，患者主要的护理问题有哪些？

（5）针对患者上述病情护理要点有哪些？

第二次评估

患者入院第5日，无明显诱因突然出现心悸，持续数分钟后自行缓解。发作时无黑矇、晕厥，无头痛、呕吐，每日发作4~5次。

体格检查： T 36.5 ℃，P 88次/min，R 26次/min，BP 120/70 mmHg。心律不齐，第一心音强弱不等，心尖部舒张期隆隆样杂音，主动脉瓣第一听诊区闻及收缩期吹风样杂音。

第二次评估综合训练思考题：

（1）患者病情可能发生了哪些变化？

（2）要明确病情变化，最需要做哪项检查？

（3）针对病情变化需要加强哪些护理措施？

第三次评估

患者住院10 d经治疗及护理后，各项症状、体征减轻或消失，生命体征平稳，饮食、睡眠及大小便恢复到本次发病前状态，患者情绪平静。根据医嘱，第2天出院。

第三次评估综合训练思考题：

患者出院后应该注意哪些问题？

三、心肌梗死

 学习目标

知识目标： 掌握心肌梗死的主要症状、体征，该疾病发病的院外急救方法及院内抢救原则，该疾病患者的护理措施、健康指导；熟悉该疾病的常见病因及诱因、主要治疗方法；了解该疾病的发病机制、辅助检查。

能力目标： 能正确进行问诊、病史收集，完成院外急救操作及院内抢救配合，指导患者进行正确预防和患者合理用药。

情感目标： 能理解患者恐惧、焦虑的情绪状态，增强责任心，体现职业素质。

【概述】

冠状动脉粥样硬化性心脏病是指冠状动脉粥样硬化使血管腔狭窄、阻塞和（或）因冠状动脉功能性改变（痉挛）导致心肌缺血缺氧或坏死而引起的心脏病，统称冠状动脉性心脏病，简称冠心病，亦称缺血性心脏病。本病有不同的临床分型。世界卫生组织（WHO）曾将之分为无症状性心肌缺血、心绞痛、心肌梗死、缺血性心肌病、猝死5种类型。

急性心肌梗死是指急性心肌缺血性坏死，为在冠状动脉病变的基础上，发生冠状动脉血供急剧减少或中断，使相应心肌严重而持久地急性缺血导致心肌细胞死亡。临床表现有持久的胸骨后剧烈疼痛、发热、白细胞计数和血清心肌坏死标志物增高以及心电图进行性改变；可发生心律失常、休克或心力衰竭，属急性冠状动脉综合征（ACS）的严重类型。

【治疗要点】

治疗原则是尽早使心肌血液再灌注，以挽救濒死的心肌，防止梗死面积扩大和缩小心肌缺的范围，保护和维持心脏功能，及时处理严重心律失常、泵衰竭和各种并发症，防止猝死，注重二级预防。

治疗要点如下：①休息：患者未行再灌注治疗前，应绝对卧床休息，保持环境安静。②给氧。③监护：急性期进行心电、血压、呼吸监测。④抗凝：阿司匹林、氯吡格雷等。⑤解除疼痛，哌替啶肌注或吗啡静注。硝酸甘油或硝酸异山梨酯舌下含服或静滴。⑥尽早心肌再灌注治疗，PCI或溶栓治疗。⑦预防并发症，如心律失常、休克、心力衰竭等。⑧其他治疗：极化液治疗等。

【主要护理诊断】

1. 疼痛：胸痛　与心肌缺血坏死有关。

2. 活动无耐力　与心肌氧的供需失调有关。

3. 有便秘的危险　与进食少、活动少、不习惯床上排便有关。

4. 潜在并发症：心律失常、休克、急性左心衰竭、猝死。

5. 恐惧　与起病急、病情危重、环境陌生等因素有关。

【护理要点】

护理要点如下：①休息：发病12 h内应绝对卧床休息，保持环境安静。②鼻导管给氧，以增加心肌氧的供应，减轻缺血和疼痛。③心电监护：包括心率、血压等，以便尽早预防并发症。④遵医嘱给予止痛、抗凝、溶栓等药物，做好PCI治疗配合。⑤饮食指导：起病后4~12 h内给予流质饮食，以减轻胃扩张。低脂、低胆固醇清淡饮食，少量多餐。⑥预防便秘：增加富含纤维素的食物如水果、蔬菜的摄入，适当腹部按摩或根据医嘱应用缓泻剂。⑦心理护理：保持环境安静，增加陪伴，对患者的担忧给予解释、安慰。

【健康教育】

对患者应进行如下健康教育：①疾病知识指导。②心理指导。③康复指导。④用药指导。⑤照顾者指导。

 综合训练案例

第一次评估

现病史：患者，男，65岁，退休职工。因"反复胸痛3 d，加重4 h"入院。患者于5年前上楼时感胸骨后闷痛，无心悸、出汗，无放射痛，无黑矇、晕厥，休息3~5 min后可自行缓解，未重视。之后上述胸部疼痛多次发作，部位、程度、性质及持续时间较前均无变化。曾在当地医院就诊，诊断为"冠心病"。1年前开始发作次数增加，稍微活动后即感胸闷、胸痛，夜间睡眠时亦有发作，经休息或含服硝酸甘油可缓解。近1个月以来发作频繁，每日发作2~3次，疼痛持续时间延长，性质同前。今日凌晨5点突感严重胸闷，疼痛剧烈，含服硝酸甘油不缓解，遂急诊入院。入院后立即给予阿司匹林300 mg嚼服，建议立即急诊PCI手术。

既往史：患高血压20余年，长期服用硝苯地平、复方降压片等降压药物。否认高血脂、脑血管病、糖尿病病史，否认手术及心脏介入治疗病史，否认肺结核等传染病病史。

家族史：父亲、姐姐有高血压病，母亲体健。否认糖尿病、脑血管病家族史，否认风湿性心脏病、先天性心脏病家族史。

个人生活史：与妻子、女儿共同生活，经济状况一般，饮食起居规律，两次戒烟未果，现每日抽烟15支左右，经常少量饮酒，喜食咸、辣食物。

体格检查：T 36.2 ℃，P 126 次/min，R 20 次/min，BP 110/60 mmHg。神志清醒，表情惊恐。双肺呼吸音粗，肺部未闻及干、湿啰音。心前区无隆起，心浊音界正常，未触及震颤，心律齐，S_1低钝，未闻及各瓣膜区及病理性杂音和心包摩擦音。腹平软，肝、脾肋下未触及。双下肢无水肿。

实验室及其他检查：血常规及血气分析未见异常；心肌标记物：cTnT（肌钙蛋白）0.10 ng/mL↑，MyO（肌红蛋白）180.2 ng/mL↑、CK（肌酸激酶）100 U/L，CK-MB（肌酸激酶同工酶）27 U/L↑、LDH（乳酸脱氢酶）560 U/L↑；心电图示：窦性心动过速，V_1~V_3 ST段弓背向上抬高，T波改变，左心室肥厚。

第一次评估综合训练思考题：

（1）患者目前的医疗诊断是什么？

（2）患者主要的护理诊断有哪些？

（3）针对患者病情的治疗原则有哪些？

（4）针对患者病情的护理要点有哪些？

（5）如何进行PCI术前准备？

第二次评估

患者经由右侧桡动脉穿刺进行PCI，术后返回病房。患者平卧位，意识清醒，无特殊不适。液体通畅。查体：T 36.5 ℃，P 120 次/min，R 20 次/min，BP 120/70 mmHg。听诊双肺呼吸音清，心律齐，未闻及杂音。心电图基本同前所示。

第二次评估综合训练思考题：

（1）此时需要重点观察哪些内容？

（2）术后护理要点有哪些？

第三次评估

患者住院1周经治疗及护理后，生命体征平稳，经检查心肌缺血得到缓解，手术局部恢复良好；患者情绪平静。根据医嘱，第2日出院。

第三次评估综合训练思考题：

请对该患者及家属进行健康指导。

四、高血压

 学习目标

知识目标：掌握高血压的诊断及分级标准、并发症的主要表现，高血压的非药物治疗方法及预防措施，对高血压患者及照顾者的健康指导；熟悉高血压急症的诊断标准及急救措施，心血管风险的分层因素，高血压治疗的常用药物；了解高血压的病因及机制。

能力目标：能正确进行血压测量、收集病史，正确进行健康指导，实施高血压的一、二、三级预防，发现患者的护理问题，针对问题列出护理措施并正确实施。

情感目标：能理解高血压预防的重要意义，增强职业责任感。

【概述】

高血压是以动脉血压持续升高为特征的心血管综合征，可分为原发性高血压和继发性高血压，前者病因不明（简称高血压），后者是由某些确定疾病或病因引起的血压升高，占高血压患者的5%~10%。高血压是最常见的慢性病之一，也是心脑血管病最主要的危险因素，严重影响患者的生存质量。原发性高血压通常起病缓慢，早期常无症状，可偶于体格检查时发现血压升高。高血压患者可有头晕、头痛、颈项板紧、疲劳、心悸、耳鸣等症状，但并不一定与血压水平成正比，也可出现视力模糊、鼻出血等较重症状。高血压急症可导致靶器官受损，出现严重的临床表现。高血压的常见并发症包括脑血管病、心力衰竭和冠心病、慢性肾衰竭、主动脉夹层等。

【治疗要点】

高血压治疗的主要目的是最大限度地降低心脑血管并发症的发生与死亡总体危险。在患者能耐受的情况下，逐步降压达标。具体治疗要点如下：①非药物治疗：控制体重、减少食物中钠盐和脂肪的摄入量，增加钾盐的摄入量，戒烟，限酒，适当运动，减少精神压力，保持心理平衡。②药物治疗：常用降压药物主要有5类，即利尿药、β受体阻断药、钙通道阻滞药（CCB）、血管紧张素转化成酶抑制药（ACEI）、血管紧张素Ⅱ受体拮抗药（ARB）。③联合用药方案。④高血压急症的治疗。⑤高血压亚急症的治疗。

【主要护理诊断】

1. 疼痛：头痛　与血压升高有关。

2. 有受伤的危险　与头晕、视力模糊、意识改变或发生直立性低血压有关。

3. 潜在并发症：并发高血压急症。

4. 知识缺乏：缺乏疾病预防、保健知识和高血压用药知识。

5. 焦虑　与血压控制不佳或出现并发症有关。

【护理要点】

护理要点如下：①定期监测血压并记录。②避免劳累、情绪激动、精神紧张、环境嘈杂等不良因素刺激。③低盐、低脂饮食，控制体重。④用药护理。⑤防止体位性低血压及其他并发症。⑥心理指导。

【健康教育】

对患者应进行如下健康教育：①疾病知识指导。②饮食指导。③运动锻炼指导。④用药指导。⑤血压监测及随访指导。⑥心理指导。

 综合训练案例

第一次评估

现病史：患者，男，67岁，初中学历，退休工人。以"间歇性头晕、头痛10年，加重1周"入院。该患者于10年前因头晕、头痛在当地社区医院就诊，测血压 160/100 mmHg，诊断为"高血压"。医嘱给予硝苯地平缓释片、卡托普利治疗，但血压稳定后患者未按医嘱规律服用降压药，只在头痛、头晕等症状出现时才服用。6年前曾因失眠、过度劳累导致血压突然升高至200/120

mmHg，遂急诊入院治疗，病情缓解后出院。1周前与家人争吵再次出现头痛、头晕、乏力症状，且较之前明显加重，服药后症状未缓解，门诊以"高血压"收住入院。自发病以来，食欲、睡眠均差，乏力明显，活动受限，情绪焦虑。无胸痛、心悸，无恶心、呕吐，无皮肤黏膜及下肢水肿，大、小便正常。

既往史： 否认冠心病、脑血管病、肾脏病及糖尿病等病史，否认手术史、输血史、过敏史及传染病接触史。

家族史： 父亲因高血压脑出血于15年前去世，母亲健在，1弟1妹体健。否认其他疾病家族史。

个人生活史： 生活起居不规律，常熬夜打麻将，情绪易激动。喜吃咸食，吸烟20支/日，饮酒6两/日，体态偏胖。

体格检查： T 36.5 ℃，P 80 次/min，R 20 次/min，BP 180/110 mmHg；身高172 cm，体重90 kg。意识清醒，自动体位。皮肤、黏膜无黄染。气管居中，甲状腺无肿大，无颈静脉怒张。胸廓无畸形，双肺呼吸音清，未闻及干、湿啰音。心浊音界不大，心律齐，各瓣膜听诊区未闻及杂音，无心包摩擦音。腹软，无压痛及反跳痛，肝、脾肋下未触及。双下肢无水肿、肌张力正常，足背动脉搏动良好。病理反射未引出。其他检查（－）。

实验室及其他检查： 血常规：RBC 5.0×10^{12}/L；Hb 150 g/L；WBC 11.0×10^9；PLT 155×10^9；空腹血糖5.8 mmol/L。心电图示：心肌轻度缺血；头部磁共振成像示：无明显异常；眼底检查示：视网膜动脉明显硬化狭窄，并有出血、视神经盘水肿；肾脏和肾动脉彩超示：未见异常；颈动脉彩超示：内膜中层增厚1.4 mm。

第一次评估综合训练思考题：

（1）该患者心血管风险分层属于哪一级？写出依据。

（2）针对患者的病情治疗要点有哪些？

（3）目前，患者主要的护理问题有哪些？

（4）按照优先原则，针对患者采取的主要护理措施有哪些？

第二次评估

入院后，给予硝酸甘油静脉滴入予以降压，次日晨血压170/110 mmHg。但当日中午患者下床活动时，突感头晕站立不稳而摔倒，即刻测血压110/70 mmHg，脉搏 22 次/min。

第二次评估综合训练思考题：

（1）患者病情出现了什么变化？判断的依据有哪些？

（2）上述病情变化的主要表现还有哪些？

（3）如何预防上述病情的变化？

第三次评估

经过10 d的治疗及护理，患者血压稳定在130/80 mmHg左右，头痛、头晕消失，饮食、睡眠恢复正常，患者情绪平静。根据医嘱，第2天出院。

第三次评估综合训练思考题：

出院健康指导包括哪些内容？

**扫码看本单元
"综合训练案例"
参考答案**

消化系统疾病患者的护理

一、消化性溃疡

学习目标

知识目标： 掌握消化性溃疡的主要症状、发病特点，饮食指导知识、用药注意事项；熟悉该疾病的治疗要点、常用辅助检查；了解该疾病的病因、发病机制、并发症。

能力目标： 能与患者进行有效沟通，正确进行问诊、病史收集，正确进行体格检查、指导做辅助检查的准备、找出患者的护理问题，指导患者正确预防及合理用药。

情感目标： 能理解患者的情绪状态，具有同情心、耐心、责任心。

【概述】

消化性溃疡指胃肠道黏膜被自身消化而形成的溃疡，可发生于食管、胃、十二指肠、胃-空肠吻合口附近以及含有胃黏膜的Meckel憩室。胃溃疡（GU）和十二指肠溃疡（DU）最为常见。临床上DU较GU多见，两者之比约为3∶1。DU好发于青壮年，GU多见于中老年。男性患病较女性多。秋冬和冬春之交是本病的好发季节。上腹部疼痛是本病的主要症状。可为钝痛、灼痛、胀痛，甚至剧痛或呈饥饿样不适感。疼痛部位多位于上腹中部、偏右或偏左。多数患者疼痛有典型的节律性，DU表现为空腹痛，即餐后2~4 h或（及）午夜痛，进食或服用抗酸剂后可缓解；GU的疼痛多在餐后1 h内出现，经1~2 h后逐渐缓解，至下次进食后再次出现疼痛，午夜痛也可发生，但较DU少见。典型的消化性溃疡有以下临床特征：①慢性过程。②周期性发作。③发作时上腹痛呈节律性。胃镜检查是主要的确诊依据。

【治疗要点】

治疗要点如下：①抑制胃酸分泌，临床上常用的药物有H_2受体拮抗药（H_2RA）和质子泵抑制剂（PPI）两大类。②根除幽门螺杆菌。③保护胃黏膜。

【主要护理诊断】

1. 疼痛：腹痛　与胃酸刺激溃疡面，引起化学性炎症反应有关。

2. 营养失调：低于机体需要量　与疼痛导致摄食减少及消化吸收障碍有关。

3. 潜在并发症：可导致上消化道大量出血、穿孔、幽门梗阻、癌变。

4. 知识缺乏：缺乏有关消化性溃疡病因及预防的知识。

【护理要点】

护理要点如下：①观察病情：疾病疼痛的规律及伴随症状。②缓解疼痛：根据医嘱合理用药，合理饮食。③饮食护理：少量多餐，避免暴饮暴食，戒烟戒酒，禁食生冷、刺激性食物。④起居护理：起居规律，按时进餐。⑤用药护理：注意服药时间及药物不良反应。⑥对症护理。

【健康教育】

对患者应进行如下健康教育：①疾病知识指导：嘱患者规律生活，避免过度紧张与劳累，建立合理的饮食习惯和结构，戒除烟酒，避免摄入刺激性食物。②用药指导：指导患者遵医嘱正确服药，学会观察药效不良反应。

综合训练案例

第一次评估

现病史： 患者，男，48岁，本科学历，教师。以"间断性腹痛、嗳气、食欲半年、加重5 d"入院。患者大约半年前出现剑突下间歇性隐痛，饭前较重，进食约半小时后缓解。伴食欲缺乏、反酸、嗳气。曾在社区诊所按胃炎给予治疗（口服枸橼酸铋钾），治疗后缓解。之后患者每当胃部不适症状较重时，自行服用枸橼酸铋钾以缓解症状。5 d前因同学聚会时饮酒，导致上腹疼痛加剧，服药后不缓解，故来院诊治。发病以来，饮食量减少，大、小便正常，睡眠不佳。

既往史： 既往体健，否认高血压、冠心病、脑血管病及糖尿病等病史，否认输血史、过敏史、传染病接触史。

家族史： 母亲健在，1弟体健，否认肿瘤家族史。父亲曾患"慢性阻塞性肺疾病"，3年前去世。

个人生活史： 生于并长期生活于本地，无疫区及传染病接触史。适龄婚育，配偶体健，育有1子体检。饮食规律，平时少量饮酒，不抽烟。工作压力大，经常熬夜，睡眠不佳。

体格检查：T 37 ℃，P 96 次/min，R 22 次/min，BP 120/75 mmHg，神志清醒，轻度贫血貌，皮肤黏膜无黄染，全身淋巴结无肿大，双肺呼吸音清，未闻及啰音，心律齐，各瓣膜听诊区未闻及病理性杂音。腹软，中上腹有轻度压痛，肝、脾肋下未扪及，移动性浊音（-）。双下肢无水肿。

实验室及其他检查：血常规：RBC 3.0×10^{12}/L，Hb 100 g/L，WBC 5.0×10^9/L，PLT 155 $\times 10^9$/L。尿常规：正常。胃镜检查示：食管黏膜光滑，齿状线清晰。胃窦、胃体部黏膜轻度充血水肿，胃角光滑，胃窦部黏膜红白相间，幽门部及十二指肠球部黏膜明显充血水肿，后壁有0.8 cm×1 cm、0.3 cm×0.5 cm两处溃疡。幽门螺杆菌快速尿素酶实验（+）。

第一次评估综合训练思考题：

（1）该患者的医疗诊断是什么？

（2）为明确病情，还需要做哪些检查？

（3）目前，患者主要的护理问题有哪些？（回答出3～4个）

（4）针对患者上述病情的主要治疗措施是什么？

第二次评估

入院后，给予根治幽门螺杆菌治疗，具体方案如下：泮托拉唑+克拉霉素+阿莫西林+枸橼酸铋钾，2周一疗程，之后嘱患者继续服用抗酸药物4～8周。

第二次评估综合训练思考题：

（1）幽门螺杆菌根除治疗后多久复查治疗效果？首选哪种复查方式？

（2）怎样指导患者服用铋剂和H_2受体拮抗剂？

第三次评估

患者住院1周，经过治疗及护理，症状缓解，医生建议出院继续治疗，治疗结束4周后到医院复诊。

第三次评估综合训练思考题：

如何对患者进行出院指导？

二、肝硬化

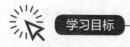 学习目标

　　知识目标：掌握肝硬化失代偿期的临床表现、护理措施、健康教育；熟悉肝硬化的常见病因、常见并发症、失代偿期治疗要点；了解发病机制、辅助检查。

　　能力目标：能与患者进行有效沟通，正确进行问诊、病史收集，进行体格检查，指导做辅助检查的准备，确立患者的护理问题，进行日常生活及治疗指导。

　　情感目标：能理解患者的情绪状态，具有同情心、耐心、责任心。

【概述】

　　肝硬化是一种由不同病因引起的慢性进行性弥漫性肝病。病理特点为广泛的肝细胞变性坏死、再生结节形成、纤维组织增生，使正常肝小叶结构破坏和假小叶形成。临床早期症状不明显，后期主要表现为肝功能损害和肝门静脉高压，可有多系统受累，晚期常出现消化道出血、感染、肝性脑病等严重并发症。肝功能减退可出现全身状况（包括消化系统症状、内分泌失调、出血和贫血等）。肝门静脉高压症可出现脾大、侧支循环的建立和开放、腹水。肉眼观：早期肝脏增大，表面尚平滑，质中等硬；晚期肝脏缩小，表面可呈结节状，质地坚硬，一般无压痛。

【治疗要点】

　　治疗要点如下：①病因治疗，抗乙肝、丙肝病毒，戒酒等。②一般治疗，以缓解病情，延长代偿期和保持劳动力，主要使用保护肝细胞的药物。③对症治疗。

【主要护理诊断】

　　1. 营养失调：低于机体需要量　与肝功能减退、肝门静脉高压引起食欲缺乏、消化和吸收障碍有关。

　　2. 体液过多　与肝功能减退、肝门静脉高压引起钠水潴留有关。

　　3. 潜在并发症：上消化道出血、肝性脑病。

　　4. 有皮肤完整性受损的危险　与营养不良、水肿、皮肤干燥、瘙痒、长期卧床有关。

　　5. 有感染的危险　与机体抵抗力低下、门腔静脉侧支循环开放等因素有关。

【护理要点】

　　护理要点如下：①观察病情，包括皮肤黏膜改变，黄疸、水肿、肝功能情况。②起居护理，注意劳逸结合，失代偿期卧床休息。③饮食护理，适合高热量、高蛋白质、高

维生素、清淡软食，避免粗糙或刺激性食物。④用药护理。⑤对症护理。⑥心理护理。

【健康教育】

对患者应进行如下健康教育：①疾病知识指导。②活动与休息指导。③皮肤护理指导。④饮食指导。⑤用药指导与病情监测。⑥照顾者指导。

 综合训练案例

第一次评估

现病史：患者，男，57岁，本科学历，公务员。以"反复肝功能异常8年，乏力、纳差加重2个月，巩膜黄染伴腹胀1周"入院。患者8年前体检时出现肝功能异常，丙氨酸氨基转移酶（ALT）160 U/L，天冬氨酸氨基转移酶（AST）135 U/L，乙肝表面抗原（HBsAg）（+），服用中药及休息后转氨酶恢复正常，但HBsAg未转阴。之后出现多次肝功能异常伴乏力、纳差情况，经治疗及休息后好转，但HBsAg（+）始终未转阴。2个月前因单位工作繁忙连续加班，乏力、纳差加重，1周前出现巩膜黄染、腹胀，门诊以乙型肝炎后肝硬化，肝功能失代偿收住入院。发病以来，患者饮食量减少、时有恶心，无呕血、黑便，有少尿、腹胀及双下肢水肿，精神欠佳，睡眠差。

既往史：既往无其他疾病病史，无大量饮酒及特殊药物使用史，否认输血史、过敏史、传染病接触史。否认外伤、手术等病史；预防接种史不详。

家族史：母亲健在，1妹体健。父亲曾患"脑出血"，3年前去世。否认肝炎、肝癌及其他肿瘤家族史。

个人生活史：生于原籍，长期生活于本地，适龄婚育，配偶体健；育有1子体健。生活、饮食规律，平时少量饮酒，不抽烟。工作压力大，经常熬夜，睡眠不佳。家庭关系融洽，经济状况良好。患者及家属对所患疾病的有关知识了解较少。

体格检查：T 37 ℃，P 90 次/min，R 20 次/min，BP 110/70 mmHg，神志清醒，查体合作，反应性及定向力良好。肝病面容，体形消瘦。全身皮肤干燥，巩膜轻度黄染，蜘蛛痣（-），肝掌征（-）。双肺呼吸音清，未闻及干、湿啰音，心律齐。腹部膨隆，腹围105 cm，腹壁皮肤紧张，未见静脉曲张，无压痛及反跳痛，肝脏未触及，脾轻度肿大，移动性浊音（+），肠鸣音正常。双下肢水肿（++）。

实验室及其他检查：血常规：RBC $3.5×10^{12}$/L，Hb 90 g/L，WBC $5.0×10^9$/L，PLT $160×10^9$/L；尿常规：尿蛋白（-），尿胆素原（±），尿胆红素（+）。大便隐血试验（-）。肝功能：ALT 200 U/L，AST 160 U/L，白蛋白22 g/L，白球比（A/G）0.8；乙肝病毒标记物：HBsAg（+）、HBsAb

（－）、（HBeAg）（＋）、（HBeAb）（－）、（HBcAb）（＋）。

第一次评估综合训练思考题：

（1）该患者肝功能失代偿的阳性体征有哪些？

（2）为明确腹水情况，需要做哪些检查？

（3）目前，患者主要的护理问题有哪些？（回答出3~4个）

（4）针对患者上述病情的饮食护理要点有哪些？

（5）针对患者腹水的护理要点有哪些？

第二次评估

入院后，给予患者护肝宁保肝治疗，恩替卡韦抗病毒治疗，呋塞米利尿消肿减轻腹水。治疗1周后患者腹水减少，下肢水肿减轻，但乏力、腹胀继续加重。

第二次评估综合训练思考题：

（1）患者可能出现了什么情况？需要进行哪项检查确诊问题？

（2）以后怎样预防上述情况发生？

第三次评估

经过2周治疗及护理，患者症状缓解，体征消失，饮食、睡眠基本恢复发病前状态，患者情绪稳定，医生建议出院继续治疗。

第三次评估综合训练思考题：

如何对患者进行出院指导？

三、肝性脑病

学习目标

知识目标： 掌握肝性脑病的诱因、典型临床表现、预防要点、饮食指导、用药注意事项；熟悉肝性脑病的主要病因、治疗要点；了解肝性脑病的发病机制、诊断、辅助检查。

能力目标： 能正确进行问诊、病史收集、体格检查，对疾病的分期作出判断，指导患者预防诱因、合理饮食。

情感目标： 能理解患者疾病状态下的异常行为，具有同情心、爱心、耐心，体现职业素养。

【概述】

肝性脑病指严重肝病或门-体分流引起的、以代谢紊乱为基础的中枢神经系统功能失调的综合征，轻者临床表现仅为轻微智力损害，严重者可表现为意识障碍、行为失常和昏迷。

肝性脑病主要病因是各型肝硬化，特别是肝炎后肝硬化。慢性肝性脑病多是门-体分流性脑病，其主要诱因有上消化道大出血、高蛋白饮食、大量排钾利尿、放腹水、手术、便秘、感染等。肝性脑病的临床表现可因原有肝病的性质、肝细胞损害严重程度及诱因不同而不同。急性肝衰竭所致的肝性脑病可无明显诱因，患者在起病数日内即进入昏迷直至死亡。门-体分流性脑病常见于肝硬化患者和门腔分流手术后的患者，以慢性反复发作性木僵与昏迷为突出表现，肝硬化终末期肝性脑病，起病缓慢，反复发作，逐渐转入昏迷直至死亡。一般根据意识障碍程度、神经系统体征和脑电图改变，可将肝性脑病的临床过程分为五期，即潜伏期、前驱期、昏迷前期、昏睡期、昏迷期。

【治疗要点】

治疗原则是去除肝性脑病发作的诱因，保护肝功能免受进一步损伤，治疗氨中毒及调节神经递质。治疗要点包括：①及早识别及去除肝性脑病发作的诱因。②减少肠内氮源性毒物的生成与吸收。③促进体内氨的代谢。④调节神经递质。⑤人工肝治疗。⑥肝移植。⑦治疗并发症。

【主要护理诊断】

1. 意识障碍　与血氨增高、干扰脑细胞能量代谢和神经传导有关。

2. 营养失调：低于机体需要量　与肝功能减退、消化吸收障碍、限制蛋白摄入有关。

3. 活动无耐力　与肝功能减退、营养摄入不足有关。

4. 有受伤的危险　与意识障碍、反应迟缓有关。

5. 知识缺乏：缺乏预防诱因、饮食等相关知识。

【护理要点】

护理要点如下：①观察病情：注意意识、行为改变，肝脏原有疾病症状、体征，血氨水平，肝、肾功能等。②去除和避免诱发因素。③起居护理：轻者劳逸结合、重者卧床休息。④饮食护理：适合高热量、高维生素，限制或无蛋白、低脂易消化饮食，昏迷者禁食蛋白。⑤用药护理：禁用损害肝脏的药物，注意药物不良反应。⑥对症护理：出现昏迷时，做好安全防护及基础护理。

【健康教育】

对患者应进行如下健康教育：①疾病知识指导：指导患者及家属认识肝病的各种诱发因素，嘱其自觉避免诱发因素。②用药指导：指导患者严格按医嘱服药，避免使用损伤肝脏的药物，用药中要定期随访。③照顾者指导：指导家属了解肝性脑病的早期征象以便及时发现病情变化，及早治疗。

综合训练案例

第一次评估

现病史：患者，男，50岁，初中文化，煤矿工人。以"腹胀、下肢水肿加重半年、意识模糊3 d"入院。患者有酗酒史30年，每日饮酒300~500 mL。6年前自感腹胀、纳差、乏力在当地医院就诊，诊断为"酒精性肝硬化"，经戒酒、保肝等治疗后症状改善。之后患者未能完全戒酒，病情也出现多次反复。最近半年来患者腹胀、下肢水肿加重，巩膜轻度黄染，按医嘱予以居家休息、保肝治疗，完全戒酒，但症状未见明显好转。5 d前患者与家人聚餐，由于饮食不当而呕吐、腹泻。2 d前家属发现其反应迟钝，答非所问，不能辨识家人，遂陪同前来就诊。患者自发病以来，无发热、头痛，无烦躁不安、谵妄、昏迷，无大、小便失禁，无呕血、黑便，无明显出血倾向。

既往史：否认病毒性肝炎病史，否认疫水接触史、输血史、过敏史、传染病接触史，否认肝癌家族史，否认特殊药物使用史。

家族史：父母健在，1妹体健，否认病毒性肝炎、肝硬化家族史。

个人生活史：出生并长期生活于本地，适龄婚育，配偶体健。有酗酒史，每日抽烟30支，半年前戒烟、戒酒。饮食起居较规律。家庭关系融洽，经济状况一般。病情反复，家属对患者所患疾病了解不多，担心疾病预后。

体格检查：T 36 ℃，P 88 次/min，R 20 次/min，BP 100/70 mmHg。意识模糊；慢性肝病面容；被动体位，体形消瘦；皮肤、黏膜黄染，肝掌（＋），蜘蛛痣（－），未见出血点；浅表淋巴结无肿大；心、肺检查未发现明显异常；腹部膨隆，肝未触及，脾肋缘下2 cm，未见腹壁曲张静脉，肠鸣音减弱，移动性浊音（＋）；双下肢中度凹陷性水肿；扑翼样震颤未引出；病理征（－）。

实验室及其他检查：血常规：RBC $3.0×10^{12}$/L、Hb 100 g/L、WBC $4.0×10^9$/L，PLT 160 ×10^9/L；粪便常规：尿胆红素（＋），其余（－）；大便隐血试验（－）。肝功能：ALT 100 U/L，AST 60 U/L，白蛋白（ALB）22 g/L，A/G 0.8；乙肝及丙肝病毒标记物（－）；肾功能正常；血氨升高。脑电图示：节律变慢。

第一次评估综合训练思考题：

（1）该患者的医疗诊断是什么？

（2）支持诊断的主要依据有哪些？

（3）该患者的治疗要点有哪些？

（4）目前，患者主要的护理问题有哪些？（回答出3~4个）

（5）针对患者上述病情的护理措施是什么？

第二次评估

经过治疗及护理，患者入院3 d后，意识逐渐清醒，尿量开始增加，下肢水肿有所减轻。入院第5天中午，患者午餐后突然出现恶心呕吐，呕血约150 mL。第2天患者再次出现表情淡漠、喜怒无常等意识障碍表现，并排出黑便3次。家属感到紧张不安。

第二次评估综合训练思考题：

（1）患者发生了什么情况？

（2）对上述情况如何处理？

第三次评估

患者住院10 d经过治疗及护理后，症状缓解，医生建议出院继续治疗，治疗结束4周后到医院复诊。

第三次评估综合训练思考题：

如何对患者进行出院指导？

四、急性胰腺炎

 学习目标

知识目标：掌握急性胰腺炎的临床表现、护理措施、健康教育；熟悉胰腺炎的常见病因、诱因、治疗要点；了解胰腺炎的发病机制、病理改变、辅助检查、并发症等。

能力目标：能正确进行病史收集、体格检查，观察典型的症状、体征，确立患者的护理问题并进行生活及治疗指导。

情感目标：能理解患者的痛苦及需求，具有同情心、耐心、责任心。

【概述】

急性胰腺炎指多种病因使胰酶在胰腺内被激活引起胰腺组织自身消化，从而导致水肿、出血甚至坏死的炎症反应，临床主要表现为急性上腹痛，恶心，呕吐，发热，血、尿淀粉酶或脂肪酶增高，重症常继发感染，腹膜炎和休克等多种并发症。急性胰腺炎的病因有多种，我国主要的病因以胆道疾病为主，西方国家则以大量饮酒者多见。急性胰腺炎的临床表现与其病因、病理类型和治疗是否及时等因素有关。轻者以胰腺水肿为主，临床上多见，病情常呈自限性，预后良好，又称为轻症急性胰腺炎。少数重者常继发感染、腹膜炎和休克等多种并发症，病死率高，称为重症急性胰腺炎。

【治疗要点】

具体治疗要点如下：

（1）轻症急性胰腺炎治疗：①禁食及胃肠减压。②静脉输液，补充血容量，维持水、电解质和酸碱平衡。③吸氧，保证患者动脉氧饱和度大于95%。④止痛，腹痛剧烈者可给予哌替啶止痛。⑤预防和抗感染。⑥抑酸治疗。

（2）重症急性胰腺炎：除上述治疗措施外，还应采取重症监护、营养支持，使用减少胰液分泌及抑制胰酶活性的药物治疗。

【主要护理诊断】

1. 疼痛：腹痛与胰腺及其周围组织炎症、水肿或出血坏死有关。

2. 潜在并发症：低血容量性休克。

3. 体温过高　与胰腺炎症有关。

4. 潜在并发症：急性肾损伤、ARDS。

5. 知识缺乏：缺乏有关本病病因和预防的知识。

【护理要点】

护理要点如下：①禁食和胃肠减压。②绝对卧床休息，腹痛时协助患者取弯腰、前倾坐位或屈膝侧卧位。③加强营养支持，及时补充水分及电解质，保证有效血容量。④严密监测病情。⑤用药护理，腹痛剧烈者，可遵医嘱给予哌替啶等止痛药。⑥对症护理。⑦心理护理。

【健康教育】

对患者应进行如下健康教育：①疾病知识指导，向患者讲解本病的主要诱发因素、预后及并发症知识。指导患者积极治疗胆道疾病，如出现腹痛、腹胀，恶心等表现时，及时就诊。②饮食指导，指导患者平时养成规律进食习惯，避免暴饮暴食，戒除烟酒，防止复发。

 综合训练案例

> **第一次评估**
>
> 　　**现病史**：患者，男，62岁，大学文化，退休干部。因中上腹部疼痛2 d，恶心、呕吐伴发热、全腹剧痛6 h而急诊入院。患者于2 d前因节日聚餐而大量饮酒、进食高脂肪餐。进餐后约1 h出现中上腹剧烈疼痛，初始呈阵发性，呈渐进性加重并向左侧腰背部放射，到当地医院就诊，查血清淀粉酶450 U/L，B超示：胆总管毛糙，胰腺形态增大，考虑急性胰腺炎。当即给予禁

食、胃肠减压、补液等治疗，症状稍有缓解。6 h前上述症状突然加重，全腹剧痛，呕吐物为黄色胆汁及少量胃内容物，呕吐总量约1200 mL，出现发热，体温38.5 ℃。呼吸急促，遂急诊转入本院。发病以来，患者禁食，静脉维持营养，睡眠差，精神萎靡，烦躁不安，尿少，腹胀，无排气、排便。

既往史： 12年前体检发现"胆囊炎""胆囊结石"，时有疼痛，控制饮食后好转，无特殊发作史。20年前发现"高血压"，长期服用硝苯地平缓释片控制血压，血压控制在120~140/80~90 mmHg。否认输血史、药物及食物过敏史、传染病接触史。

家族史： 父、母亲健在，1弟1妹均体健，否认遗传性疾病家族史。

个人生活史： 生于外地，长期生活于本市。退休后饮食起居规律，平时少量饮酒，不抽烟。家庭关系融洽，经济状况良好。

体格检查： T 38.5 ℃，P 110 次/min，R 24 次/min，BP 110/70 mmHg，神志清醒，精神萎靡，急性面容，查体合作，屈膝侧卧体位。皮肤、黏膜无黄染。呼吸急促，双肺未闻及干、湿啰音。心律齐。腹部微膨隆，未见胃肠型及蠕动波，腹肌紧张，中上腹压痛明显，反跳痛（＋），肝、脾未触及，肝区、肾区无叩击痛，移动性浊音（＋），肠鸣音消失。

实验室及其他检查： 血常规：RBC 4.0×10^{12}/L，Hb 90 g/L，WBC 22.0×10^9/L，N 92.3%，PLT 160×10^9/L；血生化：血清淀粉酶474 U/L，血清脂肪酶270 U/L，血糖18.3 mmol/L，血钙1.35 mmol/L，肌酐379 μmol/L，CRP 200 mg/L，LDH 343 U/L，ALT 265 U/L，AST 200 U/L，STB（总胆红素）40.8 umol/L，DBIL（直接胆红素）31 umol/L；血气分析：pH值7.35，PaO_2 70 mmHg，$PaCO_2$ 35 mmHg；$SaO_2$85%；腹部CT平扫示：胰腺明显肿胀，边缘毛糙，胰周有渗出液，双侧肾前筋膜增厚，肝脏形态正常，胆管无扩张。

第一次评估综合训练思考题：

（1）该患者属于哪种临床类型的胰腺炎？诊断依据是什么？

（2）针对该患者的治疗要点有哪些？

（3）目前，患者主要的护理问题有哪些？

（4）针对患者上述病情的护理要点有哪些？

第二次评估

根据患者综合评估情况，立即行气管插管，呼吸机持续辅助呼吸，同时密切监测病情变化。入院第7天，患者神志清醒，生命体征相对稳定，尿量正常，血气分析结果正常，医嘱给予拔管脱离呼吸机。脱机后患者生命体征平稳，情绪稳定。

第二次评估综合训练思考题：

（1）患者脱离呼吸机前、后应做好哪些准备？

（2）置鼻空肠营养管时注意事项有哪些？

第三次评估

经过3周治疗及护理，患者症状、体征消失，各器官功能逐渐恢复，情绪稳定，医生建议出院。

第三次评估综合训练思考题：

如何对患者进行出院指导？

五、上消化道大出血

 学习目标

知识目标： 掌握上消化道大出血的主要病因、诱因、临床表现、抢救要点、护理措施；熟悉该疾病的诊断、出血量及部位的判断方法；了解该疾病的常用辅助检查、治疗措施、并发症。

能力目标： 能正确进行问诊、体格检查、识别危险征象，配合医生快速抢救患者，正确找出患者的护理问题并实施护理，指导患者正确预防诱因。

情感目标： 能理解患者的情绪状态，具有同情心、耐心、责任心。

【概述】

上消化道出血指屈氏韧带以上的消化道，包括食管、胃、十二指肠、胰、胆等病变引起的出血，以及胃空肠吻合术后的空肠病变出血。上消化道大出血一般指在数小时内失血量超过1 000 mL或循环血容量的20%，主要临床表现为呕血和（或）黑便，常伴有血容量减少而引起急性周围循环衰竭，严重者导致失血性休克而危及患者生命。出血的病因可为上消化道疾病或全身性疾病。本病是常见的临床急症，死亡率约为10%，及早识别出血征象，严密观察周围循环状况的变化，迅速准确地抢救治疗和细致的临床护理，均是抢救患者生命的关键环节。

【治疗要点】

治疗要点如下：①补充血容量，尽快恢复和维持血容量、改善周围循环，防止微循环障碍引起脏器功能衰竭。②止血，包括药物止血、内镜直视下止血、介入治疗、手术治疗、三（四）腔二囊管压迫止血。③病因治疗。

【主要护理诊断】

1. 潜在并发症：血容量不足。

2. 活动无耐力　与失血性周围循环衰竭有关。

3. 有受伤的危险　与气囊压迫使食管胃底黏膜长时间受压、气囊阻塞气道、血液或分泌物反流入气管有关。

4. 恐惧　与大出血引起生命受到威胁有关。

5. 知识缺乏：缺乏有关引起上消化道出血的疾病及其防治的知识。

【护理要点】

护理要点如下：①体位：呕吐时头偏向一侧，防止窒息或误吸，必要时用负压吸引器清除气道内的分泌物、血液或呕吐物，保持呼吸道通畅。②吸氧。③立即建立静脉通道。配合医生抢救。④饮食护理：急性大出血伴恶心、呕吐者应禁食。少量出血无呕吐者，可进温凉、清淡流质饮食。⑤病情监测：监测指标包括生命体征，意识状态，皮肤和甲床色泽，水的出入量，呕吐物和粪便的性质、颜色及量，等等。⑥生活护理，患者卧床期间或病情不稳定时满足必要的生活协助。⑦心理护理。⑧用药护理，观察用药效果及不良反应。

【健康教育】

对患者应进行如下健康教育：①疾病预防指导：避免过饥或暴饮暴食，避免粗糙、刺激性、过冷、过热或产气多的食物，应戒烟、戒酒，避免不当用药。②病情监测指导：指导患者及家属学会早期识别出血征象及应急措施如出现头晕、心悸、呕血、黑便时，立即卧床休息，保持安静，呕吐时取侧卧位以免误吸。慢性病者定期门诊随访。

综合训练案例

第一次评估

现病史：患者，女，46岁，初中文化，农民。因"间歇性剑突下隐痛15年、加重2个月，呕血黑便2次"入院。15年前患者开始出现间歇性剑突下疼痛，秋末、春初好发，多为空腹痛，偶有夜间痛，可耐受，进食后疼痛缓解。曾在当地卫生院以胃病治疗，给予西咪替丁口服，治疗有效，但时有复发。2个月前患者中上腹疼痛加剧，伴有恶心、反酸、嗳气、腹胀等症状。服药后未完全缓解。1周前，患者因连续劳累，自觉中上腹痛明显加剧。4 h前感到腹痛伴恶心，随即呕吐咖啡色液体及胃内容物约400 mL，2 h前解柏油样黑便2次，量约300 g，伴一过性头晕、心慌、乏力。遂入院治疗。近2个月以来，食欲下降，进食量减少，体重减轻，睡眠不佳，小便基本正常。

既往史：曾于12年前做过甲状腺次全切手术。否认肝、胆疾病病史，否认输血史、过敏史、传染病接触史、特殊药物使用史。

家族史：父、母亲健在，兄、妹体健，否认肝脏疾病、胃肠疾病家族史，否认肿瘤家族史。

个人生活史：生于并长期生活于本地，适龄婚育，家庭和睦，经济状况一般。日常劳动强度大，饮食不规律，无烟酒嗜好，睡眠不佳，性格内向。

体格检查：T 36.5 ℃，P 110 次/min，R 24 次/min，BP 85/55 mmHg；意识淡漠，面色苍白，四肢湿冷。黏膜无黄染，未见皮疹、出现点，无肝掌和蜘蛛痣，全身淋巴结无肿大，双肺呼吸音清。心律齐，各瓣膜听诊区未闻及病理性杂音。腹软，剑突下有轻度压痛，无反跳痛，肝、脾肋下未触及，肠鸣音8次/min，移动性浊音（－）。双下肢无水肿。

实验室及其他检查：血常规：RBC $3.0×10^{12}$/L，Hb 90 g/L，WBC $7.0×10^9$/L，PLT 140 $×10^9$/L；尿常规：正常；粪便常规：大量红细胞。ALB 35 g/L，GLB（球蛋白）26 g/L；胃镜示：食管黏膜光滑，齿状线清晰。胃窦部黏膜充血水肿，胃角无溃疡，胃窦部黏膜红白相间，幽门部及十二指肠球部黏膜明显充血水肿，后壁有0.8 cm×0.6 cm、1 cm×1.5 cm两处溃疡，溃疡周边有血痂。幽门螺杆菌快速尿素酶实验（＋）。

第一次评估综合训练思考题：

（1）该患者的医疗诊断是什么？

（2）根据该患者表现评估其出血量并说出判断依据？

（3）针对患者上述病情的急救要点是什么？

（4）目前，患者主要的护理问题有哪些？（回答出3~4个）

（5）针对首要护理问题的护理措施有哪些？

第二次评估

经过治疗及护理，入院后第3天，患者生命体征稳定，腹痛缓解，饮食逐渐恢复，未再呕血，大便颜色基本恢复正常。入院第5天午饭后，患者又感胃部不适，下午排大便1次，量约250 g，便稀薄，色暗红。即刻测血压110/70 mmHg，P 80 次/min，患者无其他不适。

第二次评估综合训练思考题：

（1）初步估计出血量多少毫升？说出判断依据。

（2）上消化道再出血的观察指标有哪些？

第三次评估

经治疗及护理，患者生命体征平稳，症状体征改善，粪便隐血试验

（一），医生建议出院后继续口服根治幽门螺杆菌的药物，治疗结束4周后到医院复诊。

第三次评估综合训练思考题：

（1）复诊时如何检测幽门螺杆菌是否得到根治？

（2）对患者出院健康教育内容有哪些？

扫码看本单元
"综合训练案例"
参考答案

第四单元
泌尿系统疾病患者的护理

一、肾病综合征

 学习目标

知识目标: 掌握肾病综合征的典型"三高一低"特征,主要护理问题及护理措施;熟悉肾病综合征健康指导内容、治疗要点、实验室及其他检查;了解肾病综合征常见病因及发病机制。

能力目标: 能够描述肾病综合征患者的临床表现,解释其病情变化、诊治和护理依据,应用护理程序制订合理护理方案,并解决临床护理实际问题的能力。

情感目标: 通过讲解,让学生认识到临床上肾病综合征的诊治现状,端正学习态度,激发学习兴趣,热爱护理专业,具有护理工作者的责任感和严谨求实的工作态度。

【概述】

肾病综合征(NS)以肾小球基膜通透性增加,表现为大量蛋白尿、低蛋白血症、高度水肿、高脂血症的一组临床症候群。可由多种病因引起,最基本的特征是大量蛋白尿、低蛋白血症、(高度)水肿、高脂血症(即"三高一低")及其他代谢紊乱。排除继发性和遗传性疾病,才能确诊为原发性NS。最好进行肾活检,做出病理诊断。

【治疗要点】

具体治疗要点如下:①利尿消肿。②减少蛋白尿,使用ACEI或血管紧张素Ⅱ受体拮抗剂(ARB)。③使用糖皮质激素。④使用细胞毒性药物环磷酰胺。⑤使用免疫抑制剂如环孢霉素A。

【主要护理诊断】

1. 体液过多 与低蛋白血症致使胶体渗透压下降有关。

2.营养失调：低于机体需要量　与大量蛋白尿、摄入减少及吸收障碍有关。

3.有感染的危险　与机体抵抗力下降、应用激素和（或）免疫抑制剂有关。

4.有皮肤完整性受损的危险　与水肿、营养不良有关。

【护理要点】

护理要点如下：①充分休息。②优质蛋白、低盐饮食。③水肿患者记录液体出入量，限制液体入量。④用药护理。⑤水肿患者皮肤护理。⑥预防感染。

【健康教育】

对患者应进行如下健康教育：①疾病预防指导。②用药指导。③病情监测指导。④饮食指导。

 综合训练案例

第一次评估

现病史：患者，女性，20岁，学生。以"反复解泡沫尿2年余，全身水肿1周"为主诉入院。两年前开始出现解泡沫尿，尿量无明显增减，当时未予治疗，症状可自行好转。但病情易反复，多在上感或劳累时出现。半月前，无明显诱因下开始出现双侧足背水肿，呈对称性、凹陷性，1周前病情进展逐渐蔓延至全身，并伴胸闷、气促，尿量减少、夜尿次数增多，泡沫尿较前增加。

既往史：否认糖尿病、高血压病史，否认肝炎病史，否认风湿免疫性疾病家族史。

家族史：父母否认患此病。

个人生活史：生于本地、长期生活于本地，无疫区及传染病接触史。饮食、作息规律，无不良嗜好。

体格检查：T 36.8 ℃，P 92 次/min，R 26 次/min，BP 130/88 mmHg。神清，精神欠佳，贫血面容。全身浅表淋巴结未见肿大。颜面部及全身皮下明显水肿。咽部充血（－），腭扁桃体不大。气管居中，心界不大，心脏各瓣膜区未闻及病理性杂音。双下肺叩诊呈浊音，呼吸音减弱，可闻及少许湿啰音，腹饱满，腹软，腹壁静脉不显露，肝脾触诊不满意，腹部无压痛及反跳痛，未触及包块，移动性浊音（±），肝肾区叩击痛（－）。双下肢重度水肿。生理反射存在，病理反射未引出。

实验室及其他检查：尿常规：尿蛋白（＋＋＋＋），24 h尿蛋白定量6.2 g；生化检查：ALB 24 g/L，血浆总胆固醇（TC）5.8 mmol/L，血肌酐（Scr）53 pm/L，Hb 100 g/L；其余肝功能（－），空腹血糖未见异常；胸部CT，胃肠镜，腹部、盆腔、甲状腺、肾动静脉、双下肢静脉彩超未见异常。

第一次评估综合训练思考题：

（1）列举患者的主要症状及体征。

（2）目前，患者存在的主要护理问题有哪些？

（3）针对患者的病情的治疗要点有哪些？

（4）按照优先原则，针对患者需要采取哪些护理措施？

（5）为进一步明确病情，还需要收集哪些信息及完善哪些检查？

第二次评估

患者活检提示微小病变型肾病，经治疗患者水肿逐渐消退，夜尿次数减少，胸闷情况好转，但因疲劳，睡眠欠佳，食欲差，情绪不稳定，总是担心疾病是否复发，担心激素产生的不良反应。

第二次评估综合训练思考题：

（1）患者病情可能发生了哪些变化？

（2）需要增加哪些护理措施？

第三次评估

经治疗及护理，患者住院14 d后，生命体征平稳，水肿消退，饮食、睡眠及大小便恢复到正常状态，患者情绪平静。尿常规：尿蛋白（＋），24 h尿蛋白定量1.0 g。根据医嘱，第2天出院。

第三次评估综合训练思考题：

患者出院后应该注意哪些问题？

二、尿路感染

 学习目标

知识目标： 掌握尿路感染的主要症状、体征，患者出现的主要护理问题、应采取的护理措施；熟悉尿路感染的健康指导内容；了解该疾病的治疗要点、常用实验室及其他检查。

能力目标： 能复述哮喘的病因，并结合实际能够预防疾病的发生，获得宣教能力，针对患者情况提出护理问题，制定合理护理措施。

情感目标： 认识到针对致病原治疗的重要性、知识宣教的重要性，引导建立学生的正确的价值观。

【概述】

尿路感染是微生物（主要是细菌）入侵尿路引起感染，产生脓尿和菌尿，是最常见的医院获得性感染。尿路感染根据感染部位分为上尿路感染和下尿路感染，其主要致病菌是大肠埃希菌，主要症状是尿频、尿急、尿痛和脓尿，也可有终末血尿等。尿液细菌学检查可以确诊。

【治疗要点】

治疗要点如下：①注意休息，多饮水，勤排尿。②使用抗生素。

【主要护理诊断】

1. 排尿障碍：尿频、尿急、尿痛　与泌尿系感染有关。

2. 体温过高　与急性肾盂肾炎有关。

3. 潜在并发症：肾乳头坏死、肾周脓肿。

【护理要点】

护理要点如下：①充分休息。②增加水分摄入。③保持皮肤黏膜清洁。④用药护理。⑤缓解疼痛。

【健康教育】

对患者应进行如下健康教育：①疾病预防指导。②用药指导。③疾病知识指导。

 综合训练案例

第一次评估

现病史：患者，女，38岁，大专学历。以"突然发冷、高热，伴腰痛、尿频、尿急、尿痛"为主诉急诊就诊。患者10 d前出现尿频、尿急伴腰疼，在社区医院就医查尿常规提示白细胞（+++/HP）、红细胞（+/HP），予头孢呋辛酯0.5 g，每日2次口服，3 d后症状好转停药。今晨排尿疼痛，午后突然发冷、高热伴腰痛。

既往史：否认高血压、冠心病、脑血管病及糖尿病等病史，否认输血史、过敏史。

家族史：父母亲健在，1弟1妹体健。

个人生活史：生于本地、长期生活于本地，无疫区及传染病接触史。适龄婚育，配偶体健，育有1子1女均体健。

体格检查：T 39.2 ℃，P 90 次/min，R 26 次/min，BP 110/70 mmHg，意识清醒，自动体位。双肺呼吸音粗，未闻及湿啰音，未闻及胸膜摩擦音。心浊音界不大，心律齐，各瓣膜听诊区未闻及杂音，无心包摩擦音。腹软，无压痛及反跳痛，肝、脾肋下未触及。肾区叩击痛。双下肢无水肿、肌张力正常，病理反射未引出。其他检查（-）。

实验室及其他检查：血常规：RBC 4.16×10^{12}/L，Hb 120 g/L，WBC 10.32×10^9/L，N 78.5%，PLT 227×10^9/L；尿常规：尿胆白（－），WBC（＋＋＋＋/HP），RBC（＋/HP）；B超示：双肾、输尿管、膀胱未见明显异常。

第一次评估综合训练思考题：

（1）患者主要的症状及体征有哪些？

（2）目前，患者主要的护理问题有哪些？

（3）按照优先原则，针对患者采取的主要护理措施有哪些？

第二次评估

入院后，用左氧氟沙星治疗，第2天体温下降，3 d后热退，尿频、尿急、尿痛明显好转。中段尿培养示：大肠埃希菌，对头孢呋辛酯耐药，对第三代头孢菌素及喹诺酮类抗生素敏感，维持原医嘱。第5天，患者腰疼缓解，改服左氧氟沙星，每日0.5 g，口服，次日出院。

第二次评估综合训练思考题：

应该为患者做哪些方面的健康教育？

三、慢性肾衰竭

 学习目标

知识目标：掌握慢性肾衰竭的分期特点、主要护理问题、应采取的护理措施；熟悉该疾病的健康指导方法、内容；了解该疾病的治疗要点、常用实验室及其他检查。

能力目标：能正确评估患者病情，提出护理问题，制定合理护理措施，积极思考并提出问题，积极参加讨论与辩论，并提出自己的观点。

情感目标：能理解患者的情绪状态，具有同情心、耐心，责任心增强，注意到患者心理变化并做出心理疏导。

【概述】

慢性肾衰竭（CRF）是指各种原因造成慢性进行性肾实质损害，致使肾脏明显萎缩，不能维持基本功能，临床出现以代谢产物潴留，水、电解质、酸碱平衡失调，全身各系统受累为主要表现的临床综合征。我国根据肾功能损害程度分成肾功能代偿期、失代偿期、肾衰竭期和尿毒症期。实验室检测肾小球滤过率下降，血肌酐、尿素氮升高。影像学检查双肾缩小。

【治疗要点】

治疗要点如下：①去除原发病。②低蛋白饮食。③控制高血压。④纠正贫血。⑤纠正水、电解质和酸碱失衡。⑥替代治疗。

【主要护理诊断】

1. 营养失调：低于机体需要量 与食欲降低、消化吸收障碍、长期限制蛋白摄入有关。

2. 潜在并发症：水、电解质、酸碱失衡和贫血。

3. 有皮肤完整性受损的危险 与皮肤水肿、瘙痒、凝血机制异常、抵抗力下降有关。

4. 有感染的危险 与机体免疫力低下、白细胞功能异常、透析有关。

【护理要点】

护理要点如下：①充分休息、适度活动。②病情观察。③饮食护理。④用药护理。⑤皮肤护理。⑥预防感染。

【健康教育】

对患者应进行如下健康教育：①疾病预防指导。②病情监测指导。③饮食指导。④治疗指导。

 综合训练案例

第一次评估

现病史：患者，男，45岁，本科学历，公司职工。以"水肿5年，乏力、厌食1个月"就诊入院。5年前无明显诱因出现晨起眼睑水肿，无乏力、纳差、腰痛、血尿等，于当地医务所测血压150/90 mmHg，未规律诊治。此后水肿间断出现，时有时无，时轻时重，未予重视。1年来出现夜尿增多，3~4次/夜，未诊治。患者近1月无诱因感乏力、厌食，有时伴恶心、腹胀，无腹痛、腹泻、发热。自服多潘立酮（吗丁啉）无效，乏力、厌食症状进行性加重，遂就诊。发病以来睡眠可，大便正常，尿量无明显改变，近1年来体重有下降（具体不详），为进一步治疗收住入院。

既往史：否认高血压、冠心病、脑血管病及糖尿病等病史，否认输血史、过敏史。

家族史：父母亲健在，母亲患高血压15年。

个人生活史：生于本地、长期生活于本地，无疫区及传染病接触史。适龄婚育，配偶体健，育有1子体健。平时少量饮酒，饮食作息规律。

体格检查：T 36.8 ℃，P 90 次/min，R 20 次/min，BP 160/100 mmHg。

慢性病容，贫血貌，双眼睑轻度水肿，皮肤有氨味，浅表淋巴结无肿大，巩膜无黄染。心、肺、腹部查体未见异常。双下肢水肿、肌张力正常，病理反射未引出。其他检查（−）。

实验室及其他检查：血常规：RBC 7.1×10^{12}/L，Hb 86 g/L，WBC 11.0×10^{9}/L，PLT 155×10^{9}/L；尿常规：尿蛋白（++），RBC（++），24 h 尿蛋白定量1.1 g；血生化：Ccr（内生肌酐清除率）632 μmol/L，BNP（B型利钠肽）1140 pg/mL；HCO_3^- 15 mmol/L，血磷升高；B超示：双肾缩小，左肾8.7 cm×4.0 cm，右肾9.0 cm×4.1 cm，双肾皮质回声增强，皮髓质分界不清。

第一次评估综合训练思考题：

（1）患者有哪些主要的症状及体征？

（2）目前，患者处于慢性肾衰竭的哪个分期？

（3）目前，患者主要的护理问题有哪些？（回答出4~5个）

（4）按照优先原则，针对患者采取的主要护理措施有哪些？

（5）为进一步明确病情，还需要收集哪些信息及完善哪些检查？

第二次评估

入院以来，患者睡眠欠佳，食欲差，情绪不稳定。患者午饭吃拌面条半碗，餐后呕吐，呕吐物为胃内容物。自诉胸闷，头晕，查体：T 38.7 ℃，P 96次/min，呼吸急促，口唇发绀，听诊双肺听到散在湿啰音。

第二次评估综合训练思考题：

（1）患者病情可能发生了哪些变化？

（2）需要再做哪些检查协助诊断？

（3）需要增加哪些护理措施？

第三次评估

经治疗及护理，患者水肿、恶心、呕吐、胸闷等症状减轻，呼吸困难缓解，生命体征平稳，情绪平静。根据医嘱，第2天出院。

第三次评估综合训练思考题：

对患者做健康教育的内容有哪些？

扫码看本单元
"综合训练案例"
参考答案

第五单元

血液系统疾病患者的护理

一、贫血

 学习目标

知识目标：掌握贫血的主要症状、体征及分度；熟悉贫血患者出现的主要护理问题、应采取的护理措施、健康指导方法及内容；了解该疾病的治疗要点、常用实验室及其他检查。

能力目标：能说出贫血的常见病因，并结合实际能够预防疾病的发生，获得宣教能力，正确评估贫血患者，提出护理问题、列出护理措施并正确实施。

情感目标：使学生认识到针对致病原因治疗的重要性、知识宣教的重要性，引导学生建立正确的价值观。

【概述】

贫血是指人体外周血红细胞容量减少，低于正常范围下限的一种常见的临床症状。在我国海平面地区，成年男性Hb<120 g/L，成年女性（非妊娠）Hb<110 g/L，孕妇Hb<100 g/L即可诊断为贫血。最早出现的症状有头晕、乏力、困倦。而最常见、最突出的体征是面色苍白。症状的轻重取决于贫血的速度、程度和机体的代偿能力。血常规检查可诊断有无贫血及贫血严重程度，是否伴白细胞或血小板数量的变化。骨髓细胞涂片反映骨髓细胞的增生程度、细胞成分、比例和形态变化。

【治疗要点】

治疗要点如下：①治疗原发病。②紧急情况下，重度贫血患者、老年或合并心肺功能不全的贫血患者应输红细胞。③营养性贫血，可以通过补充缺乏的营养物质进行治疗。④自身免疫性溶血性贫血采用糖皮质激素等免疫抑制剂治疗为主。⑤慢性再生障碍性贫血则以环孢素联合雄激素为主。⑥造血干细胞移植。

【主要护理诊断】

1.活动无耐力 与贫血导致机体组织缺氧有关。

2.营养失调：低于机体需要量 与各种原因导致造血物质摄入不足、消耗增加或丢失过多有关。

【护理要点】

护理要点如下：①充分休息、适度活动。②饮食护理。③氧疗护理。④用药护理。⑤输血护理。

【健康教育】

对患者应进行如下健康教育：①饮食指导。②用药指导。③疾病预防指导。④病情监测指导。

 综合训练案例

第一次评估

现病史：患者，女，40岁，中专文化。以"反复头晕、乏力20余年，加重1月"为主诉，门诊拟"重度贫血"收住入院。患者20余年前无明显诱因下出现反复头晕，感站立不稳。伴乏力明显。多次到当地医院就诊诊断为"贫血伴血小板减少"（具体不详），未予正规诊治。近1月，患者无明显诱因下感头晕、乏力加重，伴活动后胸闷气短。就诊于市级医院，血常规：WBC 4.8×10^9/L，RBC 2.48×10^{12}/L，PLT 48×10^9/L，Hb 43 g/L。未治疗，建议转上级医院进一步治疗，门诊拟"血细胞减少待查：骨髓异常综合征？再生障碍性贫血？"收住入院。

既往史：平素健康状况较差，否认高血压、冠心病、脑血管病及糖尿病等病史，否认输血史、过敏史。

家族史：父母亲均健在，1弟1姐均体健，否认家族中有类似疾病患者、传染性疾病史、家族中遗传性疾病及有遗传性倾向的疾病。

个人生活史：生于本地、长期生活于本地，无疫区及传染病接触史。

体格检查：T 36.9 ℃，P 108 次/min，R 19 次/min，BP 117/64 mmHg，神志清，精神差，双侧瞳孔等大等圆，对光灵敏，面色苍白，巩膜无黄染，浅表淋巴结未触及，胸骨无压痛，两肺呼吸音清，未闻及干、湿啰音。心律齐，腹软，无压痛及反跳痛，肝、脾未触及。双下肢无凹陷性水肿。神经系统查体未发现阳性征。

实验室及其他检查：

血常规：RBC 3.21×10^{12}/L，Hb 65 g/L，WBC 3.5×10^9/L，PLT 48×10^9/L，血细胞比容0.22；彩超示：肝、胆、胰、脾、泌尿系、子宫、附件未见明显异

常。超声心动图示：未见明显异常。颅脑MRI平扫+DWI示：未见明显异常。胃镜示：①复合型溃疡（A1期）。②充血渗出性胃炎、胃体糜烂。

第一次评估综合训练思考题：

（1）目前，患者贫血的分度情况是怎样的？引起贫血可能的原因有哪些？

（2）目前，患者主要的护理问题有哪些？（回答出4~5个）

（3）患者需要采取哪些治疗措施？

（4）按照优先原则，针对患者主要的护理措施有哪些？

（5）为明确诊断，还需完善哪些检查？

第二次评估

患者住院12 d经治疗及护理后，明确诊断为再生障碍性贫血，制订治疗方案，出院后继续服药治疗，医嘱第2天出院。

第二次评估综合训练思考题：

患者出院后应该注意哪些问题？

二、白血病

 学习目标

知识目标： 掌握白血病的概念、常见病因、临床特点和护理措施；熟悉白血病诊断要点以及鉴别诊断、治疗原则和常用药物的不良反应。

能力目标： 能够描述白血病患者的临床表现，解释白血病患者的病情变化、诊治和护理依据，正确评估病情、提出护理问题、列出护理措施。

情感目标： 通过学习白血病的常见病因和发病特点，使学生认识到白血病知识宣教的重要性，引导学生建立作为护理工作者的使命感。

【概述】

白血病是一类造血干细胞恶性克隆性疾病。克隆性白血病细胞因为增殖失控、分化障碍、凋亡受阻等机制在骨髓和其他造血组织中大量增殖累积，并浸润其他非造血组织和器官，同时抑制正常造血功能。临床可见不同程度的贫血、出血，感染发热，肝、脾、淋巴结肿大和骨骼疼痛。根据白血病的分化程度、自然病程可分为急、慢性白血病。骨髓穿刺检查是确诊的主要依据。

【治疗要点】

治疗要点如下：①对症支持治疗。②抗白血病治疗，标准VILP方案。③造血干细胞移植。

【主要护理诊断】

1. 有出血的危险　与血小板减少有关。

2. 有感染的危险　与粒细胞减少和化疗有关。

3. 潜在并发症：化疗药物的不良反应。

4. 悲伤　与白血病治疗效果差、死亡率高有关。

5. 活动无耐力　与大量、长期化疗，白血病引起代谢增高及贫血有关。

【护理要点】

护理要点如下：①保护性的隔离，预防各种感染。②观察出血征象，做好预防措施。③饮食护理，多食高热量、高蛋白、高维生素、易消化的食物，适量纤维素、清淡、易消化饮食。④用药护理，处理静脉炎，胃肠道反应，口腔溃疡，心、肝、肾毒性，脱发等。⑤心理支持。

【健康教育】

对患者应进行如下健康教育：①疾病预防指导。②疾病知识指导。③用药指导。④预防感染和出血指导。⑤心理指导。

综合训练案例

第一次评估

现病史： 患者，女，40岁，中学文化，农民。以"四肢乏力两年余，右侧颈部淋巴结肿大5月余，伴发热咳嗽1月余"为主诉平诊入院。两年前无明显诱因出现四肢乏力，未在意，未治疗。5月前在美容机构除疤后出现右侧颈部淋巴结肿大，无压痛，粘连，无发热咳嗽。8 d前出现四肢多发散在瘀斑。2 d前发热咳嗽，眼角出现散在瘀点。血常规：RBC 3.32×10^{12}/L；Hb 85 g/L；PLT 11×10^9/L；WBC 89.99×10^9/L。为进一步治疗，遂来我院，门诊以"急性白血病"收入我科，发病以来，食欲欠佳，睡眠正常，大便色黑，小便正常，体重无明显减轻。

既往史： 患者无传染病史，无高血压、糖尿病、冠心病病史，无献血史，无药物过敏史。

家族史： 父母亲均健在，1弟体健，否认家族中有类似疾病、传染性疾病、遗传性疾病。

个人生活史： 长期生活于本地，无疫区及传染病接触史。适龄婚育，配偶脑出血去世，育有1子2女均体健。饮食、作息规律。

体格检查： T 37.6 ℃，P 112 次/min，R 20 次/min，BP 111/80 mmHg。神志清，精神差，双侧瞳孔等大等圆，对光灵敏，面色苍白，巩膜无黄染，四肢皮肤及眼角皮下有多发散在瘀斑，右侧颈部浅表淋巴结肿大，余未触及，胸骨轻压痛，两肺呼吸音清，未闻及干、湿啰音。心律齐，腹软，无压痛及反跳痛，肝、脾未触及。双下肢无凹陷性水肿。神经系统查体未发现阳性征。

实验室及其他检查：

血常规：RBC $3.32×10^{12}$/L，Hb 85 g/L，PLT $11×10^9$/L，WBC $89.99×10^9$/L，LYM$83.92×10^9$/L。

第一次评估综合训练思考题：

（1）列举患者的主要症状及体征。

（2）目前，患者主要的护理问题有哪些？（回答出4~5个）

（3）按照优先原则，针对患者需要采取的主要护理措施有哪些？

（4）为进一步明确病情，还需要收集哪些信息及完善哪些检查？

第二次评估

入院以来，完善入院检查，确诊为急性B淋巴细胞性白血病。患者精神欠佳，发热未止，不思饮食，刷牙时有牙龈出血，静脉穿刺部位皮下瘀斑加重，并且穿刺血管发热疼痛。T 37.9 ℃，P 110 次/min，R 19 次/min，BP 110/64 mmHg。

第二次评估综合训练思考题：

（1）针对患者的病情采取哪些治疗措施？

（2）患者的病情可能发生了哪些变化？

（3）针对患者需要采取哪些护理措施？

第三次评估

经28 d化疗，骨髓穿刺复查示：缓解骨髓象，腰穿脑脊液压力、血常规、生化检查均正常。生命体征平稳，饮食、睡眠及大小便恢复到本次发病前状态，患者情绪平静。根据医嘱，第2天出院。

第三次评估综合训练思考题：

患者出院后应该注意哪些问题？

扫码看本单元
"综合训练案例"
参考答案

第六单元
内分泌系统疾病患者的护理

一、甲状腺功能亢进症

 学习目标

知识目标：掌握甲状腺功能亢进的概念、临床表现、护理措施；熟悉甲亢的治疗要点，常用实验室检查，健康指导方法、内容；了解甲亢的病因与发病机制。

能力目标：能够描述甲亢患者的临床表现，解释甲亢危象的病情变化，正确进行护理评估，提出护理问题，列出护理措施。

情感目标：能理解患者的情绪状态，引导学生建立护理工作者的责任感和严谨求实的工作态度。

【概述】

甲状腺功能亢进症（简称甲亢），又称Graves病或毒性弥漫性甲状腺肿，是多种病因使甲状腺激素（TH）分泌过多，导致代谢率增高的一种自身免疫性疾病。以甲状腺毒症、甲状腺肿大和突眼为主要临床特点。实验室检查TT_4、FT_4增高，TSH减低。如果短时间内大量的甲状腺激素入血可能出现甲状腺危象，临床表现为高热、心律失常、烦躁不安、大汗淋漓。消化道症状有厌食、恶心、呕吐、腹泻、脱水。休克、昏迷，可有心衰及肺水肿。

【治疗要点】

治疗要点如下：①抗甲状腺药物。②^{131}I放射治疗。③手术治疗。

【主要护理诊断】

1. 活动无耐力　与蛋白质分解增加、甲状腺毒症性心脏病、肌无力有关。
2. 营养失调：低于机体需要量　与基础代谢率增高导致代谢需求大于摄入有关。

3.潜在并发症：甲状腺危象。

【护理要点】

护理要点如下：①高热量、高蛋白、高维生素饮食，多饮水，禁止摄入刺激性食物，避免进食含碘丰富的食物。②适当增加休息时间，维持充足睡眠。③保持环境安静，避免声光刺激，室温20℃。④甲状腺危象的护理：绝对卧床，吸氧。建立静脉通路，遵医嘱使用PTU、复方碘溶液、β受体阻滞剂、氢化可的松等药物。定时测生命体征和神志，记录24 h出入液量。体温过高可物理降温，做好口腔护理、防止压疮、预防肛周感染。

【健康教育】

对患者应进行如下健康教育：①饮食指导。②用药指导。③疾病预防指导。④病情监测指导。

综合训练案例

第一次评估

现病史：患者，女，45岁，初中文化。以"心悸、多汗6月余，双眼突出3月余"为主诉收住入院。患者半年前开始感觉心慌多汗，情绪易激动，近3个月自觉眼睛较前变大，于外院查甲状腺功能：FT$_3$（游离三碘甲状腺原氨酸）16.88 pmol/L；FT$_4$（游离甲状腺素）86.21 pmol/L；TSH（促甲状腺激素）<0.0025 mIU/L；Tg（甲状腺球蛋白）645.80 μg/mL；TgAb（甲状腺球蛋白抗体）209.12 IU/mL；TPOAb（抗甲状腺过氧化物酶抗体）6.57 IU/mL；颈部超声示：双侧甲状腺不均质改变，右侧甲状腺囊实性占位，右侧颈部多发肿大淋巴结诊断为"甲亢、甲状腺结节"，予甲巯咪唑片（赛治）10 mg，每日2次，对症处理。随访期间发现肝功能异常，ALT 135 IU/L，AST 51 IU/L，患者来我院就诊，考虑为药物性肝损，嘱停用甲巯咪唑片，入院进一步诊治。

既往史：平素健康状况较差，否认高血压、冠心病、脑血管病及糖尿病等病史，否认过敏史。

家族史：父母亲均健在，1弟体健，否认家族中有类似疾病患者、传染性疾病史、家族中遗传性疾病及有遗传性倾向的疾病。

个人生活史：长期生活于本地，无疫区及传染病接触史。适龄婚育，配偶高血压病，育有1子体健。饮食作息规律。

体格检查：T 37.1 ℃，P 108 次/min，BP 120/64 mmHg，R 19 次/min，身高166 cm，体重45 kg。神志清，精神差，双侧眼球稍有突出，对光灵敏，巩膜无黄染，浅表淋巴结未触及，左侧甲状腺Ⅱ度肿大，右侧Ⅲ度肿大，可触及多个结节，最大者位于右上极，大小约3 cm，双侧甲状腺未及震颤，未闻及血管杂音。胸骨无压痛，两肺呼吸音清，未闻及干、湿啰音。心律齐，腹软，无压痛及反跳痛，肝脾未触及。双下肢无凹陷性水肿。Stellwag征（＋），其他病理征（－）。

实验室及其他检查：血常规：RBC 4.53×10^{12}/L，Hb 128 g/L，WBC 6.73×10^9/L，PLT 256×10^9/L；肝功能：ALT 135 U/L，AST 25 U/L；肾功能：血尿素氮（BUN）5 mmol/L；血肌酐（Cr）35 μmol/L；血脂：TC 2.57 mmol/L，三酰甘油（TG）1.09 mmol/L，高密度脂蛋白胆固醇（HDL-C）0.9 mmol/L，低密度脂蛋白胆固醇（LDL-C）1.18 mmol/L。

彩超示：双侧甲状腺不均质改变，右侧甲状腺囊实性占位，右侧颈部多发肿大淋巴结。

第一次评估综合训练思考题：

（1）列举患者的主要症状及体征。

（2）目前，患者主要的护理问题有哪些？（回答出4~5个）

（3）按照优先原则，针对患者采取哪些护理措施？

（4）为进一步明确病情，还需要收集哪些信息及完善哪些检查？

第二次评估

入院后，患者精神尚可，甲状腺MIBI显像示：甲状腺弥漫性肿大，放射性摄取增强，符合甲亢表现，甲状腺右叶凉结节（可能）。骨代谢标志物：PTH（甲状旁腺素）9.8 pg/mL，OC（骨钙素）138.3 ng/mL。

第二次评估综合训练思考题：

（1）患者病情可能发生了哪些变化？

（2）需要再做哪些检查协助诊断？

（3）需要增加哪些护理措施？

第三次评估

术后4 d，患者心悸、出汗等症状有好转，生命体征稳定，遵医嘱，按照既定治疗计划带药出院。

第三次评估综合训练思考题：

患者出院后应该注意哪些问题？

二、糖尿病

知识目标：掌握糖尿病的典型症状及其急慢性并发症，诊断标准及治疗原则，主要护理问题及其护理措施；熟悉糖尿病的病因、治疗原则，健康指导方法、内容；了解长期良好控制血糖的意义。

能力目标：能及时察觉糖尿病的急性并发症并及时救治，针对患者情况制定饮食处方，对糖尿病患者实施有效的健康宣教，能指导患者正确用药。

情感目标：体现专业优势，提高学习兴趣，认识到健康宣教的重要性。

【概述】

糖尿病是由遗传和环境因素相互作用而引起的以慢性高血糖为特征的代谢性疾病。由于胰岛素分泌缺陷和（或）作用缺陷导致碳水化合物、蛋白质、脂肪、水和电解质代谢紊乱。其典型症状为"三多一少"，即多尿、多饮、多食和体重减轻。糖尿病的急性并发症有糖尿病酮症酸中毒、高血糖高渗状态、感染、低血糖。慢性并发症有糖尿病大血管病变，是糖尿病最严重和突出的并发症，主要表现为动脉粥样硬化，引起冠心病、缺血性脑血管疾病、高血压和下肢血管病变。微血管病变，主要表现在视网膜和肾脏。糖尿病神经病变和糖尿病足。患者若有糖尿病典型症状+空腹血糖≥7.0 mmol/L、随机血糖≥11.1 mmol/L或糖耐量试验（OGTT）中餐后2小时血糖（2 hPG）≥11.1 mmol/L，即可诊断。无糖尿病症状者需改日重复检查。

【治疗要点】

治疗要点如下：①健康教育。②饮食治疗。③运动治疗。④药物治疗。⑤自我监测。⑥心理疏导。

【主要护理诊断】

1.营养失调：低于或高于机体需要量。

2.有感染的危险。

3.潜在并发症：糖尿病足、酮症酸中毒、高渗状态、低血糖。

【护理要点】

护理要点如下：①饮食护理：制定摄食总热量标准，确定三大营养素的供给，分配主食。②运动护理：选择有氧运动和合适的运动强度。③用药护理：了解各类降糖药、降压药、降脂药的作用、剂量、用法、不良反应和注意事项，指导患者正确服药。④监测血糖、血脂、血压、体重。⑤预防上呼吸道感染、预防泌尿道感染。做好皮肤护理。⑥糖尿病足的护理：足部观察与检查，保持足部清洁，预防外伤，促进肢体血液循环。

⑦观察患者生命体征、神志、24 h液体的出入量、血糖、电解质、酮体等。⑧配合抢救糖尿病急性并发症。

【健康教育】

对患者应进行如下健康教育：①疾病预防指导。②疾病知识指导。③病情监测指导。④用药指导。⑤自我监测指导。

 综合训练案例

第一次评估

现病史：患者，男，65岁，中专文化。以"昏迷4 h"急诊入院。患者曾有血糖偏高史（具体不详），未予重视，近期体重下降约15公斤。今晨三点钟被发现在家中昏迷，不能言语，四肢冰凉，呼气急促，呼之不应，随即呼救120到我院进一步诊治。急查Glu（血糖）49.45 mmol/L，POP（血浆渗透压）372 mOsm/（kg·H₂O），LA（乳酸）4.1 mmol/L、β-HB（β-羟丁酸）7.96 mmol/L，WBC 22.45×10⁹/L，TCO₂（总二氧化碳）14.6 mmol/L，予补液、纠酸、降糖等对症处理。

既往史：平素健康状况良好，否认高血压、冠心病、脑血管病等病史，否认过敏史。

家族史：父母已故，1弟1妹均为糖尿病患者。

个人生活史：长期生活于本地，无疫区及传染病接触史。适龄婚育，配偶1年前心力衰竭离世，育有1子身体健康。平时少量饮酒，饮食、作息规律。

体格检查：T 35.5 ℃，P 128 次/min，R 39 次/min，BP 105/80 mmHg，神志清，精神差，面色潮红，可闻及烂苹果味，呼之能应，言语含糊，随机血糖HI（血糖高的无法测出），全身皮肤厥冷，弹性差，右下肢皮肤有大小约105 cm的瘀斑。余无异常。

实验室及其他检查：静脉Glu 49.45 mmol/L，POP 372 mOsm/（kg·H₂O）；LA 4.1 mmol/L；β-HB 7.96 mmol/L；WBC 22.45×10⁹/L，TCO₂ 14.6 mmol/L。

第一次评估综合训练思考题：

（1）患者最可能的临床诊断是什么？

（2）针对此种情况需要采取哪些治疗措施？

（3）目前，患者主要的护理问题有哪些？

（4）按照优先原则，针对患者采取的主要护理措施有哪些？

（5）为进一步明确病情，还需要收集哪些信息及完善哪些检查？

第二次评估

入院后2 d，患者精神差，面色潮红，T 37.8 ℃，P 100 次/min，R 20 次/min，BP 121/68 mmHg，Glu 17 mmol/L，胃管引流出鲜红色液体约50 mL，尿量990 mL/24 h，未解大便。

第二次评估综合训练思考题：

（1）患者病情可能发生了哪些变化？

（2）需要再做哪些检查协助诊断？

（3）需要增加哪些护理措施？

第三次评估

入院第5天，患者精神状态较好，有咳嗽咳痰，痰多，黄黏痰，T 37.1 ℃，P 100 次/min，R 20 次/min，BP 118/78 mmHg，24 h血糖波动在6.0~13 mmol/L之间，解大便一次。医嘱给予拔除胃管，进食粥水，雾化吸入，留痰培养，胰岛素三餐前注射，思他宁泵入，沐舒坦、舒普深、奥美拉唑等静脉滴注。

第三次评估综合训练思考题：

目前，患者还应该注意哪些问题？

扫码看本单元
"综合训练案例"
参考答案

第七单元
风湿性疾病患者的护理

系统性红斑狼疮

 学习目标

知识目标：掌握系统性红斑狼疮的临床特征、主要护理问题、应采取的护理措施；熟悉该疾病的健康指导方法、内容；了解该疾病的治疗要点、常用实验室及其他检查。

能力目标：能正确评估病情，提出护理问题，列出护理措施并能恰当地进行健康教育。

情感目标：能理解患者的情绪状态，具有同情心、耐心，责任心增强。

【概述】

系统性红斑狼疮（SLE）是具有多系统损害表现的慢性自身免疫病。血清内可产生以抗核抗体为代表的多种自身抗体，通过免疫复合物等途径，损害各个系统、脏器和组织。以女性多见，患病年龄以20~40岁最多。患者常可存在多系统受累，如血液系统异常和肾脏损伤等，其临床表现多种多样。特异性皮损有蝶形红斑等。血常规检查可有贫血、白细胞计数减少、血小板降低。肾脏受累时，尿液分析可显示蛋白尿、血尿、细胞和颗粒管型。红细胞沉降率（简称血沉）在SLE活动期增快。目前临床开展的SLE相关自身抗体常规检测项目主要有抗核抗体（ANA）、抗双链脱氧核糖核酸（dsDNA）抗体、抗可溶性抗原抗体（抗ENA抗体）（包括抗Sm、抗U1RNP、抗SSA/Ro、抗SSB/La、抗rRNP、抗Scl-70和抗Jo-1等抗体）、抗核小体抗体和抗磷脂抗体等。对于临床疑诊SLE的患者应进行免疫学自身抗体检测。系统性红斑狼疮的诊断目前普遍采用美国风湿病学院1997年推荐的分类标准和2009年国际临床协作组标准。

【治疗要点】

治疗要点如下：①避免日晒或紫外线照射、预防和治疗感染。②药物治疗。③大剂量免疫球蛋白冲击，血浆置换，适用于重症患者。④狼疮肾炎的治疗。

【主要护理诊断】

1. 皮肤完整性受损　与疾病所致的血管炎性反应等因素有关。

2. 疼痛：慢性关节疼痛　与自身免疫反应有关。

3. 口腔黏膜受损　与自身免疫反应、长期使用激素等因素有关。

4. 潜在并发症：慢性肾衰竭。

5. 焦虑　与病情反复发作、迁延不愈、面容毁损及多脏器功能损害等有关。

【护理要点】

护理要点如下：①病情观察：有无发热、全身不适、乏力、体重减轻等。有无关节肿痛，观察患者皮肤受损情况。尿液改变情况，有无胃肠道反应及神经系统改变情况。②给以高热量、高维生素、高蛋白饮食。肾衰竭患者，应给予优质低蛋白饮食。心力衰竭、肾衰竭、水肿者，严格限制钠盐摄入。忌食芹菜、无花果、蘑菇等食物及烟熏食物，以免诱发或加重病情。避免进食辛辣等刺激性食物。③病床安排在无阳光直射的地方，急性活动期的患者应以卧床休息为主。④皮肤损害处可用清水冲洗，用30 ℃温水湿敷红斑，忌用刺激性物质（如碱性肥皂、化妆品及其他化学物质）。⑤注意药物的不良反应。

【健康教育】

对患者应进行如下健康教育：①疾病预防指导。②疾病知识指导。③病情监测指导。④用药指导。⑤生育指导：避免诱因，非缓解期患者易出现流产、早产和死胎，应避孕。病情活动伴心、肺、肾功能不全属妊娠禁忌。

综合训练案例

第一次评估

患者，女，32岁。以"关节疼痛近2年、眼睑水肿16个月、干咳1个月、神志欠清20 d"于2004年12月23日收住入院。

现病史：2年前，患者无诱因出现双手近端指关节疼痛，16个月前出现上眼睑水肿、脱发，外院查尿蛋白（+），14个月前出现发热，体温最高40 ℃，外院查尿蛋白（+++），诊断肾炎（具体不详），予泼尼松每日30 mg，2 d后症状消失，10 d后激素减量，每周减2.5~12.5 mg维持。1月前，劳累后再次出现高热，伴四肢近端肌肉疼痛无力，泼尼松增量至30 mg，每日症状略有好转，1月前出现失眠焦虑咳嗽无痰，先后用红霉素、头孢呋辛钠、头孢他啶等抗感染治疗，咳嗽无好转，20 d前出现烦躁，失眠急诊住院。

既往史：否认面部蝶形红斑、口腔溃疡、光过敏、雷诺现象，否认结核及结核接触史，否认肝病、肾病史，否认药物过敏史。

家族史： 否认家族中类似疾病史。

个人生活史： 否认疫区及传染病接触史。已婚，饮食作息规律。

体格检查：

T 39.4 ℃，P 130 次/min，BP 125/70 mmHg，R 29 次/min，入院时神志欠清，狂躁，有强迫观念及控制妄想，皮肤黏膜未见皮疹出血点，浅表淋巴结不肿大，双侧瞳孔等大，光反射存在，颈软无抵抗，心律齐未闻及病理性杂音，双肺呼吸音对称未闻及干、湿啰音。腹水征（－），四肢近端肌肉压痛，肌力Ⅱ～Ⅲ级，远端肌力Ⅴ级。

实验室及其他检查： 血常规：Hb 78 g/L，WBC 5.2×10⁹/L，PLT 120×10⁹/L，AST 25 IU/L，BUN 5 mmol/L，血白蛋白18 g/L，红细胞沉降率98 mm/h；补体C3 409 mg/L；ANA 1∶640（＋），均质型；dsDNA抗体（＋）；TG 1.09 mmol/L；HDL-C 0.9 mmol/L；LDL-C 1.18 mmol/L。

第一次评估综合训练思考题：

（1）目前，患者有哪些主要的症状和体征？

（2）应采取哪些治疗措施？

（3）患者面临的护理问题有哪些？

（4）按照优先原则，针对患者需要采取的主要护理措施有哪些？

（5）为进一步明确病情，还需要收集哪些信息及完善哪些检查？

第二次评估

入院1周后，患者精神尚可，通过抑制免疫药物治疗患者体温下降，关节疼痛减轻，自诉食后反酸，大便潜血（＋）。通过健康教育及心理疏导，患者的焦虑情绪减轻。

第二次评估综合训练思考题：

（1）患者病情可能发生了哪些变化？

（2）需要增加哪些护理措施？

第三次评估

入院2周后，患者症状得到控制，精神尚可，眼睑水肿消失，关节疼痛减轻，通过健康教育及心理疏导，患者的焦虑情绪减轻。遵医嘱办理出院。

第三次评估综合训练思考题：

患者出院后应该注意哪些问题？

扫码看本单元
"综合训练案例"
参考答案

第八单元

传染性疾病患者的护理

一、人感染高致病性禽流感

 学习目标

知识目标：掌握人感染高致病性禽流感的主要临床症状，传播途径，采取的护理措施；熟悉人感染高致病性禽流感的流行病学特征，其健康指导方法、内容；了解该疾病的治疗要点、常用实验室及其他检查。

能力目标：能描述人感染高致病性禽流感的临床特征，明确传播途径，进行有效的健康教育，实施预防措施。

情感目标：养成良好生活卫生习惯，增强自我保护意识，提高社会责任感。

【概述】

人感染高致病性禽流感，简称人禽流感，是由甲型流感病毒某些感染禽类亚型中的一些毒株引起的急性呼吸道传染病。目前感染人类的禽流感病毒亚型主要为H_5N_1、H_9N_2、H_7N_7，其中H_5N_1亚型引起的高致病性禽流感，病情严重，可出现毒血症、感染性休克、多脏器功能衰竭以及瑞氏综合征等并发症而致人死亡。传染源主要为患禽流感或携带禽流感病毒的鸡、鸭、鹅等家禽，通过呼吸道传播，也可通过密切接触感染的禽类及其分泌物、排泄物，病毒污染的水等被感染。人群普遍易感，12岁以下儿童发病率较高，病情较重。本病潜伏期一般在7 d以内。不同亚型的禽流感病毒感染人类后可引起不同的临床症状。感染H_9N_2亚型的患者通常仅有轻微的上呼吸道感染症状。感染H_7N_7亚型的患者常表现为结膜炎。H_5N_1亚型病毒感染者呈急性起病，早期酷似普通型流感，主要为发热，体温大多持续在39 ℃以上，热程1~7 d，多为3~4 d。可伴有流涕、鼻塞、咳嗽、咽痛、头痛、肌肉酸痛和全身不适。常在发病3~7 d后出现呼吸急促及明显的肺炎表现。

重症患者病情进展迅速，发病1周内出现呼吸窘迫，肺部实变体征，随即发展为呼吸衰竭，大多数病例即使受辅助通气治疗，仍然死亡。还可出现肺炎、肺出血、胸腔积液、全血细胞减少、肾衰竭、败血症、感染性休克及瑞氏综合征等并发症。甲型流感病毒抗原阳性，能从患者呼吸道标本（如鼻咽分泌物、口腔含漱液、气管吸出物或呼吸道上皮细胞）中分离禽流感病毒，双份血清禽流感病毒特异性抗体水平呈4倍或以上升高。

【治疗要点】

治疗要点如下：①对疑似病例、临床诊断病例和确诊病例应进行隔离治疗。②可应用解热药、缓解鼻黏膜充血药、止咳祛痰药等对症治疗。③在发病48 h内使用抗流感病毒药物，奥司他韦为新型抗流感病毒药物，实验室研究表明对禽流感病毒H_5N_1和H_9N_2有抑制作用；金刚烷胺和金刚胺可抑制禽流感病毒株的复制，早期应用可能有助于阻止病情发展，减轻病情。④注意休息、多饮水、增加营养，给予易于消化的饮食。

【主要护理诊断】

1. 体温过高　与病毒感染有关。

2. 气体交换障碍　与高致病性禽流感有关。

3. 疼痛：头痛、全身酸痛　与病毒感染导致的毒血症、发热有关。

【护理要点】

护理要点如下：①隔离：按空气传播的隔离预防标准进行隔离，患者的用物、分泌物、呕吐物应严格消毒。②患者以卧床休息为主，避免劳累及受凉，多饮水。③给予高营养易消化的饮食。食欲差、恶心呕吐的患者应给予静脉补充营养。④密切监测患者的生命体征，尤其应注意呼吸频率、深浅及呼吸形态的变化。病情较重者应持续进行心电监护，特别应观察血氧饱和度、氧分压、二氧化碳分压的变化。⑤物理降温：如冰敷、温水擦浴、75%酒精溶液擦浴等。⑥咳嗽较重者，保持呼吸道通畅，协助拍背排痰。呼吸困难者给予吸氧，必要时使用呼吸机辅助呼吸。⑦观察用药后的效果，预防并发症，并做好记录。⑧由于患者被严密隔离，往往有孤独无助感，对病情的恐惧可出现焦虑、抑郁、烦躁不安的心理。因此，医护人员应及时与患者沟通，关心患者，了解其真实的思想动态，并鼓励其面对现实，树立战胜疾病的信心和勇气。

【健康教育】

对患者应进行如下健康教育：①公众应避免接触禽鸟类及其粪便，特别是病、死禽类的接触。生、熟食分开，蛋、肉类要煮熟再吃，不喝生水。饭前、便后洗手，屋内经常开窗通风。②加强体育锻炼，增强体质。③接种相关疫苗。④指导患者减少病毒传播的方法：室内每日开窗通风，患者使用过的食具应煮沸，衣物等可用含氯消毒剂消毒或日光暴晒2 h。

综合训练案例

第一次评估

现病史： 患者，女，12岁，初中一年级学生。于2005年10月16日13点急诊转入省儿童医院。患者10月8日无明显诱因出现发热，咽痛。到镇卫生院门诊就诊时体温39 ℃，入院时体温40.2 ℃。WBC 5.8×10^9/L，N 0.62，L 0.38，拟以"重症肺炎"，予以抗感染等住院治疗2 d，体温下降至37.2 ℃，10月15日出现腹痛、腹泻，大便呈黑褐色稀便，每日4~5次，精神反应差，气促明显，10月16日病情进一步恶化，转上级医院进一步治疗。现患者呼之不应，发热，脉搏细速，口唇发绀。

既往史： 平素健康，否认高血压、冠心病、脑血管病及糖尿病等病史，否认过敏史。

家族史： 否认传染病家族史。

体格检查： T 39 ℃，R 24 次/min，P 108 次/min，BP 100/52 mmHg，精神不清，急危重面容，面色苍白，口唇皮肤发绀，查体不合作。

实验室及其他检查： 血常规：WBC 1.97×10^9/L，PLT 153×10^9/L，L 0.356。支原体抗体IgM（-）。胸片示：双肺弥漫高密度实变影，呈"白肺"样改变。

第一次评估综合训练思考题：

（1）患者是否符合不明原因肺炎诊断？

（2）针对此患者，接诊后医护人员应注意哪些问题？

（3）需要采取的治疗措施有哪些？

（4）按照优先原则，针对患者需要采取的主要护理措施有哪些？

（5）为进一步明确病情，还需要收集哪些信息及完善哪些检查？

第二次评估

患者密切接触者有相似症状。其弟，9岁。2005年10月10日出现发热咳嗽，去镇中心卫生院门诊就诊。服药2 d（具体用药不详）症状好转，未再继续治疗。10月15日再次出现发热咳嗽，继续在该门诊治疗。10月17日，症状不见好转，因其姐已病重，患儿家长直接将其送往省院进行救治。入院后患者精神尚可，T 39 ℃，P 108 次/min，R 24 次/min。支原体抗体IgM（-），以头孢他啶、阿奇霉素、鱼腥草等抗感染治疗、补液治疗，患儿体温仍持续39 ℃以上。胸片示：右肺尖区、左锁骨下区见片状模糊阴影，下肺少许斑点影。

第二次评估综合训练思考题：

（1）鉴于上述情况，该医院应该做哪些工作？

（2）需要再采取哪些措施协助诊断？

（3）人禽流感病例实验室检测标本的种类和采集要求分别有哪些？

二、病毒性肝炎

 学习目标

知识目标： 掌握病毒性肝炎的分类、主要临床症状、传播途径、病毒标记物诊断、主要护理的问题和护理措施；熟悉病毒性肝炎的流行病学特征、防控要点、常用实验室及其他检查；了解其治疗方法。

能力目标： 能正确评估病情，进行体格检查，找出患者的护理问题。针对问题列出护理措施并正确实施，做好职业防护。

情感目标： 具有良好的心理素质和职业道德素质，博大爱心和高度责任心。

【概述】

病毒性肝炎是由多种肝炎病毒引起的以肝脏病变为主的一种传染病。临床上以食欲缺乏、恶心、上腹部不适、肝区痛、乏力为主要表现。部分患者可有黄疸发热和肝大伴有肝功能损害。有些患者可慢性化，甚至发展成肝硬化，少数可发展为肝癌。目前已被公认的有甲、乙、丙、丁、戊五种肝炎病毒。肝功能检测早期多正常，有肝细胞坏死时ALT升高，若血清AST明显增高，常表示肝细胞严重坏死。重症肝炎时，可出现胆红素不断增高，而转氨酶反而下降，即胆酶分离。血清白蛋白下降，球蛋白水平升高，且以 γ - 球蛋白升高为主。肝炎病毒标志检测结果阳性。肝穿活组织检查是诊断各型病毒性肝炎的主要指标，但因系创伤性检查不作为首选。

【治疗要点】

病毒性肝炎目前仍无特效治疗。治疗原则为综合性治疗，以休息、营养为主，辅以适当药物治疗，避免使用损害肝脏的药物。①一般治疗：急、慢性肝炎活动期，需住院治疗，卧床休息，合理营养，保证热量、蛋白质、维生素供给，严禁饮酒，恢复期应逐渐增加活动。慢性肝炎静止期，可做力所能及的工作。重型肝炎要绝对卧床，尽量减少饮食中蛋白质，保证热量、维生素，可输入血白蛋白或新鲜血浆，维持水电解质平稳。②抗病毒治疗：包括干扰素、拉米夫定、泛昔洛韦。③免疫调节治疗常用的有胸腺素 α_1、胸腺素、免疫核糖核酸。④护肝治疗：使用促肝细胞生长素、水飞蓟宾、甘草酸二铵、腺苷蛋氨酸。

【主要护理诊断】

1.活动无耐力 与肝功能受损、能量代谢障碍有关。

2.营养失调:低于机体需要量 与食欲下降、呕吐、腹泻、消化和吸收功能障碍有关。

3.潜在并发症:包括出血和干扰素产生的不良反应。

【护理要点】

护理要点如下:①休息与活动:急性肝炎、慢性肝炎活动期、肝衰竭者应卧床休息,肝功能正常1~3个月后可恢复日常活动及工作,但仍应避免过度劳累和重体力劳动。②生活护理:病情严重者需协助患者做好进餐、沐浴、如厕等生活护理。③饮食护理:急性期给予清淡、易消化、富含维生素的流质饮食,食欲好转后,可逐渐增加饮食,少食多餐,应避免暴饮暴食。血氨偏高时限制蛋白质摄入。④禁饮酒。⑤使用干扰素进行抗病毒治疗时在医生的指导下用药,不要自行决定停药或加量。用药过程中观察不良反应,监测血尿常规,ALT、AST和病毒学标志。

【健康教育】

对患者应进行如下健康教育:①疾病预防指导。②保护易感人群。③意外暴露后乙型肝炎预防。④疾病知识指导。⑤用药指导与病情监测。

 综合训练案例

第一次评估

现病史:患者,男,15岁,初三学生。以"发热、食欲缺乏、恶心2周,皮肤黄染1周"为主诉收住入院。患者1月前曾露营,饮用山泉水,自行烧烤,两周前发热高达38 ℃,无发冷和寒战,不咳嗽,伴全身不适,乏力,食欲缺乏,恶心,偶尔呕吐,右上腹部不适,曾按上呼吸道感染和胃病治疗毫无好转。1周前出现皮肤黄染,尿色较黄,无皮肤瘙痒。大便正常,睡眠稍差,体重无明显变化。入院进一步诊治。

既往史:平素健康,否认肝炎病史和胆石症病史,否认输血史,否认药物过敏史。

家族史:父母体健,否认家族有患该病情况和其他遗传病病史。

个人生活史:无疫区接触史,不饮酒不抽烟,经常餐馆吃饭。

体格检查:T 37.7 ℃,P 80 次/min,BP 120/75 mmHg,R 19 次/min,身高166 cm,体重45 kg。神志清,精神差,皮肤略黄,无出血点,浅表淋巴结未触及,巩膜黄染,咽(-),心肺(-),腹部平软,肝肋下2 cm,质软,轻压痛叩击痛,脾侧卧位肋下可触及,腹水征(-),下肢不肿。

实验室及其他检查：

血常规：Hb 126 g/L，WBC 5.2×10^9/L，N 65%，L 30%，PLT 200×10^9/L；尿常规：尿蛋白（－），尿胆红素（＋），尿胆素原（＋）；粪便常规：大便颜色加深，潜血（－）。

第一次评估综合训练思考题：

（1）列出患者入院时主要的症状及体征。

（2）目前，患者主要的护理问题有哪些？

（3）按照优先原则，针对患者采取的主要护理措施有哪些？

（4）为进一步明确病情，还需要收集哪些信息及完善哪些检查？

第二次评估

经查抗HEV-IGM（＋），确诊为戊型肝炎，给予抗炎、保肝降酶治疗。入院第6天患者精神尚可，生命体征平稳，皮肤、巩膜无黄染，口唇、指甲无发绀，偶有咳嗽伴少许白黏痰，自诉乏力，无明显胸闷、心慌，活动后轻度气喘，双鼻塞给氧2 L/min，SPO_2 98%，病情较前好转。

第二次评估综合训练思考题：

（1）患者可能的病因是什么？

（2）还需要收集哪些信息？

（3）患者今后应该注意哪些问题？

三、艾滋病

学习目标

知识目标：掌握艾滋病的流行病学特征，患者出现的主要护理问题、应采取的护理措施；熟悉艾滋病健康指导方法、内容；了解该疾病的治疗要点、常用实验室及其他检查。

能力目标：能描述艾滋病流行病学特征，能正确评估病情，提出护理问题，列出护理措施并正确实施。

情感目标：能理解患者的情绪状态，具有同情心，耐心、责任心增强，提高对预防艾滋病工作紧迫感的认识。

【概述】

艾滋病又称获得性免疫缺陷综合征（AIDS），是由人免疫缺陷病毒（HIV）引起的慢性传染病。主要经性接触、血液及母婴传播。HIV主要侵犯、破坏辅助性T淋巴细胞，导致机体细胞免疫功能严重缺陷，最终并发各种严重机会性感染和肿瘤。本病传播迅速、发病缓慢、死亡率极高。HIV对外界抵抗力较弱，离开人体后不易存活。对热敏感，60℃以上可迅速被杀死，56℃ 30 min灭活。

艾滋病分为三个阶段。急性感染期：HIV感染后4~6周后即可发热，全身不适，头痛，恶心，咽痛，肌痛，关节痛，皮疹及颈、枕部淋巴结肿大等。血清检查可检出HIV RNA及P24抗原。无症状感染期：临床常无症状及体征，持续数月至数年。血中可检出HIV RNA、HIV核心及包膜蛋白抗体。此阶段实际上是AIDS的潜伏期。艾滋病期可有五种表现：①全身症状，如发热、盗汗、厌食、体重下降、慢性腹泻及易感冒等。全身淋巴结及肝、脾肿大。②神经系统症状，有头痛、癫痫、进行性痴呆及下肢瘫痪等。③严重机会性感染，如肺孢子菌肺炎等。④继发性肿瘤，如卡波西肉瘤、非霍奇金淋巴瘤等。⑤并发疾病，如慢性淋巴性间质性肺炎等。

怀疑为HIV感染者：受检血清首先经初筛实验（如酶联免疫吸附试验、免疫酶法或间接免疫荧光试验等）检查阳性，再经确证试验，如蛋白印迹法、固相放射免疫沉淀等）复核确诊。

【治疗要点】

治疗要点如下：①对无症状的HIV感染，注意休息，加强营养，避免传染他人。②根据HIV感染的不同病期采取相应的抗HIV治疗。③支持免疫调节和心理治疗。④治疗条件菌感染及肿瘤。

【主要护理诊断】

1. 有感染的危险　与免疫功能受损有关。

2. 营养失调：低于机体需要量　与纳差、慢性腹泻及艾滋病期并发各种机会性感染和肿瘤消耗有关。

3. 活动无耐力　与HIV感染、并发各种机会性感染和肿瘤有关。

4. 腹泻　与并发胃肠道机会性感染和肿瘤有关。

5. 皮肤完整性受损　与机体免疫功能低下，继发皮肤黏膜感染或肿瘤有关。

6. 恐惧　与艾滋病预后不良、疾病折磨、担心受到歧视有关。

【护理要点】

护理要点如下：①隔离。②病情观察。③休息与活动。④饮食护理。⑤用药护理。⑥心理护理。

【健康教育】

对患者应进行如下健康教育：①疾病预防指导。②疾病知识指导。

综合训练案例

第一次评估

现病史：患者，女，59岁，农民，小学文化。以"发热1月，伴皮肤表面出现大面积皮疹，瘙痒严重"为主诉入院。1995年间，患者由于生活窘迫，先后卖血3次。1998年6月出现发热、乏力、肌肉痛、关节痛、咽痛、腹泻、全身不适等类似感冒样症状，未做任何治疗。3周后，上述症状无改善，遂到医院检查诊断为流感，对症治疗后症状缓解。2000年10月又出现发热乏力，周身肌肉痛、关节疼痛伴严重腹泻。同时，在颈部、腋下、枕部以及股沟处出现肿大的淋巴结。今症状加重，入院进一步诊治。现患者精神差，胸前和四肢皮肤表面可见大面积皮疹，瘙痒严重，腋下和腹股沟处脓疱疮，口腔黏膜溃烂，呼吸困难，咳嗽，偶尔咯血，食欲下降，体重明显减轻。

既往史：有卖血史，否认高血压、冠心病、脑血管病及糖尿病等病史，否认输血史、手术史、过敏史。

家族史：否认家族遗传性疾病。

个人生活史：长期生活于本地，无疫区及传染病接触史，无不良生活嗜好。适龄婚育，配偶高血压，育有3子1女，身体健康。

体格检查：T 38.6 ℃，P 90 次/min，BP 120/64 mmHg，R 19 次/min，精神萎靡，表情呆板，皮肤表面有紫红色丘疹，腋下、腹股沟区皮肤溃破。右足有足癣，指甲全部脱落，足背可见多发性紫黑色隆起。颈部、腋下、枕部及腹股沟区淋巴结肿大，肿大的淋巴结不融合，质硬，无压痛。心律齐，左肺呼吸音粗可闻及水泡音，右肺呼吸音减低。肝肋下3 cm，脾肋下5 cm，有移动性浊音。

实验室及其他检查：血常规：RBC 3.0×10^{12}/L，Hb 7.0 g/dL，WBC 2.5×10^9/L。抗HIV抗体（＋），并经确诊实验证实。CD4T淋巴细胞总数小于350个/mm^3。$β_2$-微球蛋白水平增高。胸片示：右肺多发结节状、边界不规则的病灶，纵隔增宽，可见胸腔积液。气管镜检查示：气管内病损。

第一次评估综合训练思考题：

（1）根据患者临床表现及流行病学特征给出具体诊断。

（2）鉴于患者的临床诊断，还应做好哪些防护工作？

（3）目前，患者主要的护理问题有哪些？

（4）按照优先原则，针对患者采取的主要护理措施有哪些？

（5）为进一步明确病情，还需要完善哪些检查？

综合训练案例

第二次评估

入院后，完善相关检查，淋巴结组织活检示：淋巴结萎缩变小，淋巴细胞几乎完全消失。肺组织、足背皮肤组织病理回报为卡波济肉瘤改变。经过5 d治疗，患者体温恢复正常，精神尚可，腹泻次数减少至每日2次。皮肤溃破处未加重。

第二次评估综合训练思考题：

（1）如何评估职业暴露级别？

（2）医务人员发生艾滋病病毒职业暴露后应如何处理？

扫码看本单元
"综合训练案例"
参考答案

第九单元
神经系统疾病患者的护理

一、脑梗死

 学习目标

知识目标：掌握脑梗死的主要危险因素、临床特点、鉴别诊断、护理问题、应采取的护理措施；熟悉康复指导方法、内容；了解该疾病的治疗要点、常用实验室及其他检查。

能力目标：能描述脑梗死的临床特征，正确评估病情，提出护理问题，列出护理措施，指导患者早期康复。

情感目标：体现专业优势，提高学习兴趣，认识到健康宣教的重要性。

【概述】

脑梗死又称缺血性脑卒中，是指各种原因引起脑部血液供应障碍，使局部的脑组织发生不可逆损害，导致脑组织缺血、缺氧性坏死。根据发病机制，脑梗死分为动脉粥样硬化性血栓性脑梗死、脑栓塞、腔隙性脑梗死及分水岭梗死。其中脑血栓形成是脑梗死最常见的类型，约占全部脑梗死的60%，下文以脑血栓形成为叙述重点，详细介绍脑梗死的相关问题。本病好发50岁以上有动脉硬化、高血压、高脂血症或糖尿病等病史。多在休息或睡眠中发病，部分患者发病前可能有头昏、肢体麻木、乏力等前驱症状或短暂性脑缺血发作的表现。其临床症状在发病后数小时或1~2 d达到高峰。以偏瘫、失语、偏身感觉障碍和共济失调等局灶定位症状为主，部分患者可有头痛、呕吐、意识障碍等全脑症状。头颅CT早期正常，24~48 h后出现低密度灶。磁共振检查明确早期诊断。

【治疗要点】

治疗要点如下：①戒烟限酒，调整不良生活饮食方式。②一般治疗：主要包括维持生命体征和预防治疗并发症。③控制血压、血糖和血脂水平的药物治疗。④早期溶栓治疗。⑤抗血小板聚集及抗凝药物治疗。⑥神经病保护剂。⑦血管内干预治疗和外科手术治疗。⑧康复治疗。

【主要护理诊断】

1. 躯体活动障碍 与神经细胞损害有关。

2. 吞咽障碍 与肢体瘫痪和认知障碍有关。

3. 语言沟通障碍 与语言中枢功能受损有关。

4. 焦虑 与担心疾病预后有关。

5. 有废用综合征的危险 与肢体瘫痪长期卧床有关。

6. 知识缺乏：缺乏疾病的相关知识。

【护理要点】

护理要点如下：①生活护理，根据Barthel指数评分确定患者的日常生活活动能力，并根据自理程度给予相应的协助。②早期康复，考虑患者的年龄、性别、体能、疾病性质及程度，选择合适的运动方式、持续时间、运动频度和进展速度。③防止坠床和跌倒，确保安全。④饮食护理，选择既安全又有利于进食的体位、食物种类、进食方式。鼻饲者，教会照顾鼻饲的方法及注意事项，加强留置胃管护理，防止误吸和窒息。⑤用药护理，熟悉患者所用的药物、用药注意事项、不良反应和观察要点，遵医嘱正确用药。⑥语言障碍的患者，鼓励患者采用任何方式向医护人员和其家属表达自己的需求，可以借助符号、描画、图片、表情、手势、交流板、交流手册等不同的表达方式，使患者尽量调动自己的残存能力，以获得实用化的交流技能。⑦制订个体化的全面语言康复计划并组织实施，构音障碍的康复以发音训练为主，遵循由易到难的原则。⑧关心尊重患者，多与患者沟通，鼓励患者表达自己的感受，使其适应患者角色的转变。

【健康教育】

对患者应进行如下健康教育：①疾病预防指导。②疾病知识指导。③康复指导。④鼓励生活自理。

 综合训练案例

第一次评估

现病史：患者，男，79岁。以"突发左侧肢体无力，加重1周"为主诉入院。1周前，患者无明显诱因，突然出现左侧肢体无力，左上肢持物不稳，在搀扶下可行走，行走时拖拽左下肢。3 d前受凉后肢体无力明显加重，不能站立，左上肢上抬受限，伴发热，体温最高达39 ℃，咳白色泡沫样痰。在当地医院输液治疗后（具体药物不详），发热好转，乏力持续加重。为求进一步治疗，遂来我院门诊，以脑梗死为诊断，收住我科。现患者精神差，咳嗽，食欲尚可，左上肢、双下肢无力，保留尿管，大便正常，体重无明显变化。

既往史：高血压病20年，最高收缩压180 mmHg，长期服用药物降压（具体不详）。40年前患肺结核治疗后好转。半月前患左侧三叉神经带状疱疹，治疗后好转。否认药物及食物过敏史。

家族史：否认遗传病及传染病家族史。

个人生活史：否认疫区居住史，烟酒史40年，戒掉1年。配偶1年前脑出血病故，2女高血压病史。

体格检查：T 38.1 ℃，P 78 次/min，BP 133/77 mmHg，R 19 次/min，身高176 cm，体重75 kg。神志清，精神差，语言欠清，反应稍迟钝，对答切题，查体合作。双侧瞳孔等大等圆，直径约3 mm，光反射灵敏。左侧鼻唇沟变浅，伸舌左偏，四肢张力不高，左上肢肌力3级，下肢肌力1级。右上肢肌力5级，下肢肌力2级。左侧感觉减退，双侧病理征（＋），双肺呼吸音粗可闻及湿啰音。骶尾部可见面积6 cm×7 cm皮肤水疱，未破裂。

影像学检查：头颅CT示：双侧基底核区、右侧脑室旁及右侧丘脑腔隙性脑梗死，部分为陈旧性梗死。

第一次评估综合训练思考题：

（1）归纳患者的诊断依据。

（2）为进一步明确病情，还需要收集哪些信息及完善哪些检查？

（3）目前，患者主要的护理问题有哪些？（回答出4~5个）

（4）按照优先原则，针对患者采取的主要护理措施有哪些？

第二次评估

入院后完善各项检查，血管彩超示双颈动脉内中膜非均质增厚，双侧斑块形成，双椎动脉内膜毛糙。第3天，患者精神尚可，神志清醒，肢体无力较前加重。查体：右上肢肌力4级，下肢肌力1级。患者及家属担心病情。

第二次评估综合训练思考题：

（1）患者病情加重可能的原因是什么？

（2）需要再做哪些检查协助诊断？

（3）需要增加哪些护理措施？

二、脑出血

 学习目标

知识目标：掌握脑出血的主要危险因素、临床特点、鉴别诊断、护理问题、应采取的护理措施；熟悉脑出血的康复指导方法、内容；了解该疾病的治疗要点、常用实验室及其他检查。

能力目标：能描述出血的临床特征，正确评估病情，提出护理问题，列出护理措施，指导患者早期康复。

情感目标：体现专业优势，提高学习兴趣，认识到健康宣教的重要性。

【概述】

脑出血是指非外伤性脑实质内血管破裂引起的出血，占全部脑卒中的20%~30%。脑出血的患者往往由于情绪激动、费劲用力时突然发病，早期死亡率很高，幸存者中多数留有不同程度的运动障碍、认知障碍、言语吞咽障碍等后遗症。脑出血常发生于50~70岁，有高血压病史，男性略多，冬春季易发，通常在活动和情绪激动时发病，出血前多无预兆，半数患者出现头痛并很剧烈，常见呕吐，出血后血压明显升高，临床症状常在数分钟至数小时达到高峰，临床症状体征因出血部位及出血量不同而异，基底核、丘脑与内囊出血引起轻偏瘫是常见的早期症状。少数病例出现痫性发作，常为局灶性。重症者迅速转入意识模糊或昏迷。运动障碍以偏瘫为多见。言语障碍主要表现为失语和言语含糊不清，颅脑CT扫描可确诊。

【治疗要点】

治疗要点如下：①一般治疗：卧床休息2~4周，避免情绪激动和血压升高，严密观察生命体征和瞳孔变化。②脱水降颅压。③调整血压。④防止继续出血。⑤预防上消化道出血。⑥亚低温疗法。⑦康复治疗。

【主要护理诊断】

1.意识障碍　与脑出血、脑水肿有关。

2.潜在并发症：脑疝、上消化道出血。

【护理要点】

护理要点如下：①生活护理。②饮食护理。③保持呼吸道通畅。④严密监测生命体征及意识，瞳孔变化。准确记录出入水量，预防上消化道出血和脑疝发生。⑤如患者出现脑疝先兆，立即为患者吸氧并迅速建立静脉通道，遵医嘱快速滴入甘露醇或静脉注射呋塞米。观察尿量和尿液颜色。定期复查电解。准备好气管切开包，脑室穿刺引流包、呼吸机监护仪和抢救药品等。⑥观察有无消化道出血指征，如有则配合抢救，迅速建立静脉通路。遵医嘱补充血容量、纠正酸中毒、应用血管活性药物和H_2受体拮抗剂或质子泵抑制剂。⑦心理护理。

【健康教育】

对患者应进行如下健康教育：①疾病预防指导。②用药指导与病情监测。③康复指导。

综合训练案例

第一次评估

现病史： 患者，男，60岁，中学文化。以"突发左侧肢体无力伴言语不清3 h"为主诉入院。家人代述，下午六时左右，在卫生间洗澡时，突然出现左侧肢体无力倾斜在卫生间，家人发现后扶起，发现左侧肢体不能活动，伴头晕、头痛、呕吐，无抽搐，二便失禁。急诊入院，查头颅CT后给予甘露醇静脉滴注治疗，拟"脑出血"收治住院。现患者神志清醒，急性病容，语言不清。

既往史： 高血压病史15余年，平素血压在150/90 mmHg，不规律服用降压药。否认糖尿病、冠心病病史，无药物过敏史。

家族史： 否认遗传病及传染病家族史。

个人生活史： 否认疫区居住史，饮酒史40年。配偶糖尿病10年、冠心病10年，1女1子均体健。

体格检查： T 36 ℃，P 92 次/min，BP 169/96 mmHg，R 19 次/min，神志清，精神差，烦躁，痛苦面容，大脑皮质功能正常，对答切题，查体尚合作。双侧瞳孔等大等圆，d=2 mm，光反射灵敏。颈软，脑膜刺激征（－）。双视力粗测可，无视野缺损，眼球活动欠佳，向右侧凝视，有眼球震颤。左侧鼻唇沟变浅，伸舌左偏，咽反射存，左上肢肌力1级，左下肢肌力2级，左侧肢体肌张力高，腱反射亢进，巴宾斯基征（＋）。左侧偏身感觉减退。

实验室及其他检查： 头颅CT示：右侧基底核区脑出血。

第一次评估综合训练思考题：

（1）列出患者入院时主要的症状及体征。

（2）目前，患者主要的护理问题有哪些？（回答出4~5个）

（3）针对患者上述病情治疗要点有哪些？

（4）按照优先原则，针对患者采取的主要护理措施有哪些？

（5）为进一步明确病情，还需要收集哪些信息及完善哪些检查？

第二次评估

入院第4天患者晨起体温38.1 ℃，咳嗽咳痰，听诊双肺呼吸音粗，可闻及湿啰音，神经缺损症状同前。

第二次评估综合训练思考题：

（1）患者病情可能发生了哪些变化？

（2）需要再做哪些检查协助诊断？

（3）需要增加哪些护理措施？

（4）患者出院后应该注意哪些问题？

三、癫痫大发作

 学习目标

知识目标： 掌握癫痫大发作的症状分期及特点，患者的主要护理问题、应采取的护理措施；熟悉癫痫患者的用药原则；了解该疾病的发病机制、常用实验室及其他检查。

能力目标： 能与患者进行有效沟通，正确评估病情，提出护理问题，列出护理措施，通过心理疏导解除患者不良情绪。

情感目标： 关心关爱患者，能理解患者情绪状态，具有同情心、耐心，责任心增强。

【概述】

癫痫大发作也称全面性强直-阵挛发作，以意识丧失、双侧强直后出现阵挛为主要特征。发作前可有瞬间疲乏、麻木、恐惧或无意识动作等先兆表现。早期出现意识丧失，跌倒在地，其后的发作过程可分为三期。①强直期：骨骼肌呈现持续性收缩，上睑抬起，眼球上蹿，喉部痉挛，发出叫声。口部先强张而后紧闭，可能咬破舌尖。颈部和躯干先屈曲而后反张。上肢自上抬，后旋转为内收、前旋。下肢自屈曲转为强烈伸直。强直期持续10~20 s后，在肢端出现细微的震颤。②阵挛期：再次痉挛都伴有短促的肌张力松弛，阵挛频率逐渐减慢，松弛期逐渐延长。本期持续0.5~1 min；最后一次强烈痉挛后，抽搐突然终止。在以上两期中，同时出现心率增快，血压升高，汗液、唾液增多，瞳孔扩大，呼吸暂时中断，皮肤由苍白转为发绀。③发作后期：阵挛期以后，尚有短暂的强直痉挛，造成牙关紧闭和大小便失禁。呼吸先恢复，心率、血压、瞳孔等逐渐恢复正常。肌张力松弛，意识逐渐恢复。自发作开始至意识恢复历时5~10 min。醒后感到头痛、全身酸痛和疲乏，对抽搐全无记忆。不少患者在意识障碍减轻后进入昏睡。个别患者在完全清醒前有情感变化，如暴怒、惊恐等，清醒后对发病情况不能回忆。患者家属或在场人员若观察到患者出现全身抽搐、意识丧失、呼之不应等表现，强烈提示癫痫发作，是诊断癫痫最客观的依据之一。脑电图检查是诊断癫痫金标准，诊断检查建议行16 h及以上时长的检查，如患者发作较频繁，建议做长程脑电图捕捉患者的发作症状学及脑电图。

【治疗要点】

治疗要点如下：①发作时治疗：立即让患者就地平卧，保持呼吸道通畅，吸氧，防止外伤及其他并发症，应用地西泮或苯妥英钠预防再次发作。②发作间歇期治疗：服用抗癫痫药物：丙戊酸是新诊断的全面强直阵挛发作患者的一线用药。如果丙戊酸不适用则使用拉莫三嗪或左乙拉西坦。③癫痫外科治疗：手术是对药物难治性癫痫的一种有效治疗手段。④神经调控技术治疗：该技术治疗癫痫具有微创、治疗可逆及副作用小的优势，是目前癫痫治疗的新方向。

【主要护理诊断】

1. 有窒息的危险　与癫痫发作时意识丧失、喉痉挛、口腔和气道分泌物增多有关。

2. 有受伤的危险　与癫痫发作时意识突然丧失、判断力失常有关。

3. 知识缺乏：缺乏长期正确服药的知识。

【护理要点】

护理要点如下：①病情观察。②保持呼吸道通畅，及时清除口鼻分泌物，必要时准备好床旁吸引器和气管插管或气管切开包。③发作期的安全护理。④发作间歇期安全护理。⑤用药护理。⑥心理护理。

【健康教育】

对患者应进行如下健康教育：①患者应充分休息，环境安静适宜，养成良好的生活习惯，注意劳逸结合。②给予清淡饮食，少量多餐，避免刺激性食物，戒烟酒。③告知患者生活中避免劳累、睡眠不足、饥饿、饮酒、便秘、情绪激动、妊娠与分娩、强烈的光声刺激、惊吓、心算、阅读、书写、下棋、外耳道刺激、长期看电视、洗浴等诱发因素。④遵医嘱长期规律用药，切忌突然停药减药，漏服即自行换药，尤其防止在服药控制发作后不久自行停药。⑤患者外出时随身携带写有姓名、年龄、所患疾病、住址、联系方式的信息卡。在病情未得到良好控制时，室外活动或外出就诊应有家属陪伴，佩戴安全帽。⑥患者不能从事攀高、游泳、驾驶等在发作时有可能危及自身和他人生命的工作。⑦特发性癫痫且有家族史的女患者，婚后不宜生育。

综合训练案例

现病史：患者，男，20岁，在校大学生。以"突发意识丧失伴抽搐"为主诉急诊入院。患者癫痫发作近10年，曾经接受"埋线"治疗，近2年在院外接受了多种的"中成药"治疗，但由于最近半年来癫痫发作较前更为频繁，今日午饭后正在打电子游戏时，突然出现全身抽搐，呼之不应，口吐白沫，大小便失禁，持续20 min左右，逐渐清醒。为进一步诊治，今日入院，现患者神志清醒，精神差，发作时的情景不能回忆。

既往史： 否认外伤史、手术史、输血史。否认药物、食物过敏史。

家族史： 否认癫痫病及其他疾病家族史。

个人生活史： 作息不规律，嗜好玩电子游戏。

体格检查： T 37 ℃，P 82 次/min，BP 120/76 mmHg，R 19 次/min，身高178 cm，体重45 kg，神志清，精神差，语言流利，查体合作，认知功能正常，脑神经（－），四肢运动、感觉、共济正常。

实验室及其他检查： 头颅CT示：正常。脑电图示：发作间歇期未见异常。

综合训练思考题：

（1）归纳患者发病时主要的表现。

（2）目前，患者主要的护理问题有哪些？

（3）按照优先原则，针对患者采取的主要护理措施有哪些？

（4）针对患者上述病情治疗要点有哪些？

（5）患者出院后应注意哪些问题？

扫码看本单元
"综合训练案例"
参考答案

第二部分

外科护理

第一单元
水、电解质、酸碱平衡失调患者的护理

一、脱水

 学习目标

知识目标：掌握脱水的临床症状、体征、主要护理问题及相应的护理措施、健康教育的方法和内容；熟悉脱水的治疗要点、常见辅助检查及指标；了解常见脱水类型的主要病因及病理生理。

能力目标：能与患者进行有效沟通，正确进行问诊和病史收集，对患者进行护理评估，正确找出患者的护理问题并实施准确的护理。

情感目标：能理解患者的痛苦，具有同情心、耐心，有慎独精神，责任心强。

【概述】

体液的稳定是机体正常代谢和各器官功能正常运行的基本保证。疾病、外伤和外界环境变化等均可引起机体代谢功能紊乱，干扰或破坏这种平衡。水、钠代谢功能紊乱在临床上最为常见，两者关系密切，互相影响，往往同时或相继发生，常可造成体液容量和渗透压的异常变化。人体体液丢失造成的细胞外液减少称为脱水。根据血清钠浓度的变化可将脱水分为高渗性脱水、等渗性脱水和低渗性脱水。等渗性脱水是指水、钠等比例丢失，血清钠和细胞外液渗透压在正常范围内，是外科患者中最易发生的脱水类型。低渗性脱水称为慢性脱水或者继发性脱水，是指水、钠均丢失，但失钠多于失水，血清钠浓度 < 135 mmol/L，细胞外液呈低渗状态。高渗性脱水称为原发性脱水，患者以缺水为主，缺钠较少，由于失水多于失钠，细胞外液呈高渗状态。

【治疗要点】

治疗要点如下：①积极治疗原发病。②补液。③纠正并发症。

【主要护理诊断】

1. 体液不足　与体液丢失过多或水、钠摄入不足有关。

2. 有受伤的危险　与意识障碍、低血压等有关。

3. 有皮肤完整性受损的危险　与缺水、皮肤干燥有关。

4. 知识缺乏：缺乏有关预防脱水和自我护理的知识。

5. 潜在并发症：休克、酸碱失衡、低钾血症等。

【护理要点】

护理要点如下：①维持充足的体液量。②观察病情变化。③减少受伤的危险。④并发症的护理。⑤健康教育。

【健康教育】

对患者应进行如下健康教育：①疾病预防指导。②用药指导。③出现异常，及时就诊。

 综合训练案例

第一次评估

现病史：患者，女，43岁，大专文化，公司职员。以"腹泻、呕吐半日"为主诉步行入院。患者前一日晚吃麻辣烫3 h后出现呕吐、腹泻，至就诊时非喷射性呕吐3~4次，为胃内容物；腹泻5~6次，为水样便。无里急后重感，无发热，伴头晕、乏力、口渴、尿少。

既往史：既往体健，否认药物过敏史，否认高血压、心脏病、糖尿病病史，否认外伤史。

家族史：父母均体健，1弟体健。否认家族遗传病史。

个人生活史：长期生活于本地，无疫区及传染病接触史。适龄婚育，配偶体健，育有1女体健。平时少量饮酒，饮食作息规律。

体格检查：T 36.9 ℃，P 96 次/min，R 26 次/min，BP 90/58 mmHg。神志清，精神差，皮肤弹性减退，两眼凹陷，心率快，听诊心音减弱。腹平软，未见肠型及蠕动波，肠鸣音亢进，无压痛及反跳痛，移动性浊音（－）。心、肺无明显异常，肝、脾未触及。

实验室检查：血清Na^+ 146 mmol/L，血清K^+ 3.6 mmol/L，POP 295 mOsm/（kg·H_2O）。尿相对密度1.030。

第一次评估综合训练思考题：

（1）该患者发生何种水、电解质紊乱？依据是什么？

（2）简述机体体液平衡的主要调节机制。

（3）针对患者上述病情的治疗要点有哪些？

（4）简述液体疗法的主要注意事项。

第二次评估

入院后，遵医嘱给予液体静脉滴注。2 d后，患者尿量恢复正常，口不渴，但出现头晕、厌食、肌肉软弱无力，肠鸣音减弱，腹壁反射减弱。P 102次/min，BP 80/50 mmHg，血清Na^+ 139 mmol/L，血清K^+ 3.0 mmol/L。

第二次评估综合训练思考题：

（1）患者病情可能发生了哪些变化？

（2）简述患者目前需要增加的治疗措施。

二、钾代谢异常、酸中毒

 学习目标

知识目标： 掌握钾代谢异常的临床表现、心电图变化、治疗要点、主要护理问题、护理措施和常见辅助检查；熟悉钾代谢异常的病理生理；了解钾代谢异常的概念和主要病因。

能力目标： 能与患者进行有效沟通，正确进行问诊和病史收集，对钾代谢异常患者进行护理评估，正确理解患者的护理问题并实施正确的护理。

情感目标： 能理解患者的痛苦，具有同情心、耐心，有慎独精神，责任心强。

【概述】

钾是维持细胞新陈代谢、调节体液渗透压、维持酸碱平衡和保持细胞应激状态的重要电解质之一。机体钾98%分布在细胞内。正常血清钾浓度为3.5~5.5 mmol/L。低钾血症指血清钾浓度低于3.5 mmol/L。高钾血症指血清钾浓度高于5.5 mmol/L。

【治疗要点】

（1）低钾血症的治疗要点如下：①治疗原发病。②合理补钾。③纠正并发症。

（2）高钾血症的治疗要点如下：①治疗原发病。②停止含钾药物和食物的摄入。③降低血清钾：碱化细胞外液；促进糖原合成；静脉推注速尿；口服阳离子交换树脂或保留灌肠；透析。④处理心律失常：常用10%葡萄糖酸钙20 mL，加等量25%葡萄糖溶液缓慢静脉推注。

【主要护理诊断】

1. 活动无耐力　与钾代谢异常所致的肌无力有关。

2. 有受伤的危险　与肌无力等有关。

3. 潜在并发症：包括酸碱失衡、心律失常等。

4. 知识缺乏：缺乏钾代谢异常的自我护理知识。

【护理要点】

1. 低钾血症　①控制病因：如止吐止泻，防止钾的继续丢失。病情允许时，尽早恢复患者饮食。②鼓励多进食含钾丰富的食物如肉类、牛奶、香蕉、橘子等。③遵医嘱补钾：以口服钾盐最安全，常用10%氯化钾或枸橼酸钾溶液。不能口服者可经静脉滴注，须遵循如下原则：控制总量、浓度不宜过高、滴速勿快、见尿补钾、禁止静脉推注，并注意观察补钾效果和不良反应。④防治并发症：注意加强陪护，避免意外。严密观察呼吸、脉搏、血压、尿量，及时做血清钾测定和心电图检查。

2. 高钾血症　①指导患者停用含钾药物和禁食含钾多的食物，如青霉素钾盐、香蕉、橙、牛奶等。②遵医嘱积极治疗病因。③严密监测患者的生命体征、血清钾及心电图变化，发生异常应及时处理。④做好用药、透析等护理。

【健康教育】

对患者应进行如下健康教育：①疾病指导：禁食或者近期有呕吐、腹泻、消化道引流、肾功能异常或长期使用保钾利尿药等的患者，应了解患者血清钾浓度，及时纠正。②用药指导。③出现异常及时就诊。

 综合训练案例

第一次评估

现病史：患者，女，45岁，本科学历，教师。以"口干、多饮、多尿20余日，恶心、呕吐3 d，突发性意识不清3 h"急诊入院。患者20余日前出现口干、多饮、多尿，近3 d前出现食欲减退，频繁呕吐，呕吐物为胃内容物，伴有精神萎靡不振及乏力，今日出现神志不清前来就诊。

既往史：患糖尿病10余年，否认高血压、心脏病等病史。

家族史：父母均体健，1妹体健。否认家族遗传病史。

个人生活史：长期生活于本地，无疫区及传染病接触史。适龄婚育，配偶体健，育有1子体健。饮食作息规律，无烟酒嗜好。

体格检查：T 36.0 ℃，P 120 次/min，R 24 次/min，BP 100/60 mmHg。患者急性病容，神志不清，呼之不应，呼吸深大，呼出气体有烂苹果味。全身皮肤弹性差，四肢冰凉、无水肿，双侧足背动脉搏动减弱。双侧瞳孔等大等圆，对光反射迟钝。四肢腱反射减弱，生理反射存在，病理反射未引出。

实验室及其他检查：血常规：WBC 15.42×10^9/L，N 90.1%，Hb 153 g/L。尿常规：酮体（++），尿糖（+++），尿蛋白（+）。血糖：45.66 mmol/L，糖化血红蛋白（GHb）14.1%；血气分析：pH值 7.31，PaCO$_2$ 14 mmHg，PaO$_2$ 70 mmHg，HCO$_3^-$ 2.6 mmol/L。血清电解质：Na$^+$ 137 mmol/L，K$^+$ 2.7 mmol/L。

第一次评估综合训练思考题：

患者存在何种水、电解质代谢紊乱？请分析其原因。

第二次评估

遵医嘱给予心电监护、吸氧、补液、降糖、q 2 h监测血糖，保护胃黏膜、抗感染治疗后，患者病情逐渐好转，意识逐渐清醒，但有烦躁不安，并出现心律不齐。心电图示：T波低平，频繁室性早搏。血K$^+$ 2.1 mmol/L，Na$^+$ 140 mmol/L。遵医嘱给予患者10%氯化钾静脉滴注，患者病情逐渐好转。

第二次评估综合训练思考题：

（1）简述低钾血症的常见病因。

（2）简述低钾血症的主要临床表现。

（3）简述补钾的注意事项。

扫码看本单元
"综合训练案例"
参考答案

第二单元
休克患者的护理

休克

 学习目标

知识目标： 掌握休克的概念和分类，休克的临床表现，休克患者的病情观察要点、主要护理问题及相应的护理措施，感染性休克和低血容量性休克的临床表现和护理要点；熟悉常见辅助检查及指标，休克的治疗要点。

能力目标： 能与患者进行有效沟通，正确进行问诊、病史收集，正确进行体格检查，正确找出患者的护理问题，针对问题列出护理措施并正确实施。

情感目标： 能理解患者的痛苦，具有同情心、耐心，责任心增强。

【概述】

休克是机体遭受强烈的致病因素侵袭后，有效循环血量锐减、组织血流灌注不足引起的以微循环障碍、细胞代谢紊乱和全身各系统功能受损为特征的病理过程，是临床各科严重疾病中常见的并发症。有效循环血量依赖于充足的血容量、有效的心搏出量和良好的周围血管张力三个因素。当其中任何一个因素的变化超出了人体的代偿限度时，可发生休克。休克治疗关键在于尽早去除病因、迅速恢复有效循环血量、改善组织灌注和维持机体的正常代谢，保护重要脏器功能，防止多器官功能障碍综合征（MODS）。

【治疗要点】

治疗要点如下：①积极进行现场急救。②补充有效循环血量。③积极治疗原发病。④纠正酸碱平衡失衡。⑤应用血管活性物质，积极改善休克体征。⑥及早纠正DIC。⑦严重休克和感染性休克者可使用皮质类固醇激素和其他药物。

【主要护理诊断】

1. 体液不足　与失血、失液、体液在体内的异常分布等有关。

2. 组织灌注量改变　与有效循环血量减少、微循环障碍有关。

3. 气体交换受损　与缺氧、呼吸形态改变、肺间质水肿、肺不张等有关。

4. 有感染的危险　与免疫力下降、肠道内细菌及毒素移位等有关。

5. 有受伤的危险　与患者意识障碍等有关。

6. 有皮肤完整性受损的危险　与皮肤组织灌注减少等有关。

7. 潜在并发症：多器官功能障碍。

【护理要点】

护理要点如下：①建立静脉通路，迅速补充有效循环血量。②严密观察患者的生命体征、神志、皮肤温度和色泽、尿量、中心静脉压、SpO_2等，记录24 h出入液量。③改善组织灌注：取休克体位；合理使用抗休克裤；做好血管活性药物的用药护理。④维持有效的气体交换：保持呼吸道通畅；给氧；严重呼吸困难者，协助医生行气管插管或气管切开，必要时用呼吸机辅助呼吸；动态监测自主呼吸、辅助通气、血氧饱和度及动脉血氧分压等变化。⑤维持正常体温。⑥积极防治感染。⑦做好安全护理和生活护理。

【健康教育】

对患者应进行如下健康教育：①疾病预防指导。②意外损伤后的初步处理和自救指导。③疾病康复指导。

 综合训练案例

第一次评估

现病史：患者，男，25岁，本科，公司职员。以"右下腹痛伴恶心、呕吐1 d"，入院。患者1 d前无明显诱因出现上腹部阵发性隐痛，伴恶心、呕吐，呕吐物为胃内容物，自服消炎药后症状无明显缓解，4 h前自觉腹痛逐渐加重并向右下腹转移，伴腹胀、发热，最高达38.8 ℃。为求进一步诊治，由急诊收治入院。自发病以来，患者精神状态欠佳，食欲缺乏，大小便正常，体重无明显变化。

既往史：否认高血压、冠心病、脑血管病及糖尿病等病史，否认输血史、药物过敏史。

家族史：父母亲健在。家族中无遗传病、传染病及其他特殊疾病病史。

个人生活史：生于本地、长期生活于本地，无疫区及传染病接触史。饮食作息规律。无大量吸烟饮酒史。

体格检查：T 39.2 ℃，P 102 次/min，R 28 次/min，BP 88/65 mmHg。患者精神萎靡，急性病容，表情痛苦，皮肤、黏膜潮红，心、肺无明显异常。腹平，腹肌稍紧张，右下腹压痛，反跳痛明显，伴中度肌紧张。肝、脾肋下未触及。双下肢无水肿，肌张力正常，病理反射未引出。其他检查（－）。

实验室及其他检查：血常规：WBC 18.7×10^9 /L，N 91.2%，Hb 115 g/L，

PLT 180×10^9/L，CRP 64 mg/L；尿常规：正常；腹部超声示：右下腹一低回声管状结构，管壁肿大，考虑急性阑尾炎；腹部CT示：阑尾壁肿胀，阑尾腔内见粪石影，周围脂肪密度影增高、模糊。

第一次评估综合训练思考题：

（1）归纳患者入院时主要的症状及体征。

（2）目前，患者主要的护理问题有哪些？

（3）急性阑尾炎常见的病因及发病过程是什么？

（4）针对患者上述病情治疗要点有哪些？

（5）目前，针对患者采取的主要护理措施有哪些？

第二次评估

入院后，急诊行"阑尾切除+腹腔引流"术。术后患者出现神志淡漠，体温波动在37.8~39.2 ℃，心率88~129次/min，血压波动在80~106/48~70 mmHg之间。血常规：WBC 15.6×10^9/L，N 88.4%，LYM 4.9%。予以补液，升压，抗感染，纠正水、电解质、酸碱平衡，支持治疗等处理。术后第3天，患者体温、血压回至正常，肛门排气并开始进食。

第二次评估综合训练思考题：

（1）患者病情可能发生了哪些变化？

（2）患者主要的监测指标是什么？

第三次评估

术后1周，患者精神可，未诉腹部不适，饮食、睡眠可，二便正常。查体：神志清，生命体征平稳，伤口愈合良好，腹平软，全腹无压痛及反跳痛，肠鸣音可，无发热、腹痛等不适。根据医嘱，第2天出院。

第三次评估综合训练思考题：

患者出院后应该注意哪些问题？

扫码看本单元
"综合训练案例"
参考答案

第三单元

损伤患者的护理

一、创伤

知识目标：掌握创伤患者的常见护理问题及相应的护理措施，患者健康教育的内容；熟悉创伤的临床表现及处理原则；了解创伤的分类和修复过程，创伤的病理生理和创伤愈合影响因素。

能力目标：能对创伤患者进行护理评估，并运用护理程序对其实施正确护理。

情感目标：关心爱护患者，具有同情心，有慎独精神、责任心强。

【概述】

损伤是指各种致伤因素作用于机体而引起的组织结构破坏和功能障碍。常见致伤因素有机械性、物理性、化学性或生物性因素等。机械性因素如切割、撞击、挤压等所致的损伤称为创伤，是最常见的类型。按皮肤黏膜是否完整分为闭合伤和开放伤。闭合伤是指损伤后皮肤黏膜完整，如挫伤、扭伤、挤压伤等。开放伤是指损伤部位皮肤黏膜有破损，如擦伤、切割伤、撕裂伤、刺伤、火器伤等。机体在致伤因素的作用下，可引起局部炎症反应和全身防御性反应。患者局部可出现疼痛，依据损伤程度和部位不同，疼痛程度不一。局部疼痛可致运动受限，某些急性功能障碍可直接危及生命。患者可出现体温升高，脉搏加快，呼吸深快，血压稍高或降低、口渴、尿少、食欲缺乏等症状。

【治疗要点】

治疗要点如下：①现场急救：经过简单的现场评估，查找威胁患者生命的紧急问题并立即给予救治。优先处理威胁生命的因素如张力性气胸、窒息等，其他治疗措施包括通气、止血、包扎、固定及安全转运。②院内再次评估患者病情，采取有针对性的救治措施，修复损伤的组织器官和恢复生理功能。

【主要护理诊断】

1. 体液不足　与创伤导致失血、失液等有关。

2. 疼痛　与创伤、炎症反应或感染有关。

3. 组织完整性受损　与组织器官损伤、结构破坏有关。

4. 潜在并发症：休克、感染、电解质失衡、挤压综合征等。

【护理要点】

护理要点如下：①急救护理：抢救生命；包扎、固定、搬运、输液、吸氧等。②病情观察。③维持有效循环血量。④诊断明确者可有效镇痛。⑤妥善处理伤口和内脏损伤。⑥抗感染。⑦并发症的观察和护理。

【健康教育】

对患者应进行如下健康教育：①增强安全意识，避免意外伤害。②出现损伤，及时就诊。③恢复期加强机体功能锻炼，促进康复。

综合训练案例

第一次评估

现病史：患者，男，32岁，大专文化，工人。以"汽车撞伤后出现左季肋部疼痛，伴头晕、无力半小时"而入院。半小时前，患者骑自行车时被汽车撞伤，伤后即感左季肋部疼痛，伴头晕、无力，被肇事司机急送入院。

既往史：平素体健，无不良嗜好。

家族史：父母亲健在。

个人生活史：生于本地、长期生活于本地，无疫区及传染病接触史。适龄婚育，育有1子，配偶及子均体健。

体格检查：T 36.2 ℃，P 115 次/min，R 24 次/min，BP 85/55 mmHg。患者神志清，较烦躁，面色苍白、四肢湿冷。左季肋区皮下瘀斑、有压痛。腹胀、全腹轻度压痛、反跳痛和轻度肌紧张，以左上腹为著，移动性浊音阳性，肠鸣音减弱，其他查体未见明显异常。

实验室及其他检查：血常规：Hb 80 g/L，HCT 0.287，WBC $11.0×10^9$/L，N 80%；血生化：肝、肾功能正常；电解质正常；凝血功能正常；腹部B超示：腹腔积液，脾脏形态欠清；腹部平片示：腹腔未见肠管积气积液，未见游离气体；腹腔诊断性穿刺示：穿刺液为不凝固的血液。

第一次评估综合训练思考题：

（1）归纳患者入院时的初步诊断及诊断依据。

（2）目前，患者主要的护理问题有哪些？

（3）针对患者上述病情的治疗要点有哪些？

（4）目前，针对患者采取的主要护理措施有哪些？

第二次评估

入院后，急诊在全麻下行"剖腹探查+脾切除术"，术中见腹腔积血1200 mL，脾脏背面广泛破裂，伴活动性出血。手术经过顺利，留置腹腔引流管和胃肠减压管。术后T 37.2 ℃，P 86 次/min，R 18 次/min，BP 120/88 mmHg。术后第4天，患者出现左上腹部隐痛不适，可向肩背部放射，深呼吸或咳嗽时加重，有时伴有呃逆。查体时患侧有上腹部及背部深压痛，叩击痛。T 39.1 ℃，血常规：WBC 14.51×10^9/L，N 89.10%。

第二次评估综合训练思考题：

（1）患者病情可能发生了哪些变化？为进一步明确病情，还需要完善哪些检查？

（2）需要进行何种处理？

第三次评估

患者术后给予抗感染、抗凝等治疗，并逐步恢复饮食，顺利出院。

第三次评估综合训练思考题：

患者出院后应该注意哪些问题？

二、烧伤

学习目标

知识目标： 掌握烧伤各期的临床表现和处理原则，烧伤患者的常见护理问题及相应的护理措施，患者健康教育内容；熟悉烧伤的伤情判断；了解烧伤的病理生理和临床分期。

能力目标： 能对烧伤患者进行伤情评估，并运用护理程序对其实施正确护理。

情感目标： 关心爱护患者，具有同情心，有慎独精神、责任心强。

【概述】

烧伤泛指热力、化学物质、电流、放射线等造成的组织损伤。烧伤可引起局部及其周围组织毛细血管扩张和通透性增加，血浆渗出后形成局部水肿、水疱或创面渗液。烧伤甚至可导致皮肤脱水、凝固及炭化形成焦痂。大面积烧伤可引起全身性烧伤反应，导致血容量减少、应激性溃疡、感染及多器官功能障碍等并发症。烧伤的伤情判断是根据烧伤面积、深度、部位及全身状况（如休克、复合伤或吸入性烧伤等）而定。

【治疗要点】

治疗要点如下：①现场急救：迅速脱离致热源、保护创面、维持呼吸道通畅、补液治疗、镇静镇痛、妥善转运等。②维持有效循环血量：根据患者的烧伤面积和体重计算补液量，合理进行液体疗法。③处理创面：清洁保护创面，促进其愈合，最大限度恢复其功能。④防治感染：合理处理创面、应用抗生素和营养支持等。

【主要护理诊断】

1. 体液不足　与烧伤导致创面渗出、血容量减少等有关。

2. 疼痛　与创伤、炎症反应或感染有关。

3. 皮肤完整性受损　与烧伤引起皮肤损伤、结构破坏有关。

4. 潜在并发症：休克、感染、窒息、多器官功能障碍等。

【护理要点】

护理要点如下：①急救护理：脱离致热源，抢救危及生命的因素，保护烧伤创面，维持呼吸道通畅，补液，转运。②维持有效循环血量。③做好创面护理，促进愈合。④防治感染：合理使用抗生素，加强创面护理，营养支持。⑤指导康复训练。⑥心理护理。⑦并发症的观察和护理。

【健康教育】

对患者应进行如下健康教育：①增强安全意识，避免意外伤害。②加强生活自理训练，鼓励适应生活和回归社会。③恢复期加强锻炼，最大限度恢复机体功能。④注意创面保护，勿搔抓，勿用肥皂等刺激性清洁剂，避免阳光暴晒等。⑤出现异常，及时就诊。

 综合训练案例

第一次评估

现病史：患者，女，16岁，在校学生。以"热水烧伤致胸腹部疼痛3 h"就诊。患者3 h前吃饭时不小心被开水烫伤胸腹部及大腿，局部出现红肿、疼痛、水疱。患者神志清醒，稍烦躁，前胸、腹部、大腿前侧水疱形成并伴表皮溃破。P 108 次/min，R 26 次/min，BP 105/70 mmHg。急诊予以建立静脉通路，抗休克、抗感染治疗。为进一步治疗，拟以"浅Ⅱ度烧伤"收治入院。

既往史：既往体健。否认食物、药物过敏。否认外伤史、手术史。

体格检查：T 37.0 ℃，P 96 次/min，R 22 次/min，BP 110/70 mmHg，身高 162 cm，体重 53 kg。患者神志清，精神可，营养良好，口唇无发绀。听诊

双肺呼吸音清，双肺未闻及干、湿啰音。心前区无隆起，心律齐，瓣膜区未闻及病理性杂音。双下肢无水肿。前胸部、腹部大部创面及大腿前部局部明显红肿，可见较多且大小不一的水疱，疱壁薄，大部分表皮剥脱，创面潮红，并有强烈疼痛。其他查体未见异常。入院诊断：浅Ⅱ度烧伤（胸腹部及大腿前侧烧伤面积约14%）。

实验室及其他检查：

血常规：RBC 8.2×10^{12} /L，WBC 6.01×10^{12} /L，Hb 148 g/L；血生化：肝、肾功能正常，电解质正常，凝血功能正常；血气分析：pH值 7.38，$PaCO_2$ 4.75 kPa，PaO_2 9.96 kPa，HCO_3^- 21.6 mmol/L；心电图示：正常；胸部平片示：无明显异常。

第一次评估综合训练思考题：

（1）简述烧伤的急救原则。

（2）根据患者的症状及体征等分析患者的烧伤程度。

（3）补液疗法是防治休克的主要措施，请计算此患者的补液量。

第二次评估

入院后行烧伤创面清创，予以1%磺胺嘧啶银外敷包扎。给予补液、抗感染、维持电解质平衡、保护重要脏器功能等治疗，患者病情逐渐好转。伤后第5天见创面渗出多，绿染伴异味，部分创面基底转为苍白，创缘可见炎症反应。

第二次评估综合训练思考题：

（1）患者病情可能发生了哪些变化？

（2）患者创面需要如何进行护理？

第三次评估

患者伤后12 d，病情稳定，遵医嘱出院。

第三次评估综合训练思考题：

患者出院后应该注意哪些问题？

扫码看本单元
"综合训练案例"
参考答案

第四单元
器官移植患者的护理

肾移植

 学习目标

知识目标：掌握器官移植、同种异体移植、活体移植、移植免疫、排斥反应的概念，器官移植患者的护理评估，肝、肾移植手术患者的整体护理；熟悉排斥反应的分类和机制，常用免疫抑制剂及其不良反应，肝、肾移植术的适应证和禁忌证，器官移植患者的主要护理问题；了解器官移植供者与受者的选择。

能力目标：能与患者进行有效沟通，正确进行护理评估，结合实际病例，对肝、肾移植术的患者实施有效的整体护理。

情感目标：树立"以人的健康为中心"的护理理念，能理解患者的痛苦，具有同情心、耐心，责任心增强。

【概述】

器官移植是指通过手术将某一个体的活性器官移植到另一个个体体内，以恢复相应器官的功能，是治疗终末期器官功能衰竭的有效方法。被移植的器官或组织被称为移植物，提供移植物的个体被称为供者或供体；接受移植物的个体被称为受者或受体。

【治疗要点】

目前同种异体移植术是临床应用最为广泛的移植方法，其最大障碍是移植后供者、受者之间的免疫排斥反应。移植前必须进行相关免疫学检测，以减少术后排斥反应的发生。常用检测方法有ABO血型相容试验、预存抗体检测和人类白细胞抗原配型。

【主要护理诊断】

1. 焦虑/恐惧　与担心手术效果等有关。

2. 营养失调：低于机体需要量　与禁食、摄入减少、食欲降低或吸收不良等有关。

3. 知识缺乏：缺乏移植手术、术后护理、用药等知识。

4. 潜在并发症：出血、感染、体液失衡、排斥反应等。

【护理要点】

护理要点如下：①心理护理。②完善术前准备。③病情观察。④合理补液。⑤营养支持。⑥免疫抑制剂的应用与监测。⑦并发症的护理。

【健康教育】

对患者应进行如下健康教育：①心理指导。②用药指导。③饮食指导。④预防感染。⑤自我监测。⑥定期复诊。

综合训练案例

第一次评估

现病史：患者，男，46岁，工人，大专文化。以"双下肢水肿伴乏力5年，血液透析2年余"入院。患者5年前无明显诱因出现双下肢水肿，伴乏力症状，尿中泡沫增多。当地医院诊断为慢性肾功能不全，并行肾穿刺活检提示为IgA肾病（IV级），给予对症治疗。2年前患者无明显诱因再次出现上述症状并伴心慌、胸闷、气短、恶心、呕吐等症状，至我院就诊，诊断为慢性肾衰竭（尿毒症期），给予血液透析治疗。今为求肾移植手术特来我院，门诊以"慢性肾衰竭（尿毒症期）"收入我科。入院以来，神志清，精神可，纳眠可，大便正常。

既往史：既往高血压10年，现口服降压药物，血压控制基本稳定。有慢性肾衰竭和心功能不全病史，间断应用改善心功能药物（具体不详）；既往贫血病史，规律应用重组促红素等纠正贫血；否认糖尿病史、肺结核、肝炎、输血史及过敏史等。

家族史：父亲患高血压20年，母体健。否认家族遗传病史。

个人生活史：生于本地、长期生活于本地。已婚，配偶体健，育有1子1女均体健。烟龄15年，每日1包；饮酒史20年，每日饮酒30~60 g。无疫区及传染病接触史。预防接种随当地进行。

体格检查：T 36.5 ℃，P 133 次/min，R 19 次/min，BP 124/92 mmHg，身高 165 cm，体重 77 kg。患者神志清醒，表情自然，发育正常，营养良好，自动体位，查体合作，皮肤、黏膜色泽稍苍白，无发绀、黄染，未见皮疹，未见肝掌、蜘蛛痣，皮温正常，皮下无水肿，毛发分布正常。全身浅表淋巴结未触及肿大。头颅、五官发育正常。颈软，无抵抗感，颈静脉未见异常，双侧颈动脉波动减弱，气管居中，肝-颈静脉回流征（－），甲状腺无肿大及血管杂音。胸廓对称无畸形，胸骨及肋骨无明显叩击痛，双侧呼吸运动对称，双肺未闻及干、湿啰音。心浊音界不大，心律齐，各瓣膜听诊区未闻及病理性杂音，无心包摩擦音。腹软，无压痛及反跳痛，肝、脾肋下未触及。双下肢轻度凹陷性水肿、肌张力正常。病理反射未引出。

专科检查：腹平坦，双腰曲线对称，双肾区无隆起，双肾区无压痛及叩击痛，双输尿管行程无压痛及反跳痛，膀胱区无隆起、无压痛。肾病面容，贫血貌。左前臂动静脉内瘘通畅，搏动可。

入院后完善相关检查，配型合适供体，完善术前准备，拟行"同种异体肾移植术"。

第一次评估综合训练思考题：

（1）为进一步明确病情，还需要完善哪些检查？

（2）针对患者上述病情治疗要点有哪些？

（3）患者目前术前主要的护理措施有哪些？

第二次评估

患者在全麻下行"同种异体肾移植术"，手术经过顺利，术毕返回监护室。目前患者麻醉未醒，气管插管，呼吸机辅助呼吸，行心电监护。HR 82 次/min，BP 142/80 mmHg，SpO_2 99 %，心律齐、未闻及病理性杂音。双肺呼吸音清，未闻及干、湿啰音。腹平软，切口无渗血，敷料清洁干燥。髂窝引流管通畅，引流血性液约15 mL。予以抗炎、抗排斥、补液、维持血压及对症治疗。

第二次评估综合训练思考题：

（1）患者术后病情观察的主要内容有哪些？

（2）简述患者术后早期的输液原则。

第三次评估

术后2周，经治疗及护理，患者生命体征平稳，肾功能良好，情绪平稳。遵医嘱出院。

第三次评估综合训练思考题：

患者出院后应该注意哪些问题？

扫码看本单元
"综合训练案例"
参考答案

颅内压增高及脑疝患者的护理

颅内压增高及脑疝

 学习目标

知识目标：掌握颅内压增高及脑疝患者的常见护理问题、相应的护理措施及健康教育；熟悉颅内压增高及脑疝的临床表现和处理原则；了解颅内压增高的主要病因和病理生理，脑疝的病因、病理生理及分类。

能力目标：能对颅内压增高及脑疝患者进行护理评估，并运用护理程序对其实施正确护理。

情感目标：关心爱护患者，具有同情心，有慎独精神、责任心强。

【概述】

颅内压是指颅腔内容物对颅腔壁产生的压力，成人正常为70~200 mmH$_2$O，儿童正常为50~100 mmH$_2$O。当颅腔内容物体积增加或颅腔容积缩小超过颅腔可代偿的范围，即可引起颅内压增高。颅内压增高是神经外科常见的临床病理综合征，可由颅脑损伤、脑肿瘤、脑出血、脑积水和颅内炎症等所导致。颅内压增高可引发脑疝，危及患者生命。头痛、呕吐和视神经乳头水肿是颅内压增高的典型表现。CT检查对诊断颅内病变具有重要意义。及时处理引起颅内压增高的病因以及积极有效降颅压是改善预后的重要措施。

颅内压增高到一定程度时，尤其是颅内占位性病变，可引起颅内各分腔的压力不平衡，导致脑组织由高压区向低压区移位，其中某部位重要结构受压或者移位，被挤入颅内生理空间或裂隙，从而产生相应的症状和体征，称为脑疝。常见的有小脑幕切迹疝（又称颞叶钩回疝）和枕骨大孔疝（又称小脑扁桃体疝）。小脑幕切迹疝临床表现为在颅内压增高的症状基础上，出现进行性意识障碍；病变侧瞳孔由于动眼神经受到刺激后最初缩小，继而进行性散大，对光反射迟钝或消失；对侧肢体肌力减弱或麻痹，病理征阳性；晚期双侧瞳孔散大、眼球固定、对光反射消失，去大脑强直发作，生命体征紊乱，出现呼吸、心搏停止而死亡。枕骨大孔疝常表现为剧烈头痛，反复呕吐，颈项强直，生命体征改变出现较早，瞳孔改变和意识障碍出现相对较晚，患者可突然出现呼吸骤停而死亡。

【治疗要点】

颅内压增高处理原则是积极治疗原发病及降低颅内压。治疗要点如下：①手术治疗：去除病因是治疗颅内压增高最根本和最有效的方法；采用穿刺外引流术或减压术，暂时控制颅高压。②非手术治疗：限制液体摄入量，脱水治疗，降低颅内压；避免颅内压增高的诱因；激素治疗；辅助过度通气；镇静、镇痛；亚低温冬眠疗法等。

脑疝处理原则是快速脱水降颅压；争取时间尽早手术，去除病因；如难以确诊或虽确诊但病变无法去除者，可行脑脊液分流术、侧脑室体外引流术或减压术等，以降低颅内压。

【主要护理诊断】

1. 疼痛：头痛　与颅内压增高有关。
2. 有脑组织灌注无效的危险　与颅内压增高有关。
3. 意识障碍　与脑损伤、颅内压增高有关。
4. 有体液不足的危险　与呕吐和应用脱水剂等有关。
5. 营养失调：低于机体需要量　与伤后意识障碍等有关。
6. 潜在并发症：脑疝、心搏骤停等。

【护理要点】

颅内压增高的护理要点如下：①一般护理：采取合适体位；饮食与补液；吸氧，维持气道通畅；积极控制感染，维持正常体温；加强生活护理，避免意外伤害。②密切观察患者的意识状态、生命体征、瞳孔及颅内压监测等。③正确使用脱水剂、糖皮质激素、镇静药物，观察用药效果及不良反应。④做好亚低温冬眠疗法的护理。⑤做好脑室引流的护理。

脑疝的护理要点如下：①使用脱水剂，观察用药效果及不良反应。②保持呼吸道通畅，吸氧。对呼吸功能障碍者，立即气管插管等，进行辅助呼吸。③做好手术前准备。④密切观察患者病情变化。

【健康教育】

对患者应进行如下健康教育：①适当休息，合理饮食，调节情绪。②有神经系统损伤者，积极进行治疗和功能训练，促进康复。③指导患者避免及处理可诱发颅内压增高的因素。④如出现头痛进行性加重、呕吐等异常状况，应及时就诊。

综合训练案例

第一次评估

现病史： 患者，女，52岁，高中文化。以"摔倒后出现头痛，伴恶心、呕吐4 h"急诊入院。4 h前患者于家中突然跌倒在地后出现头痛，伴恶心、呕吐，经休息后无缓解，为求治疗收治入院。

既往史： 平素体健。否认冠心病、高血压、糖尿病病史。否认结核、肝炎、伤寒、疟疾等传染病史。否认药物过敏史。否认重大外伤史、手术史。预防接种随当地进行。

家族史： 父母体健，姐妹2人，1妹体健，否认家族遗传病史。

个人生活史： 生于本地、长期生活于本地，无疫区及传染病接触史。适龄婚育，配偶体健，育有2子均体健。

体格检查： T 36.7 ℃，P 78 次/min，R 17 次/min，BP 127/86 mmHg。患者发育正常，营养良好，正常面容。皮肤、黏膜色泽无发绀、黄染、苍白，未见皮疹，未见皮下出血。未见肝掌及蜘蛛痣，弹性可。全身浅表淋巴结未触及肿大。听诊双肺呼吸音清，双肺未闻及干、湿啰音。心前区无隆起，心律齐，瓣膜区未闻及病理性杂音。腹软，腹部无压痛及反跳痛，腹部未触及包块，肝、脾肋下未触及，肝浊音界正常，无肝区叩击痛，双肾区无叩击痛，移动性浊音阴性，肠鸣音未见异常。

专科检查： 患者神志清醒，格拉斯哥昏迷评分（GCS）15分，问答正确，查体合作，双侧瞳孔等大等圆，对光直径3.0 mm，对光反射灵敏。双侧额纹对称，鼻唇沟无变浅。颈软，无抵抗。肢体活动无障碍。

影像学检查： 急诊头颅CT示：双侧颞叶脑组织挫裂伤。

第一次评估综合训练思考题：

（1）入院时，患者是否存在颅内压增高？如何判断？

（2）目前，降低颅内压的处理措施有什么？

（3）简述患者病情观察的要点。

（4）简述亚低温冬眠疗法的护理。

第二次评估

患者刚从CT室回来，突然出现昏迷，GCS：E1VTM1，双侧瞳孔不等大，左侧3.5 mm，右侧4.0 mm，对光反射均未引出，双侧巴宾斯基征阳性，脑膜刺激征阴性。四肢肌张力及肌力检查不合作。

第二次评估综合训练思考题：

（1）患者病情可能发生了哪些变化？

（2）需要进行何种处理？

第三次评估

患者在全麻下行双颞叶脑组织挫裂伤、脑内血肿清除术+去骨板减压术。术后入ICU，患者处于昏迷状态，给予心电监护。术后胃管内抽出咖啡色胃液。患者既往无胃病史。

第三次评估综合训练思考题：

（1）患者病情可能发生了哪些变化？

（2）需要进行何种处理？

扫码看本单元
"综合训练案例"
参考答案

第六单元
颅脑损伤患者的护理

颅内血肿

 学习目标

知识目标：掌握患者的主要护理问题、相应的护理措施、健康教育的方法和内容；熟悉患者的临床表现及处理原则；了解颅内血肿的主要病因、病理生理及分类。

能力目标：能与患者有效沟通，进行护理评估；能正确找出患者的护理问题；能针对问题列出护理措施并正确实施。

情感目标：关心爱护患者，具有同情心、耐心，责任心增强。

【概述】

颅内血肿是颅脑损伤中常见且严重的继发性病变。血肿压迫脑组织可引起占位性脑功能障碍以及颅内压增高体征，如处理不及时，可导致脑疝危及患者生命。按血肿的来源和部位可分为硬脑膜外血肿、硬脑膜下血肿及脑内血肿等。按血肿引起颅内压增高或早期脑疝症状所需时间，分为三型：72 h以内者为急性型，3日以后到3周以内为亚急性型，超过3周为慢性型。

【治疗要点】

治疗要点如下：①手术治疗：急性硬脑膜外血肿原则上一经确认应立即手术治疗。②非手术治疗：对于神志清，病情稳定，CT显示幕上血肿量<40 mL、幕下血肿量<10 mL、中线结构移位<1.0 cm者，可在严密观察病情的基础上，进行降颅压、营养神经等治疗。治疗期间患者一旦出现进行性颅内压增高、脑疝等症状，应立即手术。

【主要护理诊断】

1. 清理呼吸道无效 与分泌物黏稠、伤后意识障碍有关。

2. 意识障碍 与脑损伤、颅内压增高有关。

3. 营养失调：低于机体需要量　与伤后意识障碍、长期卧床等有关。

4. 躯体移动障碍　与意识障碍和肢体功能障碍等有关。

5. 潜在并发症：颅内压增高、脑疝、压疮、感染等。

【护理要点】

护理要点如下：①病情观察。②维持呼吸道通畅、吸氧、湿化气道、协助排痰、预防感染。③降低颅内压。④营养支持。⑤伤口及引流管护理。

【健康教育】

对患者应进行如下健康教育：①心理指导。②用药指导。③康复训练指导。

 综合训练案例

第一次评估

现病史：患者，女，45岁，农民，大专文化。以"车祸致头部外伤1 h，伴头痛、呕吐半小时"急诊入院。患者1 h前发生交通事故导致头部外伤，伴恶心、呕吐半小时。急诊头颅CT显示右顶颅骨内板下梭形高密度病灶。为求治疗收治入院。

既往史：否认高血压、冠心病、脑血管病及糖尿病等病史，否认药物过敏史。

家族史：父母亲健在，1妹体健，否认家族遗传病史。

个人生活史：生于本地、长期生活于本地，无疫区及传染病接触史。适龄婚育，配偶体健，育有1女体健。

体格检查：T 36.6 ℃，P 70 次/min，R 14 次/min，BP 130/80 mmHg。患者发育正常，营养良好，神志嗜睡，查体不合作。听诊双肺呼吸音清，双肺未闻及干、湿啰音。心前区无隆起，心律齐，瓣膜区未闻及病理性杂音。腹软，腹部无压痛及反跳痛，腹部未触及包块，肝、脾肋下未触及，肝浊音界正常，无肝区叩击痛，双肾区无叩击痛，移动性浊音阴性，肠鸣音无异常。

专科检查：患者神志嗜睡，GCS 10分，查体不合作，回答不切题，双侧瞳孔等大等圆，对光反射灵敏，双侧额纹对称，双侧鼻唇沟对称无变浅。颈软，无抵抗。左侧肌张力下降、腱反射亢进，右侧肌张力正常。左侧巴宾斯基征（＋），右侧巴宾斯基征（－）。

影像学检查：急诊头颅CT示：右顶颅骨内板下双凸镜形高密度影。

第一次评估综合训练思考题：

（1）简述患者入院时评估的要点。

（2）目前，患者主要的护理问题有哪些？

（3）针对患者上述病情治疗要点有哪些？

（4）目前，患者的主要护理措施有哪些？

第二次评估

入院后急诊在全麻下行"开颅血肿清除术"，术中清除血凝块约40 mL，未见活动性出血点。手术经过顺利，术后T 36.9 ℃，P 72 次/min，R 16 次/min，BP 120/88 mmHg。左右瞳孔直径均为4 mm，对光反应灵敏。

第二次评估综合训练思考题：

（1）硬脑膜外血肿和硬脑膜下血肿的鉴别点。

（2）简述患者术后的引流管护理注意事项。

第三次评估

手术2周后，患者神志清，一般情况好。T 36.5 ℃，P 82 次/min，R 17次/min，BP 130/88 mmHg。遵医嘱出院。

第三次评估综合训练思考题：

患者出院后应该注意哪些问题？

扫码看本单元
"综合训练案例"
参考答案

第七单元
脑血管疾病患者的护理

颅内动脉瘤

 学习目标

知识目标：掌握颅内动脉瘤术前、术后护理措施；熟悉颅内动脉瘤的临床表现及处理原则；了解颅内动脉瘤的概念、病因及病理生理。

能力目标：能对颅内动脉瘤患者进行护理评估，熟练对颅内动脉瘤患者进行围手术期护理，与家属进行有效沟通。

情感目标：关心、爱护患者，具有同情心、耐心，有慎独精神，责任心强。

【概述】

脑血管疾病是各种颅内和椎管内血管病变引起脑功能障碍的一组疾病的总称。颅内动脉瘤是指颅内动脉壁的异常囊性膨出，是一种常见的血管性疾病，好发于大脑动脉环分叉处及其主要分支，临床常以自发性蛛网膜下隙出血为首发症状。颅内动脉瘤在动脉破裂出血之前，大多数患者没有明显的症状和体征，极少数患者可因动脉瘤压迫邻近神经或脑组织而产生特殊表现。颅内动脉瘤破裂可引起蛛网膜下隙出血症状、局部定位体征、颅内压增高症状和再次出血，严重威胁患者生命。颅内动脉瘤的病因尚不甚清楚，主要有先天性动脉壁缺陷和后天蜕变两种学说。以40~60岁多见。数字减影脑血管造影对诊断颅内动脉瘤有重要意义。颅内动脉瘤早期发现并选择合适的治疗方法对于提高临床疗效、降低患者死亡率和致残率有重要的意义。

【治疗要点】

治疗要点如下：①非手术治疗：主要是防止出血或再出血，主要措施为绝对卧床、镇痛、抗癫痫、控制血压、保持大便通畅、降低颅内压、预防脑血管痉挛。②手术治疗：开颅动脉瘤颈夹闭术；血管内介入治疗。

【主要护理诊断】

1. 头痛　与颅压增高、血液刺激脑膜或继发性脑血管痉挛有关。

2. 自理缺陷　与意识障碍、长期卧床等有关。

3. 恐惧　与担心再出血、手术及疾病预后有关。

4. 知识缺乏：缺乏疾病、脑血管造影检查与手术的相关知识。

5. 潜在并发症：再出血、脑血管痉挛等。

【护理要点】

术前护理要点如下：①卧床休息，稳定情绪。②控制血压，预防出血。③控制颅内压。④完善术前准备。⑤病情观察。⑥用药护理。

术后护理要点如下：①采取合适体位。②病情观察。③维持呼吸道通畅，吸氧。④用药护理。⑤饮食护理。⑥并发症护理。

【健康教育】

对患者应进行如下健康教育：①疾病预防指导。②定期复查。③坚持药物治疗。④不适随诊。

 综合训练案例

第一次评估

现病史：患者，女，38岁，本科学历，律师。以"突发头痛伴恶心、呕吐4 h"而入院。患者于入院前4 h无明显诱因出现突发性头痛，伴恶心呕吐，无明显意识障碍、呼吸困难，无肢体活动障碍，无视物模糊，为求治疗急送我院。急诊头颅CT示蛛网膜下隙出血，为进一步诊治收治入院。

既往史：患者否认高血压、心脏病、糖尿病史，否认明确外伤史，否认相关疾病家族史。

家族史：父母亲健在，1弟体健，否认家族遗传病史。

个人生活史：生于本地、长期生活于本地，无外地久居史，无疫区接触史。否认吸烟嗜好；否认饮酒嗜好。适龄婚育，配偶体健，育有1子1女均体健。

体格检查：T 36.5 ℃，P 69 次/min，R 15 次/min，BP 125/75 mmHg。患者发育正常，营养良好，正常面容，神志清，语利，自动体位，查体合作。全身浅表淋巴结未触及肿大。皮肤、黏膜色泽无发绀、黄染、苍白，未见肝掌及蜘蛛痣，弹性可。口腔黏膜正常，咽无充血，双侧腭扁桃体无肿大。听诊双肺呼吸音清，双肺未闻及干、湿啰音。心前区无隆起，心律齐，瓣膜区未闻及病理性杂音。腹软，腹部无压痛及反跳痛，腹部未触及包块，肝、脾肋下未触及，肝浊音界正常，无肝区叩击痛，双肾区无叩击痛，移动性浊音阴性，肠鸣音未见异常。

专科检查：患者神志清，精神可，GCS 15分，双侧瞳孔等大等圆，对光反射灵敏，眼球运动无异常，双侧眼睑无下垂。双侧额纹对称，双侧鼻唇沟对称无变浅，伸舌居中，腭垂无偏移，咽反射存在。颈部抵抗，克尼格征（＋）。四肢肌力肌张力正常，双侧病理征（＋）。

实验室及其他检查：血常规、尿常规：未见明显异常。血生化：未见明显异常。心电图示：显示正常心电图。彩超示：心内结构未见明显异常，心功能正常，肝胆胰脾未见明显异常。头颅CT检查示：蛛网膜下隙出血。DSA检查示：前交通动脉动脉瘤。

第一次评估综合训练思考题：

（1）简述患者入院时评估的要点。

（2）针对患者上述病情治疗要点有哪些？

（3）患者术前主要的护理措施有哪些？

第二次评估

患者在全麻下行"开颅探查＋动脉瘤夹闭术"。手术顺利，术毕放置硬膜外引流管一根，术后患者清醒后拔除气管插管后返回病房。遵医嘱给予抗炎、止血、防脱水、控制血压、营养神经等支持疗法。患者术后当天意识模糊，瞳孔等大等圆，对光反射灵敏。术后第2天意识转为清醒，术后第3天拔出头部引流管及尿管。术后第3天患者出现头痛及血压升高，经测量血压为165/95 mmHg。

第二次评估综合训练思考题：

（1）患者出现了何种护理问题？主要的护理措施是什么？

（2）患者术后主要的护理措施有哪些？

第三次评估

术后1周，患者行脑血管造影检查示动脉瘤夹闭完全，载瘤动脉通畅。查体：神志清，精神可，双侧瞳孔等大等圆，直径约3 mm，对光反射灵敏。四肢肌力肌张力正常，四肢感觉及运动功能检查正常。生理反射存在，病理反射未引出，脑膜刺激征（－）。患者整体状态良好。根据医嘱，准予出院。

第三次评估综合训练思考题：

患者出院后应该注意哪些问题？

扫码看本单元
"综合训练案例"
参考答案

颅内肿瘤患者的护理

颅内肿瘤

 学习目标

知识目标：掌握颅内肿瘤的主要临床表现，处理原则，围手术期护理要点，健康教育的方法和内容；熟悉颅内肿瘤常见辅助检查及指标；了解颅内肿瘤的病因。

能力目标：能与患者进行有效沟通，正确进行问诊、病史收集，正确进行体格检查，正确找出患者的护理问题，运用护理程序对颅内肿瘤的患者进行整体护理。

情感目标：能理解患者的痛苦，具有同情心、耐心，责任心增强。

【概述】

颅内肿瘤简称脑瘤，起源于脑及其邻近组织，包括神经胶质瘤、脑膜瘤、听神经瘤、垂体腺瘤、颅咽管瘤、生殖细胞肿瘤、脊索瘤及转移瘤等。颅内肿瘤分为原发性颅内肿瘤和继发性颅内肿瘤两大类。原发性颅内肿瘤可发生于脑膜、脑组织、脑神经、垂体及残余胚胎组织等。继发性颅内肿瘤由身体其他部位恶性肿瘤转移至颅内而形成。颅内肿瘤的临床表现主要取决于病变部位及肿瘤的生物学特性，主要表现为颅内压增高和（或）神经系统局灶性症状。头颅CT或MRI扫描是诊断颅内肿瘤的重要方法。

【治疗要点】

治疗要点如下：①降低颅内压。②抗癫痫治疗。③手术治疗：包括肿瘤切除术、内减压术、外减压术、脑脊液分流术等。④放射治疗。⑤化学药物治疗。⑥其他疗法：免疫治疗、基因治疗、中药治疗等方法。

【主要护理诊断】

1.*疼痛*　与颅内压增高和手术伤口有关。

2.营养失调：低于机体需要量　与意识障碍、吞咽困难等有关。

3.清理呼吸道无效　与意识障碍、长期卧床等有关。

4.自理能力缺陷　与肿瘤导致肢体瘫痪等有关。

5.有皮肤完整性受损的危险　与卧床及躯体运动障碍有关。

6.焦虑　与担心疾病的预后有关。

7.潜在并发症：颅内压增高、颅内出血、颅内积液或假性囊肿、脑脊液漏、尿崩症、中枢性高热、癫痫发作、感染等。

【护理要点】

术前护理要点如下：①心理护理。②常规术前准备。③营养支持。④改善颅内压。⑤病情观察。⑥防止意外伤害。

术后护理要点如下：①保持呼吸道通畅。②采取合适体位。③维持体液平衡，记录24 h出入液量。④病情观察。⑤做好基础护理。⑥做好伤口及引流管护理。⑦做好并发症的观察和护理。⑧预防意外伤害。⑨功能锻炼。⑩心理疏导。

【健康教育】

对患者应进行如下健康教育：①心理指导。②疾病预防指导：适当休息、合理饮食。③康复训练指导。④用药指导。⑤按时复查，不适随诊。

综合训练案例

第一次评估

现病史： 患者，女，28岁，会计，本科学历。以"间歇短暂意识障碍1周余"为主诉就诊。患者1周前无明显诱因出现意识障碍，伴目瞪口张，呼之不应，持续1 min后自行缓解，醒后如常，无发热，无肢体及口角抽搐，无呕吐等症状；1周内上述症状间断发作2次，为求系统治疗至门诊就诊。入院症见：神志清，精神可，口苦，耳鸣，记忆力减退，纳眠可，大小便正常。

既往史： 患者平素身体健康状况良好，否认高血压、心脏病、脑血管病及糖尿病等病史，否认肝炎、肺结核等传染病史；否认输血史、过敏史；否认明确外伤史；预防接种随当地进行。

家族史： 父母体健，1弟体健，否认家族遗传病史。

个人生活史： 生于本地、长期生活于本地，无外地久居史，无疫区接触史。职业与工作条件无工业毒物、粉尘、放射接触史；否认毒品及药物成瘾史；否认吸烟嗜好；否认饮酒嗜好。适龄婚育，配偶体健，无子女。

体格检查： T 36.9 ℃，P 78 次/min，R 18 次/min，BP 125/78 mmHg。患者发育正常，营养良好，正常面容，表情自然，自动体位，神志清醒，查体合作。全身浅表淋巴结未触及肿大。皮肤、黏膜色泽无发绀、黄染、苍白，未见肝掌及蜘蛛痣，弹性可。口腔黏膜正常，咽无充血，双侧腭扁桃体无肿大。听诊双肺呼吸音清，双肺未闻及干、湿啰音。心前区无隆起，心律齐，瓣膜区未闻及病理性杂音。腹软，腹部无压痛及反跳痛，腹部未触及包块，肝、脾肋下未触及，肝浊音界正常，无肝区叩击痛，双肾区无叩击痛，移动性浊音（－），肠鸣音未见异常。双下肢无水肿，生理反射存在，病理反射未引出。

专科检查：患者神志清，精神可，双侧瞳孔等大等圆，对光反射及调节反射灵敏，眼球运动无异常，双侧额纹对称，双侧鼻唇沟对称无变浅，伸舌居中，腭垂无偏移，咽反射存在。双侧肢体肌张力正常。双侧指鼻试验、跟－膝－胫试验、轮替试验查体配合，闭目难立征查体配合，四肢深浅感觉查体配合。脑膜刺激征（－）。

实验室及其他检查：血常规、尿常规、血生化：未见明显异常。心电图示：正常心电图。彩超示：心内结构未见明显异常，心功能正常，肝、胆、胰、脾未见明显异常。头颅CT示：右侧顶枕叶囊实性病变。

第一次评估综合训练思考题：

（1）归纳患者入院时评估的要点。

（2）针对患者上述病情治疗要点有哪些？

（3）患者术前主要的护理措施有哪些？

第二次评估

患者住院第5天在全麻下行右侧顶枕叶胶质瘤切除术，手术顺利，术中出血约100 mL，创腔放置一引流管，术后患者清醒，拔除气管插管后返回病房。遵医嘱给予患者：①一级护理，去枕平卧位，氧气吸入，心电监护，监测患者意识状况、生命体征、瞳孔变化和神经系统病征等。②术后给予降低颅内压、神经营养、预防癫痫等治疗。术后第2天，患者出现夜间头痛，坐立、平躺后均无法缓解，遵医嘱给予甘露醇后，晨起诉用药后头痛有所缓解。

第二次评估综合训练思考题：

（1）患者出现头痛的原因是什么？需要如何护理？

（2）患者术后主要的护理措施有哪些？

第三次评估

术后14 d后，患者查体：T 36.9 ℃，P 70 次/min，R 18 次/min，BP 112/70 mmHg。神志清，精神可，双侧瞳孔等大等圆，直径约2.5 mm，对光反射灵敏，双侧听力粗测正常，面部感觉功能检查正常。四肢肌张力正常，四肢感觉及运动功能检查正常。生理反射存在，病理反射未引出，脑膜刺激征（－）。患者整体状态良好。根据医嘱，准予出院。

第三次评估综合训练思考题：

患者出院后应该注意哪些问题？

扫码看本单元
"综合训练案例"
参考答案

乳腺癌

 学习目标

　　知识目标：掌握乳腺癌的临床表现和护理措施；熟悉其辅助检查及治疗方法；了解乳腺癌的病因及病理类型。

　　能力目标：能对乳腺癌患者进行心理护理，熟练参与乳腺癌患者围手术期的护理，对乳腺癌患者进行出院健康教育，与家属进行有效沟通。

　　情感目标：对患者关心、有同情心；有慎独精神，工作责任心强。

【概述】

　　乳腺癌是女性发病率最高的恶性肿瘤，在东南沿海地区和经济发达的大城市，发病率呈逐年上升趋势。主要临床表现：早期无痛、单发小肿块，多位于乳房外上象限；晚期乳房外形改变可出现乳头凹陷、酒窝征、橘皮征及转移征象。活组织病理检查是主要的确诊方法。

　　【治疗要点】

　　治疗要点如下：①手术治疗：最根本的治疗方法，手术适用于0、Ⅰ、Ⅱ期及部分Ⅲ期患者。②化学药物治疗是重要的辅助治疗。③内分泌治疗。④放射治疗。

　　【主要护理诊断】

　　1. 自我形象紊乱　与乳腺切除术造成乳房缺失和术后瘢痕形成有关。

　　2. 有组织完整性受损的危险　与留置引流管、患侧上肢淋巴引流不畅、头静脉被结扎、腋静脉栓塞或感染有关。

　　3. 知识缺乏：缺乏有关术后患肢功能锻炼的知识。

【护理要点】

护理要点如下：①心理护理：加强心理疏导，解除思想顾虑。②术前准备：术前皮肤准备、呼吸道准备等。③术后病情观察：常规观察生命体征，观察引流情况等。④术后伤口护理及患侧上肢的护理。⑤指导术后功能锻炼。

【健康教育】

对患者应进行如下健康教育：①术后近期避免患者搬重物，提取重物，进行功能锻炼。②术后5年内避孕。③改善自我形象：根治术后3个月可行乳房再造术。④坚持乳房自我检查。

 综合训练案例

第一次评估

现病史： 患者，女，53岁，已婚，公务员，已绝经。因"半年前患者无意中发现右乳内上有一直径1 cm左右肿块，近2个月来肿块增大明显，现直径约2 cm"入院。肿块质地硬、边界不清、活动度差。无压痛、乳头溢液和乳头牵拉凹陷。发病以来，患者食欲、睡眠、大小便均正常，体重无明显变化。

既往史： 患者12岁初潮，51岁绝经，既往月经规律，无激素替代治疗史。24岁时生育1女，母乳喂养10个月。患者高血压病史10年，服药后血压控制良好；无手术外伤史。

家族史： 其母亲58岁时患左侧乳腺癌，目前健在。父亲健康。

婚育史： 已婚，育有1女，夫女体健，家庭和睦。

体格检查： 患者双乳对称，皮肤无红肿、破溃、凹陷、橘皮样变；双侧乳头等高、无凹陷、无歪斜，无乳头湿疹样改变，未见陈旧手术瘢痕；右乳内上距乳头3 cm处可扪及一直径约2 cm肿块，质地硬、活动度较差，边界不清，肿块与皮肤无明显粘连，无触痛。左乳未及明确肿块，双侧腋窝及双侧锁骨上未及异常肿大淋巴结。

实验室和影像学检查： 乳腺B超示：右侧乳腺可见一大小约22 mm×18 mm团块，位于约2点钟方向，水平位生长，呈不规则形，边界不清晰，边缘毛刺状，内部呈低回声，分布不均。双侧腋窝及锁骨上未见明显异常肿大淋巴结。诊断意见：右侧乳腺实质性团块，请结合临床。钼靶检查示：右乳内上象限约2 cm大小不规则占位伴不规则成簇细小钙化，拟B1-RADS4C分类。入院初步诊断：①右乳肿物（癌疑）；②高血压。

第一次评估综合训练思考题：

（1）入院后，对患者应如何进行护理评估？

（2）如何对患者进行术前心理护理，以缓解其紧张焦虑情绪？

第二次评估

入院后予以完善术前常规检查，血常规、血生化、心电图、超声心动图、肺功能均正常。入院第2天局麻下行右乳肿块空芯针穿刺活检术，快速石蜡病理结果显示为浸润性导管癌Ⅲ级。入院第4天全麻下行右乳癌保乳+前哨淋巴结活检术，翌日出院。

第二次评估综合训练思考题：

（1）请问患者术后伤口及患侧上肢如何护理？

（2）如何进行功能锻炼指导？

第三次评估

术后经多学科讨论决定：给予术后化疗EC-T方案；化疗结束后予以放疗25次；内分泌治疗给予芳香化酶抑制剂阿那曲唑共5年。术后患者于乳腺专病门诊接受术后规律随访。

第三次评估综合训练思考题：

对患者及其家属应进行哪些出院健康指导？

扫码看本单元
"综合训练案例"
参考答案

第十单元
胸部损伤患者的护理

气胸

 学习目标

知识目标：掌握气胸的临床表现和胸腔闭式引流的护理措施；熟悉气胸的病理生理、分类和治疗方法；了解气胸的辅助检查。

能力目标：能对气胸患者进行护理评估，对血气胸患者进行整体护理，熟练参与胸腔闭式引流的护理，与患者进行有效沟通。

情感目标：对患者关心、有同情心；有慎独精神，工作责任心强。

【概述】

胸膜腔内积气称为气胸。气胸的形成多由于肺组织、气管、支气管、食管破裂，空气进入胸膜腔或因胸壁伤口穿破壁胸膜，外界空气进入胸膜腔所致。一般将气胸分为闭合性、开放性和张力性三类。临床表现与胸膜腔积气量及肺萎陷程度有关，可出现胸痛、呼吸困难、气管向健侧移位、患侧呼吸音降低、胸部叩诊为鼓音等，严重者出现呼吸、循环衰竭。

【治疗要点】

治疗要点如下：①闭合性气胸：少量积气的患者无须特殊处理；大量气胸应行胸膜腔穿刺，抽净气体或行闭式胸腔引流术。②开放性气胸：急救要点是立即封闭伤口，然后清创缝合胸壁伤口、闭式胸腔引流，应用抗生素预防感染等。③张力性气胸：立即进行胸膜腔排气减压。送达医院后吸氧、闭式胸腔引流。

【主要护理诊断】

1. 气体交换障碍　与胸部损伤、疼痛、胸廓活动受限或肺萎陷有关。

2. 急性疼痛　与组织损伤有关。

3. 潜在并发症：胸腔、肺部感染。

【护理要点】

护理要点如下：①严密观察病情。②保持呼吸道通畅。③维持正常换气功能。④维持心血管功能。⑤做好胸腔闭式引流的护理。

【健康教育】

对患者应进行如下健康教育：①向患者说明深呼吸、有效咳嗽的意义，鼓励患者深呼吸、有效咳嗽。②告知患者肋骨骨折愈合后，损伤恢复期间胸部仍有轻微疼痛，但不影响患侧肩关节锻炼及活动。③胸部损伤后出现肺容积显著减少或严重肺纤维化的患者，活动后可能出现气短症状，嘱咐患者戒烟并减少或避免刺激物的吸入。

综合训练案例

第一次评估

现病史： 患者，男，20岁，大学生。患者于2 d前无明显诱因下出现左侧胸部不适，伴胸闷，偶咳嗽。当时无气促，无发热，无恶心呕吐，无咯血，无咳痰，无头痛，无汗，无胸痛等，未予以诊治。两日来，患者上述症状未见缓解，一直未诊治。今日患者在上述症状基础上，出现行走时偶感轻度胸痛不适，休息时好转，无其余不适。为进一步诊治，来医院查胸部CT示：左侧张力性气胸，肺组织压缩约90%，血常规及凝血功能正常，未特殊处理，门诊拟"左侧气胸"收治入院。

既往史： 患者既往体质良好；按国家规定接种疫苗；无高血压史、糖尿病史、心脏病史、肾病史；无肺结核史、病毒性肝炎史、其他传染病史；否认食物药物过敏史；无手术外伤史；无输血史；无长期用药史。

家族史： 父亲体健，母亲体健。有兄妹各1个均健康。

婚育史： 未婚未育。

体格检查： T 37.3 ℃，P 80 次/min，R 21 次/min，BP 127/87 mmHg，体重60 kg，身高174 cm，神志清，精神可，皮肤、巩膜无黄染，颈静脉无怒张，两锁骨上淋巴结未触及，气管居中，左肺呼吸音消失，右肺呼吸音粗，未闻及明显啰音，心律齐，未闻及病理性杂音。

辅助检查： 胸部CT平扫示：左侧张力性气胸，肺组织压缩90%；纵隔稍右移，右肺未见明显异常密度影，纵隔未见肿大淋巴结。

第一次评估综合训练思考题：

（1）张力性气胸的病理生理机制是什么？

（2）患者入院后，作为责任护士如何做好患者的入院评估和入院宣教？

第二次评估

入院诊断：左侧气胸。入院医嘱：入院后给予0.9%氯化钠注射液100 mL，头孢西丁2.0 g静脉滴注，每日2次；氨溴索30 mg/100 mL静脉滴注，每日2次；化痰及吸氧等对症治疗；行左胸腔闭式引流术引流气体。患者在局部麻醉下行"左胸腔闭式引流术"。

体格检查： T 36.8 ℃，P 78 次/min，R 19 次/min，BP l15/78 mmHg。患者神志清，呼吸平稳，颈静脉无怒张，气管居中，左肺呼吸音较低，右肺呼吸音粗，未闻及明显啰音。左胸部创口敷料干燥，左腋前线第1肋间置管1根，接水封瓶，咳嗽时有水柱波动，无明显气泡溢出。

医嘱：给予继续抗炎、化痰等对症支持治疗；观察病情变化；帮助并鼓励患者深呼吸和有效咳嗽，防止肺部并发症。

第二次评估综合训练思考题：

（1）如何评估置管术后患者的病情变化？

（2）解释胸腔闭式引流装置的原理和使用时的注意事项。

第三次评估

术后第6天，患者一般情况良好，咳嗽咳痰不明显，无胸闷气促主诉、无胸痛，无发热。

体格检查： T 37.2 ℃，P 79 次/min，R 18 次/min，BP 106/69 mmHg，两肺听诊呼吸音清晰、对称，无明显干、湿啰音。心律齐，无杂音，已于术后第5天拔出胸腔闭式引流管，拔管后复查胸片见左肺复张良好，患者无明显不适，现予以出院。

出院医嘱：2周内卧床休息；半年内勿剧烈运动，忌剧烈咳嗽，门诊随访。

第三次评估综合训练思考题：

对患者进行哪些出院健康指导？

扫码看本单元
"综合训练案例"
参考答案

第十一单元

肺部疾病患者的护理

肺 癌

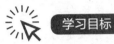 学习目标

知识目标： 掌握肺癌的临床表现和护理措施；熟悉肺癌的分类、治疗方法；了解肺癌的病因、辅助检查。

能力目标： 能对肺癌患者进行护理评估，对肺癌患者进行整体护理，熟练参与肺癌患者围手术期的护理，与患者进行有效沟通。

情感目标： 对患者关心、有同情心；有慎独精神，工作责任心强。

【概述】

肺癌又称原发性支气管肺癌，是源于支气管黏膜上皮的恶性肿瘤。在我国城市中居男性肿瘤发病的首位。发病年龄多在40岁以上。吸烟是肺癌的重要风险因素。主要临床表现：早期多为刺激性干咳、咳少量血丝痰、胸痛、胸闷等；晚期可出现肿瘤压迫、侵犯邻近器官组织或发生远处转移的征象。

【治疗要点】

治疗要点如下：①手术治疗：为早期肺癌的主要治疗方法。②放射治疗。③化学治疗。④靶向治疗等。

【主要护理诊断】

1. 气体交换受损 与肺组织病变、手术、麻醉、肺膨胀不全、呼吸道分泌物潴留、肺换气障碍降低等因素有关。

2. 营养失调：低于机体需要量 与疾病引起机体代谢增加、手术创伤有关。

3. 焦虑与恐惧 与担心手术、疼痛、疾病的预后等因素有关。

4. 潜在并发症：出血、感染、肺不张、心律失常、哮喘发作、支气管胸膜瘘、肺水

肿、肺栓塞、心肌梗死、成人呼吸窘迫综合征等。

【护理要点】

护理要点如下：①严密观察病情。②保持呼吸道通畅。③维持正常换气功能。④维持心血管功能。⑤做好胸腔闭式引流的护理。

【健康教育】

对患者应进行如下健康教育：①指导患者坚持深呼吸、有效咳嗽、术侧肩关节功能锻炼。②加强营养，适当活动，做好防护，防止呼吸道感染。③坚持按疗程治疗，不适随诊。

 综合训练案例

第一次评估

患者，男，64岁，已婚，国企退休职工，以"咳嗽、咳痰1年余"为主诉入院。患者于1年前无明显诱因出现阵发性咳嗽伴咳痰，量少，白色黏痰，无血丝，无发热、寒战，无胸闷、气促，无胸痛，无背部疼痛，无呼吸费力，无恶心、呕吐，无头痛、头晕，自行服用抗生素等治疗，咳嗽仍反复，因症状不严重患者未予重视。1月前患者出现痰中带血，量少，于当地医院查CT示：左下肺门区占位，左下肺多发感染，纵隔多发轻度淋巴结肿大。为进一步治疗，来我院就诊，门诊拟"左肺结节性质待查"收住入院。患病以来神志清，精神好，胃纳佳，大小便正常，无明显消瘦。

既往史： 否认高血压、心脏病史。否认肝炎、结核等传染病病史。否认饮酒史，有吸烟史40余年，每日约1包。

家族史： 父亲已去世；母亲有高血压；有1个妹妹，体健。

婚育史： 已婚，育有1子1女，妻子与子女均体健，家庭和睦。

体格检查： T 37.0 ℃，P 68 次/min，R 18 次/min，BP 126/80 mmHg，体重78 kg，身高172 cm。神志清，精神可，自主体位。皮肤黏膜无黄染，全身淋巴结未及肿大，气管居中。患者呼吸平稳，两肺呼吸音清，未闻及干、湿啰音及胸膜摩擦音。腹软，无压痛、反跳痛，肝、脾肋下未触及，移动性浊音（－），肠鸣音正常。双下肢无水肿。

辅助检查： 全身PET-CT示：左肺下叶软组织结节，肺癌可能性大；左侧腋窝、气管前间隙及左肺门多发小淋巴结。经皮肺穿刺活检示：鳞状细胞癌。

第一次评估综合训练思考题：

（1）术前一般需要做哪些准备？

（2）为预防术后肺部感染，术前应做哪些特殊准备？

第二次评估

患者在全麻下行"左全肺切除根治术"，现返回病房。

体格检查：T 36.7 ℃，P 72 次/min，R 22 次/min，BP 122/80 mmHg。胸部伤口敷料干燥，术中带回胸腔引流管一根，为夹闭状态。气管位置居中，左上肢静脉留置针接镇痛泵。留置导尿管固定在位，尿色清，通畅。

医嘱：胸外科护理常规，Ⅰ级护理；禁食（6 h后普食）；心电监护至平稳；以3 L/min的速度吸氧；胸腔引流管常规护理；留置导尿管常规护理；记录24 h出入液量；0.9%氯化钠注射液100 mL+头孢呋辛钠1.5 g静脉滴注，每日2次；5%葡萄糖注射液500 mL+维生素C 2.0 g+维生素B₆ 0.2 g静脉滴注，每日1次；10%葡萄糖注射液250 mL+维生素K 120 mg静脉滴注，每日1次；盐酸氨溴索（沐舒坦）45 mg静脉推注，每日2次。

第二次评估综合训练思考题：

（1）术后病情观察要点有哪些？

（2）简述术后体位要求及胸腔引流管的常规护理。

第三次评估

患者一般情况良好，无诉特殊不适，无发热，无咳嗽、咳痰，无胸闷，无头晕、头痛，食欲及睡眠尚可。

体格检查：伤口已拆线，甲级愈合，右肺呼吸音清晰，未闻及干、湿啰音，气管位置正中，心律齐，无杂音。患者恢复良好，伤口愈合佳，病情平稳，予以出院。

出院医嘱：注意休息，预防感冒；门诊随诊，1个月后返院复查，建议行全身化疗。

第三次评估综合训练思考题：

如何进行出院健康教育？

扫码看本单元
"综合训练案例"
参考答案

第十二单元

食管疾病患者的护理

食管癌

 学习目标

知识目标：掌握食管癌的临床表现和护理措施；熟悉食管癌的分类、治疗方法；了解食管癌的病因、辅助检查。

能力目标：能对食管癌患者进行护理评估，对食管癌患者进行整体护理，熟练参与食管癌患者围手术期的护理，与患者进行有效沟通。

情感目标：对患者关心、有同情心；有慎独精神，工作责任心强。

【概述】

食管癌为一种常见的上消化道恶性肿瘤。我国是世界上食管癌的高发区之一。男性发病率高于女性。发病年龄多在40岁以上。主要临床表现：早期吞咽粗硬食物时可有哽噎感，胸骨后烧灼样、针刺样疼痛；进行性吞咽困难为中晚期典型症状。

【治疗要点】

治疗要点如下：①手术治疗：治疗食管癌的首选方法。②放射治疗：术前放疗、术后放疗、单纯放射疗法。③化学治疗：姑息性化疗、新辅助化疗及辅助化疗。

【主要护理诊断】

1. 营养失调：低于机体需要量　与进食减少或不能进食、消耗增加等有关。

2. 体液不足　与吞咽困难、水分摄入不足有关。

3. 焦虑　与对癌症的恐惧和担心疾病预后等有关。

4. 潜在并发症：肺不张、肺炎、出血、吻合口痿、乳糜胸等。

【护理要点】

护理要点如下：①术前护理：营养支持、口腔护理、胃肠道准备等。②术后饮食护理：一般要禁食3~4 d。遵守少食多餐的原则，防止进食过多、速度过快，避免坚硬食物。③胃肠减压护理及引流管护理。④呼吸道护理：食管癌术后易发生呼吸困难、缺氧，并发肺不张、肺炎，甚至呼吸衰竭，注意观察及预防。⑤并发症的预防：注意术后吻合口瘘及乳糜胸的预防及观察。

【健康教育】

对患者应进行如下健康教育：①术后患者注意饮食成分调配，每日摄取一些高营养饮食。②告知患者加强口腔卫生护理。③术后反流症状严重者，睡眠时最好取半卧位。

 综合训练案例

第一次评估

患者，男，61岁，以"进食哽咽感3月余"就诊。患者3个月前无明显诱因下出现进食后哽噎感，主要于进食干饭时出现，未予重视，无进食后胸骨后疼痛，无胸闷、胸痛等不适。1个月前症状加重，于进食粥类食物时也出现明显哽噎感，无发热、胸痛等不适，遂至医院就诊，现患者为进一步诊治入院。自患病以来，神志、精神可，胃纳可，夜眠可，大小便正常，近3个月来体重下降3 kg。

既往史：患者既往体健，否认慢性病史。吸烟史40余年，每日抽烟20支左右。否认腌制食品嗜好。

体格检查：T 36.5 ℃，R 20 次/min，BP 117/76 mmHg。患者神志清、精神可，发育正常，自主体位，对答切题，查体合作。皮肤、黏膜无黄染，全身淋巴结未触及，气管居中，双肺呼吸音清，未闻及干、湿啰音，心率74次/min，心律齐，腹软，无压痛，肝、脾肋下未触及，肠鸣音正常。

实验室及其他检查：示距切牙32~35 cm处可见食管后黏膜糜烂，有一不规则隆起，约2.0 cm×3.0 cm，呈结节状组织，粗糙、质硬、充血。初步诊断：食管鳞癌。

第一次评估综合训练思考题：

（1）食管癌有哪些常见的临床表现？

（2）患者术前胃肠道如何准备？

第二次评估

入院完善相关检查，诊断明确，未见明显手术禁忌。入院第5天行胸腹两切口的食管癌根治术。

第二次评估综合训练思考题：

（1）术后胃肠减压护理及饮食护理有哪些？

（2）吻合口瘘的原因与预防措施有哪些？

第三次评估

术后第7天患者恢复良好出院，于胸外科专科门诊接受规律术后随访。

第三次评估综合训练思考题：

患者术后健康教育内容有哪些？

**扫码看本单元
"综合训练案例"
参考答案**

第十三单元
胃、十二指肠疾病患者的护理

胃癌

 学习目标

知识目标： 掌握胃癌的临床表现和护理措施；熟悉胃癌的分类、治疗方法；了解胃癌的病因、辅助检查。

能力目标： 能对胃癌患者进行护理评估，对胃癌患者进行整体护理，熟练参与胃癌患者围手术期的护理，与患者进行有效沟通。

情感目标： 对患者关心、有同情心；有慎独精神，工作责任心强。

【概述】

胃癌是我国最常见的恶性肿瘤之一，死亡率居恶性肿瘤的第2位，好发年龄在50岁以上，男性发病率明显高于女性，男女比例为2∶1。好发部位以胃窦部为主。早期多无明显症状，部分患者可出现上腹隐痛、嗳气、反酸、恶心等消化道症状；随病情进展可出现上腹疼痛、呕吐、乏力、消瘦等症状，肿瘤溃破可出现呕血、黑便，晚期可出现远处转移症状。

【治疗要点】

治疗要点如下：①手术治疗：是治疗胃癌的首选方法。②化学治疗：包括姑息性化疗、新辅助化疗及辅助化。③生物治疗。

【主要护理诊断】

1. 焦虑、恐惧　与对疾病的发展与预后缺乏了解、对疾病的治疗效果没有信心有关。

2. 营养失调：低于机体需要量　与长期食欲缺乏致营养摄入不足、癌肿生长致内源性消耗增加、消化道对化疗的反应有关。

3. 潜在并发症：出血、感染、吻合口瘘、消化道梗阻、倾倒综合征等。

4.知识缺乏：缺乏胃癌综合治疗与康复的相关知识。

【护理要点】

护理要点如下：①术前护理：包括营养支持、胃肠道准备等。②术后病情观察。③胃肠减压护理及引流管护理。④并发症的预防与护理：注意术后出血、倾倒综合征、吻合口梗阻等并发症的发生。

【健康教育】

对患者应进行如下健康教育：①胃大部切除后宜少量多餐，进食营养丰富易消化的饮食。术后早期不宜进过甜食物，餐后宜平卧片刻。②患者应保持心情舒畅，注意劳逸结合。③吸烟患者劝其戒烟。

 综合训练案例

第一次评估

患者，女，53岁，已婚，工人。因"中上腹不适伴嗳气2月，加重1个月"入院。患者于2个月前无明显诱因出现中上腹不适伴嗳气，进食后明显，近1月症状加重，自行服用抑酸药未能缓解。无发热、恶心、呕吐、腹泻、便秘、便血，无停止排便、排气等症状。

既往史： 有高血压史8年，最高达170/105 mmHg，平时服用降压药（不详），血压控制在150/90 mmHg左右；10年前被诊断为胃溃疡，长期服用抑酸护胃药物；否认冠心病等其他重大病史；否认肝炎、伤寒、结核等传染病史，否认药物、食物过敏史，否认重大手术外伤史，预防接种史不详。

体格检查： T 36.6 ℃，P 72 次/min，R 18 次/min，BP 150/90 mmHg。神志清，身高165 cm，体重62 kg。神志清，呼吸平稳；左锁骨上未触及明显肿大淋巴结；双肺呼吸音清；心律齐，未闻及病理性杂音；腹部平软，肝、脾肋下未触及，未扪及肿块，全腹无压痛，移动性浊音（－），肠鸣音正常。

辅助检查： 胃镜检查示：胃多发溃疡。病理检查示：胃小弯处黏膜间质可见小团实性异型细胞。活检示：腺癌，临床病理分期为T2 N0 M0。

第一次评估综合训练思考题：

（1）胃癌的病因有哪些？

（2）术前胃肠道准备有哪些？

第二次评估

入院第3天行胃癌根治术。术后患者神志清，T 36.5 ℃、P 80 次/min、R 20次/min，BP l60/88 mmHg。术后医嘱：一级护理，禁食，去枕平卧6 h，心电监护，吸氧，胃肠减压护理，腹腔引流护理等。手术当日晚，患者胃肠减压引流出大量鲜红色血液，持续不止，腹腔引流管引流出约100 mL血性液体，患者面色苍白，护士为其测血压为105/62 mmHg，脉搏110 次/min，呼吸为26 次/min。

第二次评估综合训练思考题：

（1）请问患者手术当日发生了什么情况？作为护士的你应该如何处理？

（2）请叙述应从哪些方面进行病情观察？

第三次评估

2周后，患者病情稳定准备出院，出院带药缬沙坦80 mg，口服，每日1次；多潘立酮10 mg，口服，每日3次。

第三次评估综合训练思考题：

对患者及其家属进行哪些出院健康指导？

**扫码看本单元
"综合训练案例"
参考答案**

第十四单元

肝脏疾病患者的护理

原发性肝癌

 学习目标

知识目标：掌握原发性肝癌的临床表现和术后护理措施；熟悉原发性肝癌的分类、治疗方法；了解原发性肝癌的病因、辅助检查。

能力目标：能对原发性肝癌患者进行护理评估，对原发性肝癌患者进行整体护理，熟练参与原发性肝癌患者围手术期的护理，与患者进行有效沟通。

情感目标：对患者关心、有同情心；有慎独精神，工作责任心强。

【概述】

原发性肝癌是我国常见的恶性肿瘤。在我国，肝癌年病死率占肿瘤的第2位。患者的年龄多为40~50岁，男性比女性多见；东南沿海地区发病率较其他地区高。原发性肝癌的病因可能与肝炎、肝硬化、黄曲霉毒素等有一定关系。主要临床表现：中晚期出现肝区疼痛及肝脏肿大，食欲缺乏、腹胀、恶心、呕吐等消化道症状，晚期出现恶病质及转移症状。

【治疗要点】

治疗要点如下：①手术治疗：治疗原发性肝癌的首选方法。②非手术治疗：包括肝动脉栓塞化疗、射频消融治疗、激光治疗等。③放疗、免疫治疗等。

【主要护理诊断】

1. 焦虑、恐惧　与担心手术、疼痛、疾病的预后等因素有关。

2. 营养失调：低于机体需要量　与食欲缺乏、化学治疗引起的胃肠道不良反应及疾病引起机体代谢增加、手术创伤等有关。

3. 疼痛　与肿瘤迅速生长导致肝包膜张力增加和手术、放射治疗、化学治疗后的不适有关。

4.潜在并发症：出血、感染、肝性脑病、膈下积液等。

【护理要点】

护理要点如下：①心理护理。②术后24 h内卧床休息，间歇给氧3~4 d。③腹腔引流管护理。④并发症的护理：出血、肝性脑病的护理。⑤肝动脉插管化疗患者的护理。

【健康教育】

对患者应进行如下健康教育：①在病情和体力允许的情况下可适量活动，但切忌过量、过度运动。②多食营养丰富的均衡饮食。③定期随访并接受化疗或放疗。

 综合训练案例

第一次评估

患者，张先生，44岁，农民。以"右肝肿物1个月"入院。患者既往体健，平时无乏力、低热，无食欲缺乏、消瘦、皮肤巩膜黄染、尿色加深，无恶心、呕吐、发热、畏寒及放射痛等，偶有右中上腹轻微胀满不适，常无明显诱发因素。发病以来，二便正常，无体重变化，饮食睡眠正常。

既往史：患者有高血压史，服用药物控制良好，有乙型肝炎病史，服用恩替卡韦抗病毒治疗；无手术外伤史、无疫区接触史。

家族史：父母已去世。有3个兄弟姐妹，体健。

婚育史：已婚，育有2子，妻子与子女体健，家庭和睦。

体格检查：T 37.2 ℃，HR 88 次/min，R 16 次/min，BP 145/85 mmHg。患者神志清醒，发育正常、自主体位、无贫血貌，无皮肤出血点及瘀斑、瘀点，无皮肤巩膜黄染，无浅表淋巴结肿大，心肺系统检查无阳性体征，神经系统检查无异常。腹膨隆，腹式呼吸存在，腹壁未见曲张静脉，全腹软，无压痛、反跳痛，未触及明显肿块，脾肋下未触及，Murphy征阴性；肠鸣音正常，肝区及肾区无叩击痛，移动性浊音、肝掌、蜘蛛痣均（－）。

实验室及其他检查：血常规，肝、肾功能检查等各项指标均正常；甲胎蛋白（AFP）为427 ng/mL，显著升高；上腹部增强CT描示：肝右叶Ⅴ、Ⅷ段两个低密度灶，增强后动脉期病灶内造影剂迅速显影。诊断意见：右肝占位病变，恶性肿瘤可能。

第一次评估综合训练思考题：

（1）试述肝癌的主要症状和体征。

（2）术前准备的要点有哪些？

第二次评估

入院后完善常规术前检查，继续保肝、增强免疫等治疗，准备完善后行手术，切除右肝 V、Ⅷ段，肝残面置管引流。术后予以抗感染、保肝等治疗。

第二次评估综合训练思考题：

（1）术后如何预防肝性脑病的发生？

（2）术后出血的预防措施与护理措施有哪些？

第三次评估

患者一般情况良好，主诉无腹痛、恶心、呕吐等症状，生命体征平稳，术后恢复良好出院。术后1个月复查肝功能正常。

第三次评估综合训练思考题：

术后出院健康指导有哪些？

扫码看本单元
"综合训练案例"
参考答案

胆道疾病患者的护理

胆石症

 学习目标

知识目标：掌握胆石症的临床表现和术后护理措施；熟悉胆石症的分类、治疗方法；了解胆石症的病因、辅助检查。

能力目标：能对胆石症患者进行护理评估，对胆石症患者进行整体护理，熟练参与胆石症患者围手术期的护理，与患者进行有效沟通。

情感目标：对患者关心、有同情心；有慎独精神，工作责任心强。

【概述】

胆石症指发生在胆囊和胆管内的结石，是胆道系统的常见病和多发病。在我国，胆石症的发病率已达10%，女性与男性的比例为2.57∶1。随着生活水平的提高、饮食习惯改变及卫生条件改善，胆固醇结石的比例已明显高于胆色素结石。胆囊结石大多数人无症状，少数可表现为胆绞痛，其他常表现为急性或慢性胆囊炎。胆管结石表现为腹痛、寒战、高热、黄疸，合并化脓性感染时可出现休克、意识障碍等。

【治疗要点】

治疗要点如下：①手术治疗：胆囊结石者采取腹腔镜胆囊切除。胆管结石行胆管切开加T管引流术。② Oddi括约肌成形术：适用于胆总管下端结石嵌顿或开口狭窄者。③保守治疗。

【主要护理诊断】

1.急性疼痛　与结石嵌顿、胆汁排空受阻有关。

2.知识缺乏：缺乏胆石症及手术的相关知识。

3.潜在并发症：出血、胆瘘、腹膜炎等。

【护理要点】

护理要点如下：①术前护理：包括病情观察、解除疼痛、营养支持等。②术后病情观察：注意生命体征及腹部体征等。③T管的护理。④并发症的护理：包括胆瘘、出血等的护理。

【健康教育】

对患者应进行如下健康教育：①胆道手术后患者应注意养成正确的饮食习惯，进低脂易消化食物：宜少量多餐，多饮水。②带T管出院者，指导其学会自我护理，定期复查。③对经非手术治疗后缓解的胆道疾病，如有病情变化应及时复诊。

 综合训练案例

第一次评估

患者，女，43岁，自由职业者。以"右上腹阵发性疼痛1年余加重3 d"入院。发病经过：患者于1年前饱餐后突感右上腹疼痛，呈阵发性，腹胀感，无恶心呕吐，当时未做具体治疗，腹痛自行缓解。3 d前进食油腻食物后突感右上腹疼痛，呈绞痛样，间歇性加剧，向右肩背部放射，伴恶心呕吐，当日出现发热，体温最高达38.5 ℃，无畏寒，无皮肤、巩膜黄染。患者起病以来精神差，无食欲，睡眠质量较差，大小便尚正常，体重无明显变化。

既往史： 体检发现胆囊结石1年余，既往进食油腻食物后偶感右上腹胀痛不适。否认冠心病等其他慢性病史；否认肝炎、肺结核等其他传染病史；否认重大手术外伤史；否认药物、食物过敏史。

家族史： 父亲体健，母亲有糖尿病史。2个兄弟姐妹，均健康。

婚育史： 已婚，配偶身体健康，育有1子体健，家庭和睦。

体格检查： T 37.8 ℃，P 86 次/min，R 22 次/min，BP 129/70 mmHg。体重76 kg，身高172 cm。患者神志清醒，巩膜中度黄染，双肺听诊呼吸音清，未闻及干、湿啰音，心律齐，未闻及病理性杂音。腹平软，未见胃肠型，右上腹腹肌紧张，右上腹压痛（＋），无反跳痛，未触及包块，Murphy征（＋），肝、脾肋下未触及，肝区叩击痛（＋），移动性浊音（－），肠鸣音正常。

辅助检查： 本院急诊上腹部CT示：胆总管下段结石、胆囊结石、胆囊炎。

患者入院后予以抗感染、护肝对症支持治疗后症状无缓解，腹痛、黄疸进行性加重，并出现发热。T 38.5 ℃，P 90 次/min，R 24 次/min，BP 124/82 mmHg，手术指征明确。医嘱：拟于今日10时急诊行"胆囊切除+胆总管切开取石+T管引流术"。

第一次评估综合训练思考题：

（1）急诊术前准备包括哪些内容？

（2）如果患者发生梗阻性化脓性胆管炎，具体表现有哪些？

第二次评估

患者在连续硬膜外麻醉+全身麻醉下行"胆囊切除+胆总管切开取石+T管引流术"，现返回病房。患者麻醉已清醒，生命体征平稳，T 37.8 ℃，P 76 次/min，R 20 次/min，BP 129/70 mmHg。腹软，创口敷料干燥，腹带包扎。右肝下引流管一根，引流出少量血性液体；胆总管T管一根，引流出胆汁样液体。胃肠减压管接负压吸引球，引流出少许黄绿色液体。留置导尿管，固定在位，尿色清，通畅。连接硬膜外镇痛泵，固定在位。

第二次评估综合训练思考题：

T管与腹腔引流管护理的相同点与不同点有哪些？

第三次评估

术后第10天，患者一般情况良好，无腹胀、腹痛，无恶心、呕吐，二便正常。腹软，无压痛、反跳痛，肠鸣音正常，切口愈合好，已拆线，T管已夹闭，现予以出院。出院医嘱：注意休息，预防感冒；保持T管通畅，4 d后来门诊拔除。

第三次评估综合训练思考题：

健康教育要点有哪些？

扫码看本单元
"综合训练案例"
参考答案

第三部分

妇产科护理

妊娠期的管理

 学习目标

知识目标：掌握妊娠期管理过程中孕妇进行系列产前检查的目的、时间、内容、方法、意义；熟悉产前检查的常用方法及临床意义。

能力目标：能对孕妇进行评估和体格检查，帮助孕妇了解孕期常见症状，教会其缓解不适症状的措施，帮助其识别和判断妊娠期的异常症状，做到及时就诊；对有异常情况的孕妇，能及时协助孕妇及其家庭做出合理选择。

情感目标：能理解孕妇的情感状态，耐心地为其提供相关信息和健康指导。

【概述】

妊娠期管理包括对孕妇的定期产检以明确孕妇和胎儿的健康状况、指导妊娠期营养和用药、及时发现和处理异常情况、对胎儿功能情况进行监护、保证孕妇和胎儿的健康直至安全分娩。妊娠期管理的护理评估主要是通过定期产检来实现，收集完整的病史资料、进行体格检查，为孕妇提供连续的整体护理。

【治疗要点】

治疗要点如下：①健康史评估。②身体评估。③心理-社会评估。④高危因素评估。⑤辅助检查。⑥复诊检查。

【主要护理诊断】

1. 有胎儿受伤的危险　与遗传、感染、中毒、胎盘功能障碍有关。

2. 知识缺乏：缺乏妊娠期保健知识。

3. 便秘　与妊娠引起肠蠕动减弱有关。

【护理要点】

护理要点如下：①一般护理：告知孕妇产检的意义和必要性，解释产前检查内容。

②心理护理：了解孕妇对妊娠的心理适应程度。③症状护理：恶心、呕吐；尿频、尿急；白带增多；水肿；下肢、外阴静脉曲张；便秘；腰背痛；下肢痉挛；仰卧位低血压综合征；失眠、贫血。

【健康教育】

对患者应进行如下健康教育：①异常症状的判断。②营养指导。③清洁与舒适。④活动与休息。⑤胎教。⑥孕期自我监护。⑦药物的使用。⑧性生活指导。⑨识别先兆临产。

 综合训练案例

第一次评估

现病史：患者，女，26岁，中学教师。平素月经规律，已婚，未避孕，此次月经过期15 d，近日晨起偶有恶心、呕吐等不适，不能忍受炒菜的油烟味，近期常有疲惫感，自觉乳房胀痛。

患者既往月经规律，月经周期28 d，经期7 d，量中，无痛经，此次月经过期15 d。3 d前开始出现恶心、呕吐，患者食欲不佳，患者无腹痛、头晕等异常。

既往史：患者无心、肝、肺、肾等慢性疾病史。已婚，0-0-0-0。

个人史及家族史：无遗传性疾病家族史，生于本地、长期生活于本地。适龄婚育，配偶体健。

体格检查：身高163 cm，体重53 kg，T 36.5 ℃，P 76 次/min，R 18 次/min，BP 110/70 mmHg，腹部平软，无明显压痛，无反跳痛，无移动性浊音。心肺听诊无异常。

第一次评估综合训练思考题：

（1）根据患者目前的情况，如果怀疑是早孕，应该首先做何检查？

（2）如要确诊患者是妊娠，应进一步做何检查？

第二次评估

门诊为患者进行检查如下：尿妊娠试验阳性；B超示：宫内孕，可见原始胎心搏动。患者表示因此次月经过期，已预料到有妊娠的可能，但因为工作繁忙，在家并未进行自测。见到B超结果，惊讶之余表示震惊，此次并非计划内妊娠，并未做好当母亲的准备。后经过和家人沟通后，决定继续妊娠，开始询问关于妊娠后期的相关问题。

第二次评估综合训练思考题：

（1）孕妇常见的心理反应有哪些？

（2）如何为该孕妇推算预产期？

（3）孕妇询问恶心、呕吐是否正常，应该如何应对？

（4）请告知孕妇近期还可能出现哪些常见不舒适的症状，原因是什么，应该怎么办？

（5）请告知孕妇何时开始进行产前检查，具体什么时间进行检查？

第三次评估

孕妇按医嘱进行系列产前检查，未发现异常，现妊娠28周，查体：体重58 kg，T 36.4 ℃，P 88 次/min，R 20 次/min，BP 120/75 mmHg，腹围88 cm，宫高26 cm，胎方位LOA，胎心140 次/min。

第三次评估综合训练思考题：

（1）孕妇可以自我监测胎儿宫内安危，但本次检查未显示的指标是什么？孕妇应该如何自我监测？

（2）请告知孕妇孕期出现哪些症状为异常，需要及时就诊？

**扫码看本单元
"综合训练案例"
参考答案**

第二单元
正常分娩妇女的护理

 学习目标

知识目标： 掌握临产及第一、二、三产程的概念，分娩的四大影响因素；熟悉正常分娩过程中各产程的临床表现，正常分娩妇女常见的护理问题及护理措施。

能力目标： 能运用护理程序对分娩各期妇女进行护理评估、提出主要护理诊断或问题、制订护理计划并进行有效的结果评价，准确评估分娩期妇女的焦虑与疼痛情况并采取适宜的护理措施。

情感目标： 能理解产妇及家属的感受，陪产过程中通过及时给予人文关怀及生活指导，帮助产妇缓解紧张、焦虑等不良情绪，帮助产妇缓解疼痛，让产妇及家属感觉到安全、温馨。

【概述】

正常分娩妇女的护理包括正确识别临产，观察各个产程的进展情况，并及时地提供各项助产及相应的护理措施。护理对象不仅包括产妇本人，也包括产妇及其家属，护理内容不仅包括产时的产程观察及护理，也包括产前教育，对产妇及家属提供心理支持，缓解产妇的焦虑与疼痛，以及指导新生儿的喂养、护理等内容。

【治疗要点】

治疗要点如下：①正确识别临产的征象。②评估各个产程的临床表现，及时发现异常。③及时提供助产措施，促进产程的进展。④新生儿的评估及处理。⑤新生儿喂养及护理指导。

【主要护理诊断】

1. 分娩疼痛　与逐渐增强的宫缩有关。

2. 舒适度减弱　与子宫收缩、膀胱充盈、胎膜破裂有关。

3. 焦虑　与知识缺乏，担心自己和胎儿的安全有关。

4. 有受伤的危险　与会阴保护及接生手法不当有关。

5. 有关系无效的危险　与疲乏、会阴切口疼痛或新生儿性别不理想有关。

【护理要点】

护理要点如下：①一般护理：生命体征监测、饮食指导、休息与活动、排尿及排便。②专科护理：胎心监测、观察宫缩、观察宫颈扩张和胎头下降程度、胎膜破裂的处理、指导产妇屏气用力、观察产程进展、接产、协助胎盘娩出、检查胎盘胎膜、检查软产道。③新生儿评估及护理。

【健康教育】

对患者应进行如下健康教育：①加强产前健康教育，使孕妇及家属充分了解分娩的过程，消除对产房工作人员和陌生环境的陌生感和恐惧感。②允许并鼓励家属的陪伴，增加产妇的安全感。③陪伴产妇，倾听诉求并给予针对性的心理支持。④指导家属给予心理支持，教会家属通过语言、按摩等表达对产妇的理解、关心和爱。

综合训练案例

第一次评估

现病史：患者，女，29岁，本科学历，企业职员。2020年2月17日18点以"停经39⁺¹周，见红伴下腹痛1 d"入院。平素月经规则5/30 d，量中，痛经（−），末次月经（LMP）为2019年5月16日，预产期（EDC）为2020年2月23日，停经40⁺ d，尿HCG（＋），2019年7月4日停经49 d，B超示：宫内早孕，胚芽9 mm，与孕周相符，核实预产期准确。孕4月自觉胎动至今。孕期本院建卡并定期产检。孕早期无阴道流血及腹痛、发热，未接触过放射线等有害物质。早期唐氏筛查低风险，孕中期B超检查畸形筛查未见异常，OGTT（−），孕中晚期无头痛、头晕及皮肤瘙痒，监测血压正常，自觉胎动佳，无异常腹痛及阴道流血。入院当日凌晨出现少量阴道见红，上午起感阵发性下腹胀痛，遂急诊来院。阴道检查子宫口开1指，子宫颈管长0.5 cm，先露头，S−2，胎膜未破。

既往史：患者无心、肝、肺、肾等慢性疾病史；无外伤手术史，无高血压、心脏病、糖尿病等慢性疾病史，已婚，0−0−0−0。

个人史及家族史：患者生于本地、长期生活于本地。25岁结婚，配偶体健，双方家族无遗传病史。

体格检查：T 36.6 ℃，P 86 次/min，R 19 次/min，BP 108/78 mmHg，身高 164 cm，体重 67.5 kg。一般情况好，神志清，对答切题，步入病房。心、肺听诊（−），腹膨隆，肝、脾肋下未及，双下肢水肿(−)。

第一次评估综合训练思考题：

（1）请问孕妇在孕期检查中是否有异常情况？

（2）请思考目前该孕妇的医疗诊断是什么？依据是什么？

（3）临产的标志是什么？

（4）如果你作为产科护理人员，此时应该如何评估该孕妇？

第二次评估

B超示：单胎，头位，双顶径92 mm，股骨长64 mm，腹围308 mm，胎盘前壁，II级，羊水21～16～24～34 mm [羊水指数（AFI）95 mm]，脂动脉收缩压/舒张压（S/D）1.77。估计胎儿体重3000 g左右。

腹膨隆，宫高34 cm，腹围100 cm，胎先露头，入盆。胎方位左枕前位（LOA），胎心140 次/min，宫缩不规则，（15~20）s/（7~8）min，质弱。估计胎儿体重3200 g左右。骨盆外测量：髂棘间径24 cm，髂嵴间径28 cm，骶耻外径19 cm，坐骨结节间径9 cm。

第二次评估综合训练思考题：

（1）此产妇家属咨询是否可以顺产，请结合目前检查结果为产妇及其家属解释影响分娩的因素。

（2）根据目前产妇情况，可能存在什么问题？

第三次评估

入院后初步诊断：G_1P_0，孕39^{+1}周，单胎头位（LOA），先兆临产。产妇持续有不规则宫缩，疲劳，于23点肌内注射哌替啶100 mg后入睡。凌晨4点再次出现规律宫缩，25 s/（3~4）min，质弱，5点30分查子宫口开3 cm，胎膜未破，转入产房待产。6点予以镇痛分娩。7点30分子宫口开6 cm，9点30分子宫口仍开6 cm，宫缩20 s/5 min，质弱，考虑活跃期停滞、继发宫缩乏力，给予人工破膜术，见羊水清，量中，破膜后1 h宫缩仍弱、子宫口仍开6 cm。予某药物静脉滴注后，12点子宫口开全，13点4分顺产一男婴3150 g，身长50 cm，Apgar评分10分，胎盘胎膜完整，产时出血250 mL，会阴I度裂伤给予缝合。产后观察2 h，宫缩好，转回母婴同室。产后乳汁分泌佳，子宫收缩好，恶露少，第3天母子出院。告知产褥期注意事项，预约产后42 d复查。

第三次评估综合训练思考题：

（1）请问产程如何分期，初产妇各期需要多长时间？

（2）人工破膜的作用是什么？人工破膜时应注意什么？

（3）产程中给予静脉滴注的药物可能是什么？此药物应如何应用，用药护理及注意事项有哪些？

（4）新生儿出生后，如何进行阿氏评分？

扫码看本单元
"综合训练案例"
参考答案

产褥期妇女的护理

 学习目标

知识目标：掌握产褥期、子宫复旧、恶露的概念及其正常表现；熟悉新生儿、新生儿期的概念；了解母体的生理变化及正常新生儿的生理特点。

能力目标：能为产妇及其家属解释产褥期妇女的特殊生理变化，为产褥期妇女提供个性化护理及健康教育，为产妇及其家属讲解正常新生儿的生理特点、临床表现及处理原则，为产妇提供新生儿护理技能喂养指导，并教会产妇识别产褥期异常症状。

情感目标：能理解产褥期妇女的情感状态，耐心地为其提供相关信息以缓解产褥期妇女及其家属的焦虑。

【概述】

产褥期是指从胎盘娩出至产妇全身各器官（除乳腺外）恢复至正常未孕状态所需要的一段时间，一般为6周。在产褥期，产妇身体的各个系统，特别是生殖系统变化最为显著，产褥期是产妇各系统恢复的关键时期。因此，了解产褥期妇女的护理相关知识，为产褥期妇女及新生儿提供护理，对促进产妇的康复和新生儿的发育非常重要。同时，伴随着新生儿的出生，产妇及其家属也经历着心理和社会的适应过程，产妇的性格倾向和生活经历、夫妻间及家庭成员的关系等是其产后心理变化的重要影响因素，也应重点关注。

【治疗要点】

治疗要点如下：①为产妇提供支持和帮助，促进舒适，促进产后生理功能的恢复。②预防产后出血、感染、中暑、抑郁等并发症的发生。③促进母乳喂养成功。④提供新生儿护理指导。

【主要护理诊断】

1. 尿潴留　与产时损伤、活动减少及不习惯床上排尿有关。

2. 母乳喂养无效　与母乳供给不足或喂养技能不熟有关。

3. 有感染的危险　与产妇局部及全身抵抗力下降有关。

【护理要点】

护理要点如下：①一般护理：包括生命体征、饮食、排尿与排便、活动。②症状护理：产后2 h护理、观察子宫复旧及恶露、会阴及会阴伤口的护理、乳房护理。③母乳喂养指导。

【健康教育】

对患者应进行如下健康教育：①一般指导：包括产妇起居、营养、饮食、卫生等方面。②出院后喂养指导。③产后健身操。④计划生育指导。⑤产后检查指导。

 综合训练案例

第一次评估

现病史： 产妇，女，29岁，本科学历。以"孕39^{+5}周临产"入院。入院次日凌晨5时行会阴侧切术，产钳助产一女婴，体重3795 g。产后第1天，产妇自述尿量增多，且哺乳时出现下腹部疼痛明显，乳房胀痛，但无乳汁分泌，产妇住在母婴病房，自感焦虑。

既往史： 患者无心、肝、肺、肾等慢性疾病史。已婚，G_1P_1。

个人史及家族史： 无遗传性疾病家族史，生于本地、长期生活于本地。适龄婚育，配偶体健。

体格检查： 查体发现：体温37.8 ℃，脉搏72 次/min，呼吸18 次/min，血压124/78 mmHg，子宫底位置平脐，阴道流血呈鲜红色；会阴缝合处水肿明显，局部无压痛。

第一次评估综合训练思考题：

（1）该产妇表现有无异常？

（2）产妇询问哺乳时出现下腹部疼痛是否正常，请为其进行讲解。

（3）产妇阴道有少量鲜红色流血，是什么原因？

（4）产妇会阴部应该如何护理？

（5）产妇目前存在的主要护理问题是什么？该如何护理？

第二次评估

产后第5天查房，产妇自述腹痛减轻，阴道流血由鲜红色变为淡红色，睡眠时出汗较多，醒来时经常满头大汗。医生已告知产妇今日可以出院。

第二次评估综合训练思考题：

（1）产妇自述症状是否有异常，请为其解释原因。

（2）请为产妇介绍产后随访和产后健康检查的相关内容。

扫码看本单元
"综合训练案例"
参考答案

第四单元
高危妊娠管理

一、高危妊娠的评估和管理

 学习目标

知识目标：掌握高危妊娠的范畴及处理原则；熟悉高危妊娠母婴监护措施的临床意义，高危妊娠的护理评估内容与方法；了解常用的辅助检查方法及临床意义。

能力目标：能识别高危妊娠，并对孕妇进行相关知识指导，提高孕妇的就医依从性，及时进行产前相关检查和监护，正确运用高危妊娠的监护措施并能够判断其临床意义，运用所学知识对高危妊娠妇女进行整体护理。

情感目标：能理解高危妊娠孕妇及其家属的心理状态，为其提供有针对性的心理护理和健康教育相关知识。

【概述】

高危妊娠是指妊娠期具有各种危险因素可能危害孕妇、胎儿及新生儿健康或导致难产的妊娠。护理人员应对孕妇进行危险因素筛查，及时发现高危孕妇并将其纳入高危妊娠管理系统，以促进良好的妊娠结局。高危妊娠的管理是围产保健工作的重点，早期筛查高危孕妇并对其进行系统管理是保障母婴健康的重要措施，能有效降低围生期母婴的发病率、死亡率、伤残率。

【治疗要点】

治疗要点如下：①纳入高危妊娠管理系统。②提高胎儿对缺氧的耐受力。③预防早产。④适时终止妊娠。⑤分娩期严密监护。⑥做好抢救新生儿的准备。

【主要护理诊断】

1. 有母体与胎儿双方受干扰的危险　与高危妊娠因素易致胎儿血氧供应和（或）利用异常有关。

2.知识缺乏：缺乏妊娠期保健、胎儿评估等知识。

3.焦虑　与担心自身及胎儿健康、妊娠出现不良结局有关。

4.功能障碍性悲哀　与现实的或预感到胎儿丧失有关。

【护理要点】

护理要点如下：①病情观察：指导孕妇加强产前检查，酌情增加产检的项目和次数。严密观察有无异常症状和体征，观察胎儿发育是否正常，及时做好母婴的病情观察与监护记录。②心理护理：引导孕妇积极应对健康相关问题，缓解其心理压力与焦虑、紧张的情绪。③分娩期护理：严密观察产程进展、胎心率及羊水情况；必要时实施产时胎儿电子监护，防止缺氧和酸中毒引起的胎儿不良结局；做好新生儿窒息的抢救准备，必要时备好暖箱或转入儿科重症监护病房。

【健康教育】

对患者应进行如下健康教育：①提供相关信息，帮助孕妇加强自我监护，提高其自我管理能力。②营养指导：根据孕妇饮食习惯，提供恰当的建议，增加孕妇营养，保证胎儿发育需要。③清洁与舒适。④教会孕妇自我监测的方法，出现异常症状及时就诊。

 综合训练案例

第一次评估

现病史：患者，女，31岁，小学文化。结婚6年，G_5P_1，患者分别于5年前进行人工流产1次；3年前孕34周因妊娠期高血压综合征提前终止妊娠，行剖宫产分娩一女婴，现体健；2年、1年前各发生自然流产1次。此次月经过期14 d自行到门诊检查，医生诊断为宫内早孕，发育正常。现孕10^{+3}周，再次来医院就诊。

既往史：患者无心、肝、肺、肾等慢性疾病史。平素月经规律，无月经失调及痛经史。已婚，G_5P_1。

个人史及家族史：无遗传性疾病家族史，生于本地、长期生活于本地。适龄婚育，配偶体健。

体格检查：身高157cm，体重62 kg，T 36.4 ℃，P 74 次/min，R 18 次/min，BP 114/76 mmHg，腹部平软；无明显压痛，无反跳痛，无移动性浊音。心、肺听诊无异常。

第一次评估综合训练思考题：

（1）该孕妇存在哪些影响妊娠的高危因素？

（2）为该孕妇进行高危妊娠评分，是否属于高危妊娠？

第二次评估

孕妇于32^{+5}周因"头晕、视物模糊3 d"到产科门诊就诊。产检身高 157 cm，体重 76 kg，血压165/110 mmHg，双下肢水肿（+++），宫高33 cm，腹围87 cm，胎方位LOA，胎心146 次/min。

第二次评估综合训练思考题：

（1）此时应该对孕妇进行哪些监护措施？

（2）对于此孕妇，产科常用的预防与处理措施有哪些？

二、妊娠期高血压疾病

 学习目标

知识目标：掌握本病的临床表现及分类标准、处理原则及常用的护理措施、用药注意事项；熟悉妊娠期高血压疾病的病理生理；了解妊娠期高血压疾病的易发因素。

能力目标：能运用所学知识为妊娠期高血压的孕妇讲解疾病的相关知识，指导产妇加强孕检，配合医生及时发现孕妇的病情变化并给予适当的处理，做好妊娠期高血压孕妇的健康指导及子痫前期孕妇的监测及用药护理，协助医生控制子痫患者的抽搐，及时做好终止妊娠的准备，以达到降低孕产妇及围生儿发病率、病死率及严重后遗症的目的。

情感目标：能理解处于不同分类的妊娠期高血压疾病患者的情绪反应，提高轻症患者的认识；子痫前期患者应避免患者的紧张焦虑情绪而引起病情加重；子痫患者尤其是妊娠不良结局的患者，做好患者及家属的抚慰工作。

【概述】

妊娠期高血压疾病是妊娠期特有的疾病，包括妊娠期高血压、子痫前期、子痫、慢性高血压并发子痫前期以及妊娠合并慢性高血压。其中妊娠期高血压子痫前期和子痫以往统称为妊娠高血压综合征。我国发病率为9.4% ~10.4%，国外报道7% ~ 12%。本病命名强调生育年龄妇女发生高血压、蛋白尿症状与妊娠之间的因果关系。多数病例在妊娠期出现一过性高血压、蛋白尿症状，分娩后随即消失。该病严重影响母婴健康，是孕产妇及围生儿发病率及死亡率的主要原因之一。

【治疗要点】

治疗要点如下：①轻症：加强孕期检查，密切观察病情变化，防止发展成危重症。

②子痫前期：住院治疗，防止子痫及并发症，原则为解痉、降压、镇静、合理扩容及利尿，适时终止妊娠。③子痫患者的处理：控制抽搐，纠正缺氧和酸中毒，在控制血压、抽搐的基础上终止妊娠。

【主要护理诊断】

1. 体液过多　与下腔静脉受增大子宫压迫使血液回流受阻或营养不良性低蛋白血症有关。

2. 有受伤的危险　与发生抽搐有关。

3. 知识缺乏：缺乏妊娠期高血压疾病的相关知识。

4. 焦虑　与母体及胎儿健康受到威胁有关。

5. 潜在并发症：胎盘早期剥离、急性肾衰竭、心力衰竭等。

【护理要点】

护理要点如下：①疾病预防指导：加强孕期教育，休息及饮食指导。②一般护理：保证休息、调整饮食、密切监护母婴状态、间断吸氧。③用药护理：用药方法、毒性反应及注意事项。④子痫患者的护理：控制抽搐、专人护理、减少刺激、严密监护、为终止妊娠做好准备。⑤产时及产后的护理：经阴道分娩者加强各产程护理；开放静脉，测量血压；继续硫酸镁治疗，加强用药护理。

【健康教育】

对患者应进行如下健康教育：①轻度妊娠期高血压孕妇：饮食指导及作息指导；加强监护，掌握自觉症状；加强产前检查，定期接受产前保护措施。②重度妊娠期高血压孕妇：教会患者识别不适症状及用药后的不适反应。③产后护理：教会产妇产后的自我护理方法，加强母乳喂养指导。④加强家属的健康教育，使孕妇得到生理和心理的支持。

　综合训练案例

第一次评估

现病史：患者，女，32岁，外来务工人员。以往月经规律，末次月经为2019年7月10日，预产期为2020年4月17日，无正规产检，2019年9月13日B超示：孕囊大小41 mm×18 mm，见胚芽搏动，2020年2月20日（孕32⁺¹周）无明显诱因出现头痛，休息后好转。次日感浑身乏力，颈痛，18点起床时摔倒在地。继而出现抽搐，持续1 min后自行停止，抽搐时意识不清，抽搐缓解后对答尚切题。无发热，其家属呼叫"120"送往医院，送医院路途中（19点20分）再发抽搐一次，症状同前一次，但抽搐缓解后情绪极度烦躁，四肢不停扭动，对答不切题，于19点25分送到医院，测BP 171/101 mmHg，HR 120 次/min，胎心150 次/min。双下肢水肿，尿蛋白（+++），即予硫酸镁解痉、地西泮（安定）镇静后收住入院。

既往史： 否认慢性疾病史与癫痫史。在本地务工2年。无不良嗜好、疫源接触史及职业危害。30岁结婚，0-0-0-0。

个人史及家族史： 无遗传性疾病家族史，个人史无特殊。适龄婚育，配偶体健。

体格检查： T 36.7 ℃，P 110 次/min，R 25 次/min，BP 173/116 mmHg，一般情况好，营养中等，比较烦躁，查体不合作，对答不切题。皮肤黏膜无黄染及瘀斑。心率120 次/min，其他心肺检查未见明显异常。双下肢凹陷性水肿（+），生理反射存在，病理反射未引出。

产科检查： 宫高28 cm、腹围100 cm、胎儿估重1 000 g、未及宫缩、子宫体无压痛，胎心150 次/min，骨盆外测量正常。

辅助检查： 血常规、凝血功能、肝肾功能、电解质、心肌酶、血气分析结果未见明显异常。眼底动静脉比1∶2，双眼底少许出血。胎儿B超检查示：臀位，双顶径71 mm，腹围132 mm，股骨长51 mm，羊水指数89 mm，胎盘位置正常，胎心监护正常。B超检查示：肝、胆、胰、脾、肾未见明显异常。

第一次评估综合训练思考题：

（1）患者目前的医疗诊断是什么？

（2）诊断依据是什么？

（3）此时患者的主要护理措施有哪些？

第二次评估

入院后继续硫酸镁静脉滴注，哌替啶100 mg肌内注射，拉贝洛尔静脉给药，硝苯地平舌下含服，患者安静睡眠状态。入院6 h后患者清醒。考虑患者子痫控制好，继续硫酸镁、苯巴比妥、降压、补充白蛋白及呋塞米利尿、地塞米松促胎肺成熟等期待治疗，3 d后复查，病情有加重趋势，医生建议终止妊娠。

第二次评估综合训练思考题：

（1）请解释硫酸镁、哌替啶、拉贝洛尔及硝苯地平的作用。

（2）请描述硫酸镁用药中的注意事项。

（3）请为孕妇及家属解释终止妊娠的原因。

第三次评估

医嘱予米索前列醇促子宫颈成熟与引产，次日臀位助产活男婴，Apgar评分2分，体重1280 g，家属放弃抢救，新生儿死亡。产后继予硫酸镁解痉48 h；镇静、降压、补充白蛋白与利尿治疗，产后第6天，患者恢复好，血压正常，24 h尿蛋白6.8 g，肝、肾功能正常，眼底少许陈旧性渗血，予以出院。出院医嘱：硝苯地平（10 mg，舌下含服，q 8 h）降压，门诊随访血压与尿蛋白3个月。

第三次评估综合训练思考题：

（1）产后为何使用硫酸镁治疗，使用硫酸镁后应注意什么问题？

（2）请为产妇及家属做出院健康教育有哪些？

**扫码看本单元
"综合训练案例"
参考答案**

妊娠期并发症患者的护理

一、自然流产

 学习目标

　　知识目标：掌握不同类型流产的临床症状及体征，辅助检查以及不同类型流产的处理原则；熟悉流产常见的因素及病理过程。

　　能力目标：能与患者进行有效沟通，正确进行问诊、病史收集，配合医生为患者进行体格检查并及时进行标本采集，有效地对患者进行护理评估，找出患者现存的和潜在的护理问题，针对问题列出护理计划，为患者提供个性化护理。

　　情感目标：理解患者尤其是妊娠结局不良者的情绪状态，具有同情心、耐心、责任心，为患者及家属做好心理护理及健康指导。

【概述】

　　流产是指妊娠不足28周，胎儿体重不足1000 g而终止者。流产发生于妊娠12周以前者称早期流产，发生在妊娠12~28周者称晚期流产。流产又分为自然流产和人工流产。自然流产的发生率占全部妊娠的10%~15%，其中80%以上为早期流产。导致流产的因素包括胚胎本身、子宫环境、内分泌状态及环境等多方面因素，不同类型的流产结局也不尽相同。

【治疗要点】

　　治疗要点如下：①先兆流产：卧床休息，减少刺激，必要时给予镇静剂及黄体酮，及时了解胚胎发育情况。②难免流产：一旦确诊，尽早使胚胎及胎盘组织完全排出，防止出血和感染。③不全流产：一经确诊，尽快清除宫腔内残留组织。④完全流产：若无感染征象，一般不需要处理。⑤复发性流产：明确病因诊断后有针对性地给予个性化治疗。⑥流产合并感染：控制感染的同时尽快清除宫内残留物。

【主要护理诊断】

1. 有感染的危险　与阴道出血时间过长、子宫腔内有妊娠残留物有关。

2. 焦虑　与担心胎儿存活或健康有关。

3. 有组织灌注量改变的危险　与出血有关。

4. 预感性悲哀　与即将失去胚胎或胎儿有关。

【护理要点】

护理要点如下：①先兆流产孕妇的护理：孕妇需卧床休息，禁止性生活、禁灌肠等，以减少各种刺激。随时评估孕妇的病情变化，注意观察孕妇的情绪反应，加强心理护理，向孕妇及家属讲明以上保胎措施的必要性，以取得孕妇及家属的理解和配合。②妊娠不能再继续者的护理：做好终止妊娠的准备，协助医生使妊娠产物完全排出，同时开放静脉，做好输液、输血准备。严密监测孕妇的体温、血压及脉搏，观察其面色、腹痛、阴道流血及与休克有关征象。③预防感染：护士应监测患者的体温、血象及阴道流血、分泌物的性质、颜色、气味等，严格执行无菌操作规程，加强会阴部护理。指导孕妇维持良好的卫生习惯。发现感染征象后应及时报告医生，并按医嘱进行抗感染处理。

【健康教育】

对患者应进行如下健康教育：①对于失去胎儿的患者，会出现伤心、悲哀等情绪反应，应给予同情和理解，帮助患者及家属接受现实，顺利度过悲伤期。②与孕妇及家属共同讨论此次流产的原因，讲解流产的相关知识，帮助他们为再次妊娠做好准备。③有复发性流产史的孕妇在下一次妊娠确诊后应卧床休息，治疗期必须超过以往发生流产的妊娠月份。病因明确者，应积极接受对症治疗。

 综合训练案例

> **第一次评估**
>
> **现病史：**患者，女，36岁，医务工作者。已婚，G_2P_1因"停经50 d、阴道少量出血1 d"来诊，患者平素月经规律，周期28~30 d，经期5 d。末次月经（LMP）50 d前。停经38 d时自测尿HCG（+），未做其他检查。昨日下午开始阴道少量流血，自行卧床休息一夜后来诊，自述出血不多，无腹痛等其他不适。
>
> **既往史：**否认慢性疾病史。10年前因社会因素剖宫产1次，工具避孕。
>
> **个人史及家族史：**无遗传性疾病家族史，个人史无特殊。适龄婚育，配偶体健。
>
> **体格检查：**T 37.2 ℃，R 19 次/min，P 88 次/min，BP 100/ 60 mmHg，一

般情况可，神志清醒，应答切题，自由体位。心、肺检查无阳性发现。腹部平软，下腹正中轻度压痛，无反跳痛，未触及明显肿块，肠鸣音正常。B超检查示：子宫腔内见孕囊，胚胎未成形，未见明显原始心管搏动。

第一次评估综合训练思考题：

（1）该孕妇最可能的医疗诊断是什么？诊断依据是什么？

（2）该患者的处理原则是什么？

（3）此时应该如何护理该患者？

第二次评估

给予该患者地屈孕酮（商品名：达芙通）保胎治疗后，患者阴道出血仍未止，5 d后晨起觉下腹阵发性坠痛，阴道出血量增多，似平时月经量，未见明显组织物排出，再次来院急诊就诊。妇科检查见，外阴：已婚式，未见异常。阴道：畅，中量暗红色积血，伴陈旧血块。子宫颈：未见明显赘生物，子宫口松弛，举痛（－）。子宫体：中前位，如孕40$^+$ d，轻度压痛。附件：双侧未及明显肿块，无压痛。B超检查示：仍未显示心管搏动。

第二次评估综合训练思考题：

（1）此时患者的诊断最可能是什么？

（2）此时的处理原则是什么？

（3）应该如何护理该患者？

第三次评估

该患者清宫术后第3天，情况稳定，无出血、感染，医嘱出院。

第三次评估综合训练思考题：

请为患者做出院指导及健康教育。

二、早产

学习目标

知识目标：掌握早产的定义、临床表现及处理原则，早产的护理评估、常见护理问题与护理措施；熟悉早产的病因、辅助检查结果。

能力目标：能识别先兆早产和早产临产，并协助医生做好准备工作，应用护理程序找出患者的护理问题，与孕妇及家人合作制订护理计划，落实护理措施，提高早产儿的存活率，降低新生儿并发症的发生。

情感目标： 能理解早产产妇及其家属的心理状态，为其提供有针对性的心理护理和健康教育相关知识。

【概述】

早产是指妊娠满28周至不满37足周之间分娩者。此时娩出的新生儿称早产儿，出生体重多在1000~2499 g，各器官发育尚不够成熟。据统计，早产儿中约有15%于新生儿期死亡，而且，围生儿死亡中与早产有关者占75%，防止早产是降低围生儿死亡率的重要环节之一。

【治疗要点】

治疗要点如下：①若胎儿存活，无胎儿窘迫、胎膜未破，通过休息和药物治疗控制宫缩，尽量维持妊娠至足月。②若胎膜已破，早产已不可避免时，则应尽可能地预防新生儿并发症以提高早产儿的存活率。

【主要护理诊断】

1. 有母体与胎儿双方受干扰的危险　与高危妊娠因素易致胎儿血氧供应和（或）利用异常有关。

2. 知识缺乏：缺乏妊娠期保健、胎儿评估等知识。

3. 焦虑　与担心自身及胎儿健康、妊娠出现不良结局有关。

4. 功能障碍性悲哀　与现实的或预感到胎儿丧失有关。

【护理要点】

护理要点如下：①预防早产，做好孕期保健工作、指导孕妇加强营养，保持平静的心情。避免诱发宫缩的活动；高危孕妇必须多卧床休息，以左侧卧位为宜，慎做肛查和阴道检查等，积极治疗并发症，防止早产的发生。②药物治疗的护理，先兆早产的主要治疗为抑制宫缩，积极控制感染。明确具体药物的作用和用法，识别药物的副作用，以避免毒性作用的发生。③预防新生儿并发症的发生。在保胎过程中，应每日行胎心监护，教会患者自数胎动，有异常时及时采取应对措施。④为分娩做准备，若早产已不可避免，应尽早决定合理分娩的方式，同时，充分做好早产儿保暖和复苏的准备。

【健康教育】

对患者应进行如下健康教育：①安排时间与孕妇进行开放式的讨论，让患者了解早产的发生并非她的过错，有时甚至是无缘由的。②避免为减轻孕妇的负疚感而给予过于乐观的保证。③由于早产是出乎意料的，孕妇多没有精神和物质准备，对产程中的孤独感、无助感尤为敏感，因此，丈夫、家人和护士在身旁提供支持较足月分娩更显重要，并能帮助孕妇重建自尊，以良好的心态承担早产儿母亲的角色。

综合训练案例

第一次评估

现病史：患者，女，31岁，以"G_3P_1孕29^{+1}周，偶有下腹胀痛2周"入院。患者平素月经规则，停经35 d查妊娠试验阳性。停经60 dB超检查示：妊娠8周。唐氏综合征筛查示：低危。妊娠24周胎儿B超检查示：未见异常。入院前2周自觉偶有下腹胀痛，一日10余次，同时阴道分泌物明显增多，为进一步治疗收住入院。

既往史：患者否认心脏病、高血压等慢性病史，否认药物过敏史。

个人史及家族史：生育史：0-1-1-1，4年前自然流产1次，2年前孕34周自然分娩1活女婴，体重2420克，现存活。无遗传性疾病家族史，适龄婚育，配偶体健。

体格检查：一般情况可，步入病房，身高 162 cm，体重 66.5 kg，T 37.5℃，BP 109/64 mmHg，HR 72 次/min，心律齐，未闻及杂音，R 18次/min，双肺呼吸音清，未闻及干、湿啰音。妊娠腹形，软，无压痛，无反跳痛，肝、脾肋下未及，双肾区无叩痛。双下肢无水肿。产科检查：复围97.5 cm，子宫底高度31 cm，偶及不规律弱宫缩，胎方位LOT，胎头浮，胎心140 次/min。B超检查示：宫内单胎妊娠，双顶径74 mm，头围271 mm，腹围239 mm，股骨长53 mm，胎盘位于前壁，I^+级，羊水指数198 mm。CST：胎心基线145 次/min，加速后有反应，宫缩强度40 mmHg，间隔5~10 min，持续15~20 s。

第一次评估综合训练思考题：

（1）目前，该孕妇可能的诊断是什么？

（2）诊断依据是什么？

（3）处理原则是什么？

（4）常用的治疗药物有哪几类？简述其作用及用药护理。

第二次评估

入院后予以完善检查，血常规：WBC 12×10^9/L，N 85.9%，Hb 109 g/L，PLT 279×10^9/L，CRP 22.85 mg/L；肝、肾功能无异常，阴道分泌物Ⅲ度，支原体（+），衣原体（-），B族链球菌（-）；予以抗感染、抑制宫缩治疗，5 d后无腹痛出院。孕期继续加强监测，妊娠至38^{+1}周自然分娩1活女婴，体重 3150 g，产程顺利。

第二次评估综合训练思考题：

（1）产妇在住院过程中咨询导致早产的常见原因，请为其简单介绍。

（2）请为孕妇介绍预防早产的常用措施。

（3）对此类孕妇，如何预防新生儿并发症的发生？

三、异位妊娠

学习目标

知识目标：掌握异位妊娠的临床表现、处理原则及护理措施；熟悉异位妊娠的病因及病理；了解高危妊娠的护理评估内容与方法。

能力目标：能够及时准确地识别异位妊娠的临床表现，协助医生做好相应的辅助检查和手术准备等工作，针对不同患者制订护理计划，落实有针对性的护理措施，保证患者的安全。

情感目标：能理解异位妊娠孕妇及其家属的心理状态，帮助患者及家属正确认识本病，平静地接受本次妊娠结局，并为以后妊娠做好身心准备。

【概述】

正常妊娠时，受精卵着床于子宫体腔内膜。受精卵在子宫体腔外着床发育时，称为异位妊娠，习称宫外孕，异位妊娠和宫外孕的含义稍有区别。异位妊娠包括输卵管妊娠、卵巢妊娠、腹腔妊娠、子宫颈妊娠及阔韧带妊娠等；宫外孕仅指子宫以外的妊娠，子宫颈妊娠不包括在内。在异位妊娠中，输卵管妊娠最为常见，占异位妊娠的95%左右。输卵管妊娠是妇产科常见急腹症之一，当输卵管妊娠流产或破裂时，可引起腹腔内严重出血，如不及时诊断、处理，可危及生命。输卵管妊娠因其发生部位不同又可分为输卵管子宫部、峡部、壶腹部和漏斗部妊娠，以壶腹部妊娠多见，约占78%，其次为峡部，漏斗部、子宫部妊娠少见。

【治疗要点】

治疗要点如下：①手术治疗：应在积极纠正休克的同时，进行手术抢救。根据情况进行患侧输卵管切除术或保留患侧输卵管及其功能的保守性手术。②药物治疗：合理运用中药，中西医结合的方法，化疗药物氨甲蝶呤等方法，抑制滋养细胞增生、破坏绒毛，使胚胎组织坏死、脱落、吸收。③在药物治疗中若有严重内出血征象、疑为输卵管间质部妊娠或胚胎继续生长时仍应及时进行手术治疗。

【主要护理诊断】

1. 疼痛　与输卵管妊娠破裂所致的腹腔内出血刺激腹膜有关。

2. 潜在并发症：失血性休克。

3. 恐惧　与生命受到威胁及不确定异位妊娠对未来生育的影响有关。

4. 有感染的危险　与机体抵抗力低下、手术创伤有关。

【护理要点】

护理要点如下：①接受手术治疗患者的护理：护士在严密监测患者生命体征的同时，配合医师积极纠正患者休克症状，做好术前准备；对于严重内出血并发现休克的患者，护士应立即开放静脉，交叉配血，做好输血输液的准备；术前向患者及家属讲明手术的必要性，并赢得患者及家属的信任，减少和消除患者的紧张、恐惧心理，协助患者接受手术治疗方案；术后讲述异位妊娠的有关知识，减少抵触妊娠的不良情绪，增加和提高患者的自我保健意识。②接受非手术治疗患者的护理：严密观察病情，告诉患者病情发展的一些指征，以便当患者病情发展时，医患均能及时发现，给予相应处理；加强化学药物治疗的护理，注意患者的病情变化及药物毒副反应；指导患者休息与饮食，以促进血红蛋白的增加，增强患者的抵抗力；监测治疗效果，护士应协助正确留取血标本，以监测治疗效果。

【健康教育】

对患者应进行如下健康教育：①教育患者保持良好的卫生习惯，勤洗浴、勤换衣，性伴侣稳定。②因输卵管妊娠的预后在于防止输卵管的损伤和感染，因此护士应指导女性防止发生盆腔感染，发生盆腔炎后须立即彻底治疗，以免延误病情。③由于输卵管妊娠者中约有10%的再发生率和50%~60%的不孕率，需告诫患者，下次妊娠时要及时就医，并且不宜轻易终止妊娠。

 综合训练案例

第一次评估

现病史： 患者，女，39岁，企业职员。以"月经淋漓不净8 d，伴头晕3 h"入院。患者自诉8 d前开始有阴道出血。量少暗红，淋漓不净，3 h前突发腹痛伴头晕目眩，遂来急诊就诊。患者已婚，有正常性生活。发病以来，患者食欲、睡眠、大小便均正常，体重无明显变化。

既往史： 无外伤手术史，无高血压、心脏病、糖尿病等慢性疾病史。末次月经约40 d前，经量如常，无痛经，平素工具避孕。

生育史： 1-0-2-1，2次人工流产史，顺产1女，现已10岁。

个人史及家族史： 无遗传性疾病家族史，无高血压等慢性病史，无药物过敏史。适龄婚育，配偶体健。

体格检查： 身高163 cm，体重58 kg，BP 100/60 mmHg，HR 90次/min，应答自如，但情绪较淡漠，口唇稍苍白。全腹软，左下腹轻压痛，无反跳痛，移动性浊音（－）。妊娠试验（＋）。

妇科检查见，阴道：通畅，内见暗红色积血。子宫颈：光，子宫颈举痛（＋）。子宫体：前位，正常大小，压痛（±）。附件：左附件区压痛

（＋）。血常规检查：Hb 90 g/L。

第一次评估综合训练思考题：

（1）该患者可能的诊断是什么？

（2）疑似该诊断的依据有哪些？

（3）为确定诊断，应该为患者继续做何检查？

第二次评估

盆腔B型超声示：子宫前位，大小45 mm×58 mm×50 mm，内膜6 mm；右卵巢：大小28 mm×25 mm×18 mm；左卵巢：大小29 mm×26 mn×15 mm，其旁见混合性回声，大小35 mm×30 mm×32 mm。盆腔积液：深30 mm；超声诊断示：左侧附件区混合性占位（性质待查），阴道后穹隆积液。后穹穿刺：5 mL不凝血。

第二次评估综合训练思考题：

（1）根据目前检查结果，可作何初步诊断？

（2）接下来应如何处理？

（3）主要的护理措施有哪些？

第三次评估

入院后予以急诊完善术前常规检查，如血常规，肝、肾功能，电解质，出、凝血指标，心电图。家属谈话沟通告知目前病情，开放静脉补液，急诊行"腹腔镜下探查术"。术中见盆腔积血约600 mL，探查子宫，右侧附件、左侧卵巢外观未见明显异常，左输卵管壶腹部增粗呈紫红色4 cm，伞端有血块附着，未见破口。术中再次与家属沟通后，行腹腔镜下左侧输卵管切除。术后病理学检查证实：左侧输卵管妊娠。术后给予抗炎补液对症治疗，监测血HCG变化情况，术后第3天予以出院，门诊随访血HCG至正常。

第三次评估综合训练思考题：

（1）导致本病的原因有哪些？

（2）请为患者做出院前的健康教育。

扫码看本单元
"综合训练案例"
参考答案

胎儿及其附属物异常

一、胎盘早剥

 学习目标

知识目标：掌握胎盘早剥的概念、分度、临床表现、处理原则；熟悉胎盘早剥的病因、病理以及对母婴的影响。

能力目标：能及时准确地协助医生判断孕妇的情况并给予正确的治疗和护理措施，在全面评估患者的基础上，制订合理的护理计划，降低母婴的风险，争取好的妊娠结局。

情感目标：帮助胎盘早剥产妇及其家属缓解高度紧张和恐惧的状态，对其顾虑给予恰当的解释，帮助他们使用合理的压力应对技巧和方法。

【概述】

妊娠20周后或分娩期，正常位置的胎盘在胎儿娩出前部分或全部从子宫壁剥离，称为胎盘早剥。胎盘早剥是妊娠中晚期出血最常见的原因之一。严重者迅速出现弥散性血管内凝血、急性肾衰竭等，起病急、进展快，处理不及时可危及母婴生命，是妊娠期的一种严重并发症。

【治疗要点】

治疗要点如下：①早期识别。②积极纠正休克。③及时终止妊娠。④防治并发症。⑤分娩时机和方式应根据孕周、胎盘剥离的严重程度、有无并发症、子宫口开大情况、胎儿宫内状况等决定。

【主要护理诊断】

1. 有心脏组织灌注不足的危险　与胎盘剥离导致子宫-胎盘循环血量下降有关。

2. 潜在并发症：出血性休克、DIC。

3. 母乳喂养中断　与早产儿转至NICU治疗有关。

4. 有胎儿宫内窘迫的危险　与胎盘功能障碍有关。

5. 恐惧　与胎盘早剥起病急、进展快、危及母婴生命有关。

【护理要点】

护理要点如下：①纠正休克：迅速开放静脉通道，改善血液循环。②心理护理：向孕妇及家人提供相关信息，说明积极配合治疗与护理的重要性。③病情观察：密切监测孕妇及胎儿宫内情况，发现异常，立即报告医生并配合处理。④分娩期护理：密切观察产妇及胎儿情况，做好抢救新生儿和急诊剖宫产的准备，注意预防产后出血。⑤产褥期护理：密切观察生命体征、宫缩、恶露、伤口愈合等情况，预防产褥感染。

【健康教育】

对患者应进行如下健康教育：①加强孕期保健，预防和及时治疗妊娠期高血压、慢性高血压、慢性肾病等。②妊娠晚期避免腹部外伤。③施行外倒转术时动作要轻柔。④处理羊水过多和双胎时，应避免宫腔内压力骤降。

 综合训练案例

第一次评估

现病史： 孕妇，29岁，G_1P_0孕39^{+4}周，停经35 d自查尿B-HCG（＋），停经42 d。B超检查示：宫内妊娠。孕2月时出现轻微早孕反应（包括恶心、呕吐），孕5月左右出现胎动，胎动好，定期做产前检查，未见明显异常，血清学产前筛查提示低风险。孕37周我院产前检查B超检查示：羊水过多、胎盘位置正常。2 h前因外伤导致阴道少量出血，轻微下腹痛，遂急诊来院。

既往史： 无手术外伤史，无重大脏器疾病史，无家族性及遗传性疾病史。生育史0-0-0-0，平素月经规则，初潮13岁，经期4~6 d，周期33~35 d，量中，无痛经。

个人史及家族史： 无慢性病家族史、高血压病史，生于本地，无药物过敏史。长期生活于本地，适龄婚育，配偶体健。

体格检查：

查体：营养中等，无贫血貌，T 36.5 ℃，P 75 次/min，R 18 次/min，BP 119/80 mmHg。腹部检查：子宫大小与妊娠周数相符，轻微压痛。胎心正常，胎位清楚。

第一次评估综合训练思考题：

（1）该孕妇可能的诊断是什么？

（2）诊断依据是什么？

（3）如确定诊断，本病对母婴的影响有哪些？

第二次评估

入院检查后医生给予行水囊引产术，球囊放置过程顺利，无出血。放置球囊后10 h临产，取出球囊12 h后，子宫口开5~6 cm，给予宫缩间隙人工破膜，缓慢放羊水。羊水量多，血性，胎心好，子宫口开5 cm，考虑胎盘早剥可能，拟急诊手术终止妊娠。术中胎儿娩出后，查胎盘附着于子宫后壁，胎盘以胎儿面方式立即剥离，完整，见陈旧血块约100 mL。

第二次评估综合训练思考题：

（1）此时是否可以确诊？依据是什么？

（2）本病的处理原则是什么？

（3）本病临床上与哪类患者临床表现相似？

（4）此患者的鉴别诊断依据有哪些？

二、前置胎盘

 学习目标

知识目标：掌握前置胎盘的概念、分度、临床表现、处理原则；熟悉胎盘早剥的病因、病理以及对母婴的影响。

能力目标：能及时准确地协助医生判断孕妇的情况并给予正确的治疗和护理措施，在全面评估患者的基础上，制订合理的护理计划，降低母婴的风险，争取好的妊娠结局。

情感目标：帮助前置胎盘孕妇及其家属调整心理状态，对其顾虑给予恰当的解释，帮助他们使用合理的压力应对技巧和方法。

【概述】

正常的胎盘附着于子宫体部的前壁、后壁或侧壁。妊娠28周后，若胎盘附着于子宫下段，其下缘达到或覆盖子宫颈内口，位置低于胎儿先露部，称为前置胎盘。前置胎盘是妊娠晚期出血的主要原因之一，是妊娠期的严重并发症，多见于经产妇，尤其是多产妇。

【治疗要点】

治疗要点如下：①止血、纠正贫血、预防感染。②降低早产率与围生儿死亡率。③根据前置胎盘类型、阴道流血量、妊娠周数、胎儿宫内情况、是否临产等综合考虑。④在孕妇和胎儿安全的前提下延长妊娠周数，提高胎儿存活率。

【主要护理诊断】

1. 有感染的危险　与出血多，机体抵抗力下降及胎盘剥离面靠近宫颈口，细菌易经阴道上行感染有关。

2. 潜在并发症：出血性休克、产后出血。

3. 有胎儿受伤的危险　与阴道大量出血，可能发生胎儿宫内窘迫有关。

4. 舒适度减弱　与绝对卧床休息、活动无耐力有关。

【护理要点】

护理要点如下：①饮食指导：建议孕妇多摄入高蛋白、高热量、高维生素、富含铁的食物，纠正贫血，增加母体储备，保证母婴基本需要。②病情观察：严密观察并记录孕妇生命体征、阴道流血、胎心、胎动等，准确记录阴道出血量，注意识别病情危重的指征如休克表现、胎心/胎动异常等，出现异常及时报告医生并配合处理。③协助治疗：遵医嘱开放静脉通路，采取相应的止血、输血、扩容等措施；根据病情和孕周，遵医嘱给予糖皮质激素促胎肺成熟。做好大出血的抢救准备。④预防感染：保持室内空气流通，指导产妇注意个人卫生，及时更换会阴垫；严密观察产妇生命体征、恶露、子宫复旧、阴道流血、白细胞计数及分类等。⑤协助自理：鼓励患者坚持自我照顾的行为，必要时协助患者。

【健康教育】

对患者应进行如下健康教育：①加强孕妇的管理和宣教，按时产前检查。②妊娠期出血者，做到及时诊断，正确处理。③避免多次刮宫、引产或宫内感染，减少子宫内膜损伤或子宫内膜炎。④计划妊娠妇女应戒烟、戒毒和戒酒，避免对自身及胎儿造成伤害。

 综合训练案例

第一次评估

现病史：患者，女，25岁，银行职员。因孕31^{+5}周，以"无痛性阴道出血2h"来院就诊。孕期规律产检，2周前产检，外院超声示：单胎，胎盘后壁，胎盘下缘似部分覆盖宫颈内口。今孕31^{+5}周，夜间睡眠中突发无痛性阴道出血，量约10 mL，色鲜红、内裤血迹晕染呈淡红色。遂急诊来院。孕妇否认外伤史，否认近期性生活史。为进一步治疗，急诊收治入院。患者近期精神可，睡眠一般，食欲佳，二便正常。

既往史：无外伤手术史，无高血压及心、肺、肝、肾等重大脏器疾病史。生育史0-0-0-0，平素月经规律，15岁初潮，经期5~7 d，周期28~30 d，量中，无痛经史。

个人史及家族史：无家族慢性病、高血压病史，生于本地，无药物过敏史。长期生活于本地，适龄婚育，配偶体健。

体格检查：入院查体：T 37.0 ℃，P 100 次/min，R 20 次/min，BP 110/70 mmHg，营养中等，无贫血貌，下肢无水肿，心律齐，有力，各瓣膜听诊区未闻及杂音，双肺呼吸清。腹部检查未及明显宫缩，子宫张力不高，腹围96 cm，宫高26 cm，胎心145 次/min，胎位LOA，胎头高浮。阴道窥器检查示：胎膜似已破，子宫口未开，阴道内有中等量鲜红色血水。

第一次评估综合训练思考题：

（1）该孕妇最可能的诊断是什么？

（2）诊断依据有哪些？

（3）按此诊断，此时的护理措施是什么？

第二次评估

入院第2天，孕妇一般状况良好，无感染征象，胎动好。B超示：双顶径75 mm，头围202 mm，股骨长59 mm，腹围长266 mm。胎盘位置，后壁，胎盘分级：2级。胎盘主体位于子宫下段，边缘完全覆盖宫颈内口，胎心测及，最大羊水池深度：60 mm。MRI示：前置胎盘未见明显胎盘植入现象。遵医嘱卧床休息、给予药物抑制宫缩、促进胎儿肺成熟、补充血容量。

第二次评估综合训练思考题：

（1）请问医生处理的依据是什么？

（2）本病对孕妇及胎儿、新生儿会有哪些影响？

（3）该患者的护理诊断有哪些？

三、胎膜早破

学习目标

知识目标：掌握胎膜早破的定义、临床表现、处理原则、护理评估、常见护理问题与护理措施；熟悉胎膜早破的病因、辅助检查结果。

能力目标：能与患者进行有效沟通，正确进行问诊、病史收集，正确进行体格检查，正确找出患者的护理问题，针对问题列出护理措施并正确实施。

情感目标：能理解患者的情绪状态，具有同情心、耐心，责任心增强。

【概述】

胎膜早破是指胎膜在临产前发生自然破裂，使孕妇易发生羊膜腔感染、胎盘早剥、羊水减少等问题。而对胎儿，则易引发绒毛膜羊膜炎、脐带脱垂、早产及新生儿吸入性肺炎等问题。主要表现为孕妇突感有液体自阴道流出或无控制地"漏尿"，不伴有腹痛，当腹压增加时，阴道流液增加。

【治疗要点】

处理取决于孕周、有无感染。首先全面评估孕妇及胎儿情况；其次根据孕周、母婴情况、当地医疗水平，孕妇及家属进行临床决策。具体如下：①妊娠<24周，终止妊娠。②妊娠24~27^{+6}周，可进行保胎或终止妊娠。③妊娠28~33^{+6}周，期待疗法，密切监测母胎情况，给予糖皮质激素和抗生素治疗。④妊娠≥35周，无剖宫产指征，破膜后12 h内积极引产。

【主要护理诊断】

1. 感染的危险　与胎膜破裂后易造成羊膜腔内感染有关。
2. 潜在并发症：早产、脐带脱垂、胎盘早剥。

【护理要点】

护理要点如下：①注意休息。②减少刺激。③观察病情。④预防感染。⑤协助治疗。

【健康教育】

对患者应进行如下健康教育：①营养指导。②预防感染。③运动指导。

 综合训练案例

> **现病史：** 孕妇，29岁，高中文化，公司职员。因"孕39^{+3}周，阴道流液1 h余"入院。平素月经规则7/30 d，量中，无痛经，末次月经（LMP）为2018年6月22日，预产期（EDC）为2019年3月29日，停经40 d，查尿β-HCG(+)，孕2月出现轻微早孕反应（恶心、呕吐），孕早期B超检查核实预产期准确。孕5月出现胎动至今，定期产前检查，超声提示胎儿发育与孕周相符，中孕期胎儿畸形筛查未见异常，OGTT(-)。孕中晚期无头痛、头晕及皮肤瘙痒等不适，监测血压正常，自觉胎动佳，无异常腹痛及阴道流血等不适。现孕39^{+3}周，入院前1 h（18点30分）出现阴道流液，量中，色清，无明显不规则腹痛及阴道流血等，遂急诊入院。近期饮食睡眠可，大小便正常，体重增长12 kg。
>
> **既往史：** 8年前做过阑尾炎手术。否认高血压、冠心病、脑血管病及糖尿病等病史，否认输血史、过敏史。无心、肝、肾等重要脏器疾病史，无肝炎、结核、梅毒等传染病史，无手术外伤史、输血史、药物和食物过敏史。

个人史及家族史：25岁结婚，生育史0-0-1-0，2012年3月人工流产1次，无家族遗传病史。

体格检查：T 37℃，P 80次/min，R 20 次/min，BP 110/70 mmHg；营养中等，无贫血貌，水肿（－），双肺呼吸音清，未闻及干、湿啰音，心律齐，有力，各瓣膜听诊区无杂音，肝脾未触及。

产科检查：腹膨隆，腹围97 cm，宫高38 cm，胎先露头，半入盆，胎方位LOA。宫缩10 min未触及，子宫压痛（－），胎心145 次/min，胎动（＋），估计胎儿体重3400 g，骨盆外测量正常。窥器检查：后穹窿少量羊水，色清，pH试纸变色，宫颈评分8分。

实验室检查：血常规：WBC $8.8×10^9$/L，Hb 120 g/L。B-链球菌DNA扩增：阳性。

综合训练思考题：

（1）归纳患者入院时主要的症状及体征。

（2）目前，患者主要的护理问题有哪些？（回答出4~5个）

（3）针对患者病情治疗要点是什么？

（4）需要为患者采取的主要护理措施有哪些？（按优先原则排列）

扫码看本单元
"综合训练案例"
参考答案

第七单元
妊娠合并症患者的护理

一、妊娠合并糖尿病患者的护理

 学习目标

知识目标：掌握妊娠合并糖尿病的临床表现、预防、治疗原则和护理措施；理解妊娠与糖尿病的相互影响，疾病对母婴的影响。

能力目标：能应用护理程序找出患者的护理问题，并与妊娠合并糖尿病妇女及家人合作制订护理计划，落实护理措施，确保母婴安全。

情感目标：能理解患者的情绪状态，具有同情心、耐心，责任心增强。

【概述】

妊娠合并糖尿病包括两种类型，一是糖尿病合并妊娠，即原有糖尿病基础上合并妊娠，也称孕前糖尿病；二是妊娠期糖尿病，妊娠前糖代谢正常，妊娠期才出现的糖尿病。糖尿病孕妇中，90%以上为妊娠期糖尿病。妊娠可使原有糖尿病患者病情加重，使既往无糖尿病的孕妇发生妊娠期糖尿病，糖尿病对母婴的危害及其程度取决于糖尿病病情及血糖控制水平，孕前及孕期血糖控制不良者，孕妇流产、妊娠期并发症、感染、羊水过多、酮症酸中毒等概率明显增加。对胎儿来说，巨大儿、流产和早产、生长受限和畸形概率增高。同时，新生儿呼吸窘迫综合征和新生儿低血糖等也将明显增加。

【治疗要点】

治疗要点如下：①加强孕期母婴监护，严格控制孕产妇血糖值，选择正确的分娩方式，减少并发症发生。②糖尿病妇女于妊娠前应判断糖尿病程度，确定妊娠的可能性。允许妊娠者，需严密监护指导，尽可能将孕妇血糖控制在正常或接近正常范围内，并选择正确的分娩方式，防止并发症发生。

【主要护理诊断】

1.有血糖不稳定的危险　与血糖代谢异常有关。

2. 知识缺乏：缺乏血糖监测、妊娠合并糖尿病自我管理的相关知识。

3. 有胎儿受伤的危险 与糖尿病引起胎儿宫内窘迫、胎盘早剥有关。

【护理要点】

（1）非孕期：确定糖尿病病情程度，控制血糖。

（2）妊娠期：①母婴监护。②营养治疗。③运动干预。④合理用药。⑤心理支持。

（3）分娩期：①适时终止妊娠。②选择合适的分娩时间和分娩方式。③新生儿处理。

（4）产褥期：①调整胰岛素用量。②预防产褥感染。③随访指导。

【健康教育】

对患者应进行如下健康教育：①血糖控制。②饮食指导。③运动指导。④避孕指导。

 综合训练案例

第一次评估

现病史： 孕妇，王某，36岁，大学文化，公司职员。以"孕期糖耐量试验结果异常"而就诊。月经规律，孕24^{+5}周时75 g，葡萄糖耐量试验（OGTT）结果：①5.98 mmol/L。②11.5 mmol/L。③10.6 mmol/L，糖化血红蛋白（HbA1c）5.8%，无高血糖症状。遵医嘱给予生活干预。

既往史： 孕前体重70 kg。否认高血压、糖尿病史。

个人史及家族史： 长期生活于本地，无疫区及传染病接触史。月经周期6/（30~35）d，自然流产3次。其父为2型糖尿病，口服降糖药治疗。

体格检查： T 36.5 ℃，BP 120/70 mmHg，P 90 次/min，体重74 kg。一般情况良好，心肺未闻及异常，肝、肾区无叩击痛，水肿（－）。

产科检查： 胎心146 次/min。

第一次评估综合训练思考题：

（1）患者目前主要的护理诊断有哪些？

（2）如何为患者制定生活干预措施？

第二次评估

孕26^{+5}周再次检查，查空腹血糖5.89 mmol/L，餐后2 h血糖9.85 mmol/L，血糖控制不理想，遵医嘱给予诺和锐联合诺和灵N治疗，根据血糖水平调整用量。目前诺和锐用量为14 IU（早餐前）、16 IU（中餐前）、20 IU（晚餐前），皮下注射；诺和灵用量为N20 IU（睡前），皮下注射。

第二次评估综合训练思考题：

（1）如何指导该孕妇用药？

（2）如何给予该孕妇血糖自我监测的健康指导？

第三次评估

经内分泌科医生和专科护士的密切配合，该孕妇孕期血糖控制理想，目前因孕39^{+1}周，临近预产期入院。常规化验基础正常，血脂偏高，糖化血红蛋白5.7%，7段血糖监测FPG 5.0~5.3 mmol/L，2 hPG 6.3~7.0 mmol/L。产科检查腹围120 cm，宫高41 cm，胎心146 次/min，胎头浮。骨盆测量：入口斜径12 cm，坐骨棘间径10.5 cm，坐骨结节间径8 cm。子宫颈管未消。胎儿B超检查示：双顶径100 mm，腹围378 mm，股骨长73 mm，胎盘Ⅱ级，羊水指数198 mm。遵医嘱2 d后行剖宫产手术。

第三次评估综合训练思考题：

（1）目前，患者主要的护理问题有哪些？

（2）针对患者情况，术中护理要点有哪些？

（3）新生儿娩出后，如何对其进行护理？

二、妊娠合并心脏病患者的护理

学习目标

知识目标： 掌握妊娠合并心脏病的临床表现、预防和治疗原则、护理措施；理解妊娠与心脏病的相互影响，疾病对母婴的影响。

能力目标： 能应用护理程序找出患者的护理问题，与妊娠合并心脏病妇女及家人合作制订护理计划，落实护理措施，确保母婴安全。

情感目标： 能理解患者的情绪状态，具有同情心，耐心、责任心增强。

【概述】

妊娠合并心脏病是妇女在围生期患有的一种严重的妊娠并发症，包括妊娠前已患有的心脏病、妊娠后发现或发生的心脏病。妊娠、分娩及产褥期间心脏及血流动力学的改变，可加重心脏疾病与产妇的心脏负担而诱发心力衰竭，是孕产妇死亡的重要原因之一。心脏病不影响患者受孕。心脏病变较轻、心功能Ⅱ级、无心力衰竭史且无其他并发症者，在严密监护下可以妊娠，必要时给予治疗。心脏病孕妇心功能状态良好者，母婴相对安全，且多以剖宫产终止妊娠。不宜妊娠的心脏病患者一旦受孕或妊娠后心功能状态不良，流产、早产、死胎、胎儿生长受限、胎儿宫内窘迫及新生儿窒息的发生率明显增加，围生儿死亡率增高，是正常妊娠的2~3倍。妊娠32~34周、分娩期（第一产程末、第二产程）及产褥期的前3日，是患有心脏病孕产妇最危险的时期，护理时应严密监护，确保母婴安全。

【治疗要点】

治疗要点如下：①积极治疗心力衰竭和感染，建立妊娠合并心脏病孕产妇抢救体系。②对非孕期的心脏病患者，根据其疾病类型、程度及心功能状态，确定是否可以妊娠。对不易妊娠的心脏病孕妇，应在孕12周前行人工流产；允许妊娠者应从孕早期开始，定期进行产前检查，及时发现已存在的心脏病变，并进行高危孕妇管理，及时识别心衰的早期征象，预防心衰发生。③妊娠合并心脏病患者，如心功能 I – II 级，胎儿不大，胎位正常，子宫颈条件良好者，可考虑在严密监护下经阴道分娩，应行助产术尽可能缩短第二产程。胎儿偏大、产道条件不佳及心功能 III – IV 级者，应择期剖宫产。

【主要护理诊断】

1. 潜在并发症：心力衰竭、感染。

2. 活动无耐力　与妊娠合并心脏病心排量下降有关。

3. 自理能力缺陷　与心脏病活动受限及产后需要绝对卧床休息有关。

【护理要点】

（1）非孕期：对心脏病患者进行妊娠风险咨询和评估，综合判断耐受妊娠的能力，对不宜妊娠者，指导患者采取有效措施严格避孕。

（2）妊娠期：①加强孕期保健：包括定期产前检查和识别早期心力衰竭的征象。②预防心力衰竭：包括充分休息，避免过劳；营养科学合理；预防治疗诱发心力衰竭的各种因素；健康教育。③急性心力衰竭的紧急处理：包括体位（平卧位或端坐位）；吸氧（高流量鼻导管吸氧）；开放静脉通道，按医嘱用药。

（3）分娩期：①严密观察产程进展，防止心力衰竭发生。包括左侧卧位，避免仰卧；缩短第二产程，减少体力消耗；预防产后出血和感染。②给予生理及情感支持，降低产妇及家属焦虑。

（4）产褥期：①监测并协助产妇恢复孕前的心功能状态。②促进亲子关系建立，避免产后抑郁。③做好出院指导。

【健康教育】

应对患者进行如下健康教育：①避孕指导。②孕期保健。③预防便秘。④预防感染。⑤喂养指导。

综合训练案例

第一次评估

现病史：患者，女，30岁，高中文化，公司职员。G_1P_0，妊娠34^{+2}周，枕左前位。患者有风湿性心脏病病史。以"胸闷1周，呼吸困难5 h"入院。平素月经规律，5/30 d，量中，无痛经。停经32 d测尿HCG（+），停经9周B超检查示：宫内早孕，胚芽大小同孕周相符。早孕反应尚可，停经4$^+$月，自觉胎动至今。定期孕检。孕期情况较为正常。最近2周，自觉双下肢水肿明显，休息后不消退，1周前无明显诱因出现胸闷，偶有气喘，无咳嗽咳痰，无心前区疼痛，夜间需头部抬高方可入睡。自觉胎动好，无腹痛，无阴道流血流液，未予重视。5 h前突发呼吸困难，咳嗽、咳粉红色泡沫样痰，不能平卧，并大汗淋漓。急诊来院拟诊：G_3P_0，孕34^{+2}周，急性心功能不全入院。近期无感冒、发热等不适，无腹痛或阴道流血、流液，大便正常，小便近两周较前减少，孕期体重增长15 kg。

既往史： 平素体健，否认心脏病、高血压、糖尿病、急慢性肾炎及哮喘病史，否认肝炎、结核、梅毒、艾滋病等传染病史。否认外伤、手术及输血史。否认吸烟酗酒史。否认药物、食物过敏史，按规定预防接种。

个人史及家族史： 长期生活于本地，无疫区及传染病接触史。24岁结婚，配偶健康，否认家族遗传病史，父母健在。

体格检查： T 36.8 ℃，P 130 次/min，R 36 次/min，BP 136/86 mmHg。一般情况差，神志清，精神欠佳，烦躁，呼吸急促，张口呼吸，端坐体位。口唇轻度发绀。颈静脉无怒张，甲状腺未及肿大。胸廓无畸形，双肺呼吸音粗，双下肺底可闻及湿啰音。心界向左下扩大，心尖区可闻及Ⅲ级吹风样收缩期杂音。腹隆软，肝、脾肋下未触及，无压痛、反跳痛，双肾区无叩痛，移动性浊音（－），水肿（＋＋＋＋）。产科检查：腹围105 cm，宫高43 cm，胎儿估计2000 g/1900 g，有胎动，胎心140~150次/min，未扪及明显宫缩。阴道检查，子宫口未开，质地软，位置中，子宫颈管消退30%，臀先露，先露S-3，胎膜未破。

第一次评估综合训练思考题：

（1）归纳患者入院时主要症状及体征。

（2）患者目前主要的护理诊断有哪些？

（3）需要为患者采取的主要护理措施有哪些？

第二次评估

患者病情控制后，行剖宫产手术，术中娩一活婴，手术经过顺利，术中子宫收缩好，出血少，术中生命体征平稳。患者病情稳定。

第二次评估综合训练思考题：

（1）胎儿娩出后，为确保产妇安全，应为产妇提供何种措施？

（2）针对此患者，产褥期应提供哪些护理措施？

扫码看本单元
"综合训练案例"
参考答案

第八单元

分娩期并发症患者的护理

一、产后出血

 学习目标

知识目标：掌握产后出血的定义、病因、临床表现、处理原则及护理措施，能评估产后出血量。理解产后出血的诊断和护理评估。

能力目标：能运用相关知识提出产后出血患者可能的护理诊断，制订对产后出血患者科学合理的护理措施。

情感目标：能理解患者的情绪状态，具有同情心、耐心、责任心增强。

【概述】

产后出血是指胎儿娩出后24 h内阴道分娩者出血量超过500 mL，剖宫产者超过1 000 mL。产后出血是分娩期的严重并发症，居我国产妇死亡原因首位。多数发生在产后2 h之内，其预后随失血量、失血速度及孕产妇的体质不同而异。短时间内大量失血可迅速发生失血性休克、死亡，存活者可因休克时间过长引起垂体缺血坏死，继发严重的腺垂体功能减退——希恩综合征。主要临床表现为胎儿娩出后阴道流血量过多及（或）伴有因失血而引起的相应症状。

【治疗要点】

治疗要点如下：①针对出血原因，迅速止血。②补充血容量，纠正失血性休克。③防治感染。

【主要护理诊断】

1. 恐惧　与大量失血担心自身安危有关。

2. 潜在并发症：出血性休克。

3. 有感染的危险　与失血后抵抗力降低及手术操作有关。

169

【护理要点】

（1）预防产后出血：①妊娠期：加强孕期保健；对于产后出血高危因素的孕妇，加强产前检查；提供积极心理支持。②分娩期：严密观察及正确处理产程。③产褥期：产后2 h严密观察；督促产妇及时排空膀胱；尽早实施母乳喂养；对高危产妇，保持静脉通道，做好输血和急救准备。

（2）针对原因迅速止血，纠正失血性休克，控制感染：①子宫收缩乏力所致出血：按摩子宫、应用宫缩剂、宫腔纱条填塞、结扎盆腔血管、髂内动脉或子宫动脉栓塞、切除子宫。②胎盘因素所致出血：正确处理第三产程，胎盘剥离后及时将胎盘取出，并检查胎盘、胎膜是否完整，必要时做好刮宫准备。③软产道损伤所致出血：按解剖层次逐层缝合，彻底止血。④凝血功能障碍所致出血：首先排除子宫收缩乏力、胎盘因素、软产道损伤等所致出血，尽快输新鲜全血、补充血小板及纤维蛋白原或凝血酶原复合物、凝血因子等；失血性休克的护理。

（3）心理护理与健康教育。做好产妇及家属的安慰及解释工作；鼓励进行营养丰富易消化饮食；出院时，告知患者继续观察子宫复旧及恶露的变化情况；做好产褥期卫生指导及产后避孕指导；做好产后复查指导。

【护理要点】

对患者应进行如下健康教育：①饮食指导。②避孕指导。③卫生指导。④复查指导。

综合训练案例

现病史：孕妇，27岁，大学文化，公司职员，0-0-2-0，以"停经40^{+2}周，不规则下腹痛半日"入院。该孕妇平素月经规律，孕期定期产检，孕期各项检查正常，因4月14日6点孕40^{+2}周，不规则腹痛半日，少量阴道分泌物来医院急诊，入院后初步诊断为孕40^{+2}周，单胎头位，先兆临产。入院后完善各项检查，胎心监护正常。尿常规，肝、肾功能，凝血血栓全套等生化检查未见异常。4月14日8点49分，孕妇下腹阵痛明显，于12点52分经阴道分娩1男婴，Apgar评分评10分，胎儿娩出5 min，胎盘自行剥离，予以缝合会阴伤口。产后10 min有一阵阴道出血，量约100 mL，予以子宫底按摩子宫，缩宫素静脉滴注，但仍有少量阴道出血，立即软产道探查，会阴伤口无活动性出血。分娩过程出血共530 mL。

既往史：孕妇平素体健，无心、肝、肾等重要脏器疾病史和慢性病史，无肝炎、结核、梅毒等传染病史，无其他科手术史、外伤骨折史、输血史、药物和食物过敏史。

个人史及家族史：长期生活于本地，无疫区及传染病接触史。配偶体健，生育史0-0-2-0，2次早孕人工流产史。无家族遗传性疾病史，父母健在。

体格检查：入院当时T 37.0 ℃，P 80 次/min，R 20 次/min，BP 110/70 mmHg，一般情况好，神志清，营养中等，无贫血貌，水肿（－），心电图正常。胎位LOA，胎动好，胎心145 次/min。

辅助检查：血常规：WBC 13.3×10^9/L，RBC 3.47×10^{12}/L。B超示：单胎，头位，胎盘右壁，Ⅲ级，羊水指数150 mm。

综合训练思考题：

（1）该患者出现了什么问题？

（2）分析出现这种问题的最可能原因是什么？

（3）针对患者上述病情治疗要点有哪些？

（4）需要为患者采取的主要护理措施有哪些？

二、羊水栓塞

学习目标

知识目标：掌握羊水栓塞的定义、病因、临床表现和护理措施；熟悉处理原则和护理评估。

能力目标：能运用相关知识提出羊水栓塞患者可能的护理诊断，制订对羊水栓塞患者科学合理的护理措施。

情感目标：能理解患者的情绪状态，具有同情心、耐心，责任心增强。

【概述】

羊水栓塞是指羊水突然进入母体血液循环引起的急性肺栓塞、过敏性休克、弥散性血管内凝血、多器官功能衰竭或猝死等一系列严重症状的综合征。羊水栓塞起病急，临床表现复杂。典型的羊水栓塞以骤然血压下降（血压下降程度与失血量不符）、组织缺氧和消耗性凝血病为特征，多发生在分娩过程中，尤其在胎儿娩出前后的短时间内。典型临床表现分为休克期、出血期和肾衰竭期。

【治疗要点】

治疗要点如下：①抗过敏。②纠正呼吸循环功能衰竭。③改善低氧血症。④抗休克、防止DIC和肾衰竭。

【主要护理诊断】

1.交换受阻　与肺动脉高压致肺血管阻力增加及肺水肿有关。

2. 外周组织灌注无效　与弥散性血管内凝血及失血有关。

3. 有窒息的危险　与羊水栓塞、母体呼吸循环功能衰竭有关。

4. 恐惧　与病情危重、濒死感有关。

5. 潜在并发症：休克、肾衰竭、DIC。

【护理要点】

羊水栓塞的处理原则：第一产程发病者，病情稳定后剖宫产结束妊娠；第二产程发病者，阴道手术助产。若子宫出血不止，及时报告医生做好子宫切除术的术前准备。

羊水栓塞患者的处理措施：①改善低氧血症：吸氧、解痉。②抗过敏：静脉推注肾上腺皮质激素。③抗休克：扩容、升压、纠正心衰和酸中毒。④防治DIC：早期抗凝，晚期抗纤溶。⑤预防肾功能衰竭。⑥预防感染：严格无菌操作，应用广谱抗生素预防。⑦产科处理：在产妇呼吸循环功能得到明显改善，并已纠正凝血功能障碍后再处理分娩。

【健康教育】

对患者应进行如下健康教育：①产前检查指导。②产褥期保健指导。③心理指导。

综合训练案例

现病史：患者，女，34岁，高中文化，公司职员。孕32^{+6}周，以"阵发性腹痛伴见红2 h"入院。平素月经规律，5/（28~30）d，孕期定期产检，产检结果基本正常。5月4日3点25分因阵发性下腹痛伴见红2 h来院就诊，以"G$_3$P$_1$，孕32^{+6}周，先兆早产"收治入院。孕中晚期无头痛、头晕及皮肤瘙痒等不适，近期无感冒、发热等不适，大、小便正常，自觉胎动如常。住院给予抑制宫缩，保胎治疗。5月6日晨5点30分，患者出现逐步加强规律宫缩30 s/（4~5）min，子宫口开1 cm，先露S-2，胎膜未破，胎心148 次/min。告知患者及家属病情，有早产可能。9点32分子宫口开全，胎膜破裂，胎心120 次/min。9点35分患者突发四肢抽搐、面色青紫、神志不清、牙关紧闭伴呻吟，立即开放静脉通道，高浓度面罩吸氧，心电监护示：BP 85/36 mmHg，SaO$_2$ 62%，胎心60~70 次/min，考虑羊水栓塞。

既往史：平素体健，无心脏病、高血压、糖尿病、哮喘等病史，无肝炎、结核等急、慢性传染病史，6年前异位妊娠手术史，否认外伤史和输血史，否认药物和食物过敏史。

个人史及家族史：长期生活于本地，无疫区及传染病接触史。配偶体健，生育史1-0-1-1，5年前顺产1女婴，出生体重3200 g。无家族遗传性疾病史，父母健在。

体格检查：入院时BP 120/70 mmHg，一般情况好，神志清，呼吸平稳，心律齐，未闻及杂音。双下肢无水肿。入院血常规：WBC 11.5×10^9/L，Hb

101 g/L。肝、肾功能正常，无DIC。

综合训练思考题：

（1）该产妇的主要症状和体征是什么？

（2）若要明确诊断，应做哪些辅助检查？

（3）该产妇的主要护理诊断是什么？

（4）对于该产妇应采取哪些护理措施？

扫码看本单元
"综合训练案例"
参考答案

第九单元

产褥期疾病患者的护理

产后抑郁症

 学习目标

知识目标：掌握产后抑郁症的概念及病因。

能力目标：能识别产后抑郁症，运用所学知识对产后抑郁症患者进行护理及健康教育。

情感目标：产褥期由于个体因素或其他原因可导致精神心理改变等异常情况出现，影响母体健康，培养学生整体护理观念，保证产褥期妇女的康复。

【概述】

产后抑郁症是产妇在产褥期出现抑郁症状，是产褥期非精神病性精神综合征中最常见的一种类型。产后抑郁症不仅影响产妇的生活质量，还影响家庭功能和产妇的亲子行为，影响婴儿认知能力和情感的发展。产后抑郁症可能与分娩、产妇心理、内分泌因素、社会因素及遗传因素有关。主要表现为情绪改变；自我评价降低；创新性思维受损，主动性降低；对生活缺乏信心，出现厌食、睡眠障碍、易疲倦、性欲减退等。严重者可出现绝望、自杀或杀婴倾向。其主要治疗手段是心理治疗。

【治疗要点】

治疗要点如下：①心理治疗：以心理治疗为主，包括心理支持、咨询和社会干预等。②药物治疗：以药物治疗为辅，适用于中度抑郁症及心理治疗无效者，首选5-羟色胺再吸收抑制剂。

【主要护理诊断】

1. 家庭运作过程失常　与无法承担母亲角色有关。

2. 有对自己实施暴力的危险　与产后严重的心理障碍有关。

3. 个人应对无效　与产妇抑郁行为有关。

4. 有婴儿生长、发育改变的危险　与缺乏智力刺激有关。

【护理要点】

护理要点如下：①一般护理：环境、营养支持，保证睡眠。②心理护理：鼓励其表达内心感受；给予有效的心理疏导；让家人给予更多的关心和爱护。③协助并促进产妇适应母亲角色，增强产妇自信心。④防止暴力行为发生。⑤治疗措施：正确应用药物，观察疗效及不良反应。⑥出院指导：本病预后良好。⑦预防措施：加强对孕产妇的精神关怀，采用多种形式宣传妊娠、分娩常识，减轻孕产妇对妊娠、分娩的紧张、恐惧心理。分娩中对产妇多加关心和爱护。

【健康教育】

对患者应进行如下健康教育：①心理指导。②一般生活指导。

 综合训练案例

> **现病史**：刘某，女，35岁，高中文化，公司职员。以"食欲缺乏、失眠、焦虑易激惹"等症状就诊。刘某40 d前顺产下一名男婴，产后恢复良好。10 d前家人发现其发生一些变化，白天无精打采，缺少笑容，晚上又睡不好觉。怕声响和光亮，心情压抑、烦躁、易发脾气，对什么都没兴趣，不思茶饭，奶水明显减少。总担心孩子会生病，怀疑自己能否把孩子养大，甚至有抱孩子去跳楼，一起去死的可怕念头。为了怕害死小孩，常常强迫自己不去靠近，不去抱小孩。面对刘某的情况，家人较为着急，积极劝导后无效，带其来就诊。
>
> **既往史**：否认传染病史，否认慢性病史，否认手术、外伤、输血史，否认食物、药物过敏史。
>
> **个人史及家族史**：长期生活于本地，无疫区及传染病接触史。配偶体健，生育史1-0-0-1，平时生活作息规律。否认抑郁症、精神病个人史和家族史，无重大精神创伤史，平素性格开朗、活泼。
>
> **相关检查**：爱丁堡产后抑郁得分14分。
>
> **综合训练思考题**：
>
> （1）该患者最可能的诊断是什么？
>
> （2）该患者主要的护理诊断有哪些？
>
> （3）针对患者病情，治疗要点有哪些？
>
> （4）需要为患者采取的主要护理措施有哪些？

扫码看本单元
"综合训练案例"
参考答案

第十单元

妊娠滋养细胞疾病妇女的护理

妊娠滋养细胞肿瘤化疗患者的护理

学习目标

知识目标：掌握妊娠滋养细胞肿瘤的概念、熟悉滋养细胞肿瘤患者常用化疗药物的主要不良反应和护理要点。

能力目标：能够为妊娠滋养细胞肿瘤患者制订护理计划、提供护理措施。

情感目标：学生在产检时能发现妊娠异常情况，在工作中能安慰患者，解除其恐惧，增强信心。

【概述】

妊娠滋养细胞肿瘤是滋养细胞的恶性病变，组织学分类上包括侵蚀性葡萄胎、绒毛膜癌、胎盘部位滋养细胞肿瘤和上皮样滋养细胞肿瘤。侵蚀性葡萄胎全部继发于葡萄胎妊娠，绒毛膜癌可继发于葡萄胎妊娠，也可继发于流产、足月妊娠、异位妊娠。妊娠滋养细胞肿瘤是唯一不需要组织病理学依据就能诊断的恶性肿瘤。侵蚀性葡萄胎恶性度低，预后较好。绒毛膜癌恶性度极高，早期即可通过血运转移至全身，破坏组织和器官。其对化疗最为敏感，随着化疗的方法学和药物学的快速进展，滋养细胞肿瘤的死亡率大为下降。妊娠滋养细胞肿瘤最主要症状是阴道不规则流血，多数在葡萄胎清除后几个月开始出现，量多少不定，也可在流产、足月妊娠和异位妊娠后出现。妇科检查子宫复旧延迟，葡萄胎排空后4~6周子宫未回复正常大小，黄素化囊肿持续存在。

【治疗要点】

治疗原则是以化疗为主，手术和放疗为辅的综合治疗。具体如下：①化学治疗：化疗方案的选择原则是低危患者选择单一药物，高危患者选择联合化疗。②手术治疗：手术可用于控制大出血、切除耐药病灶，减少肿瘤负荷和缩短化疗疗程。③放射疗法：应用较少，主要用于肝、脑转移和肺部耐药病灶的治疗。

【主要护理诊断】

1. 自我认同角色紊乱 与较长时间住院和接受化疗有关。

2. 营养失调：低于机体需要量 与化疗所致的消化道反应有关。

3. 体像紊乱 与化疗所致头发脱落有关。

4. 有感染的危险 与化疗引起的白细胞减少有关。

【护理要点】

护理要点如下：①心理护理。②健康教育：讲解化疗护理的常识，教会患者化疗时的自我护理。③用药护理：准确测量并记录体重；正确使用药物；合理使用静脉血管并注意保护。④病情观察。⑤药物不良反应护理：口腔护理，止吐护理，骨髓抑制的护理，动脉化疗并发症的护理。

【健康教育】

对患者应进行如下健康教育：①饮食指导。②休息。③预防感染。④随访指导。⑤避孕指导。

 综合训练案例

现病史： 患者，女，20岁，高中文化，公司职员，以"葡萄胎清宫术后3月余，阴道不规则出血25 d"入院。患者2013年12月17日因葡萄胎在外院行清宫术，术后病理提示葡萄胎。术后阴道出血1周止，术后不定期随访2次。2014年1月7日在外院查β-HCG 3860 mIU/mL；2014年1月12日复查β-HCG 9508 mIU/mL，未处理未转经；2014年3月15日阴道出血，前7 d如正常经量，后阴道持续不规则出血；2014年4月2日外院查β-HCG 835.3 mIU/mL，4月8日查β-HCG 591.8 mIU/mL。B超示：子宫内膜厚7 mm，前壁囊性灶约22 mm×20 mm，血流丰富。患者病程中无腹胀、腹痛、腹泻。入院后初步诊断：滋养细胞肿瘤（侵蚀性葡萄胎）。B超检查示：肝、胰、脾、双肾及输尿管未见明显异常。胸片示：未见明显异常。

既往史： 否认传染病史，否认慢性病史，否认手术、外伤、输血史，否认食物、药物过敏史。

个人史及家族史： 长期生活于本地，无疫区及传染病接触史。

体格检查： 阴道：畅，黏膜完整，少量淡血性分泌物，未见紫蓝色结节。子宫颈：光滑，无触血。宫体：前位，如孕6周大小，轻压痛。双附件：未见明显包块压痛。

其他检查： 4月8日β-HCG 591.8 mIU/mL。B超示：子宫46 mm×35 mm×42 mm，形态饱满，内膜厚7 mm，前壁间约22 mm×20 mm，无回声区，CDFI血流丰富，左侧附件39 mm×35 mm囊性区，内呈蜂窝状。

治疗：计划对该患者行化疗，方案为氨甲蝶呤 0.4 mg/（kg·d），连续5 d，根据HCG情况再酌情调整。

综合训练思考题：

（1）该患者的主要护理诊断有哪些？

（2）如何做到保护患者的静脉？

（3）请为该患者进行健康教育，告知其化疗期间如何做好自我护理。

扫码看本单元
"综合训练案例"
参考答案

第十一单元
腹部手术患者的护理

一、子宫颈癌患者手术的护理

 学习目标

    知识目标：掌握子宫颈癌的预防和筛查策略；熟悉子宫颈癌发病的主要因素。

    能力目标：能够识别手术后患者常见并发症，并提出相关预防和护理措施。

    情感目标：手术是治疗妇科肿瘤的重要手段，同时也是一个创伤的过程。为保证手术治疗的安全，护理人员需认真为受术者做好手术前准备并为其提供精心的术后护理。

【概述】

    子宫颈癌是发展中国家最常见的妇科恶性肿瘤。高发年龄为50~55岁，近年来发病有年轻化趋势。子宫颈癌的病理类型包括鳞状细胞癌、宫颈腺癌和其他罕见类型。高危型HPV感染是子宫颈鳞癌和腺癌发生的重要条件，但同时还可能存在其他内源性和外源性因子的共同参与。子宫颈癌早期常无症状和体征。随着病情的进展，患者可出现接触性出血、阴道排液、病变累及邻近器官，可出现相应症状，晚期患者可出现消瘦、纳差、脸色苍白等表现。

【治疗要点】

    根据临床分期，患者的年龄、生育要求和全身情况等综合分析给予个体化的治疗方案。首次治疗尤其重要，一般采用手术和放疗为主、化疗为辅的综合治疗方案。

【主要护理诊断】

1. 恐惧   与确定子宫颈癌需要进行手术治疗方式有关。

2. 排尿障碍   与子宫颈癌根治术后影响膀胱正常张力有关。

3. 疼痛　与晚期病变浸润或手术创伤有关。

4. 营养失调：低于机体需要量　与阴道流血及恶病质有关。

【护理要点】

护理要点如下：①协助患者接受各种诊治方案。②鼓励患者摄入足够的营养。③以最佳身心状态接受手术治疗。④协助术后康复。⑤做好出院指导。

【健康教育】

对患者应进行如下健康教育：①饮食指导。②提供预防保健知识。③随访指导。

 综合训练案例

第一次评估

现病史：患者，女，41岁，初中文化，公司职员，以"发现宫颈病变20 d"入院。患者平素月经规则，17岁初潮，7/30 d，量中，无痛经等不适。1月前体检发现子宫颈病变：LCT，非典型鳞状上皮，HPV-18（+）。遂到医院就诊，阴道镜活检病理提示子宫颈浸润性鳞状细胞癌。阴道B超检查示：子宫颈前唇局部回声偏低，范围16 mm×10 mm×19 mm。盆腔MRI示：子宫颈外口前唇子宫颈癌，主要向阴道前穹内生长，建议手术治疗。拟行腹腔镜下广泛全子宫切除+盆腔淋巴结清扫术。患者否认白带增多、色黄、异味等不适，否认同房后出血、异常阴道流血、阴道排液等症状。自发病以来，胃纳佳，睡眠可，二便无殊，体重无明显变化。

既往史：否认传染病史、外伤手术史及慢性疾病史。

个人史及家族史：长期生活于本地，无疫区及传染病接触史。17岁初潮，7/30 d，量中，22岁结婚，1-0-1-1，子女体健。无家族遗传性疾病史，父母健在。

妇科检查：外阴：已婚经产式；阴道：畅，黏膜光滑。少许水样分泌物，腥臭味。阴道穹光滑；子宫颈：中糜，触血阳性，上唇见约2 cm×2 cm×2 cm大小菜花样赘生物。子宫体：中位，正常大小，形态规则，无压痛；附件：双侧软，未及明显增厚及肿块。

其他检查：HPV-18（+）。阴道镜活检病理切片会诊：子宫颈浸润性鳞状细胞癌。妇科阴道B超检查示：子宫颈前唇局部回声低，范围16 mm×10 mm×19 mm。盆腔MRI示：子宫口前唇子宫颈癌，主要向阴道前穹内生长。

第一次评估综合训练思考题：

（1）手术当日应为该患者提供哪些护理措施？

（2）如何为该患者进行皮肤准备？

第二次评估

术后第1天，患者主诉腹部伤口疼痛，腹胀，肛门尚未排气。查体：T 37.9 ℃，P 78 次/min，R 19 次/min，BP 124/80 mmHg。腹软，无压痛，伤口敷料干燥，腹腔引流通畅，色淡红，尿管引流通畅，尿色清。遵医嘱给予1级护理，流质饮食，预防感染，补液支持治疗。

第二次评估综合训练思考题：

（1）现阶段可能的护理诊断有什么？

（2）针对护理诊断提出相关护理措施。

二、子宫肌瘤患者的护理

学习目标

知识目标： 掌握子宫肌瘤的临床表现、处理原则及可能的护理诊断及措施；熟悉子宫肌瘤的病因及发病机制。

能力目标： 能运用所学知识对子宫肌瘤患者进行围治疗期的护理和健康教育。

情感目标： 能理解患者的情绪状态，具有同情心、耐心，责任心增强。

【概述】

子宫肌瘤是女性生殖器官中最常见的良性肿瘤，多见于育龄期妇女。多数女性有子宫肌瘤，但因患者多无或少有临床症状，临床报道的子宫肌瘤发病率远低于实际发病率。子宫肌瘤按照生长部位可分为宫体肌瘤和宫颈肌瘤，按肌瘤与子宫肌壁的关系分为肌壁间肌瘤、黏膜下肌瘤和浆膜下肌瘤。多数患者无明显症状，仅在体检时偶然发现。症状与肌瘤部位、有无变性有关。与肌瘤大小、数目关系不大。常见症状有经量增多及经期延长；下腹部肿块、白带增多、压迫症状和其他例如腰酸背痛、下腹坠胀和经期加重等。

【治疗要点】

根据患者的年龄、症状、肌瘤大小和数目、生长部位及对生育功能的要求等情况进行全面分析后选择治疗方案。保守治疗主要为随访观察和药物治疗，手术治疗包括肌瘤切除术、子宫切除术。

【主要护理诊断】

1. 知识缺乏：缺乏子宫切除术后保健知识。

2. 应对无效 与选择子宫肌瘤治疗方案的无助感有关。

3. 潜在并发症：贫血。

4. 感染的危险　与手术、贫血有关。

【护理要点】

护理要点如下：①提供信息，增强信心。②积极配合治疗，缓解患者不适。出血多者，评估出血量，遵医嘱给予止血药和子宫收缩剂；必要时输血，纠正贫血；排尿、排便不畅时，可给予导尿或缓泻剂软化粪便；接受手术者，按腹部及阴道手术患者的护理常规护理。③提供随访与出院指导。④子宫肌瘤合并妊娠者的护理：子宫肌瘤合并中晚期妊娠者，定期产检，多能自然分娩；警惕肌瘤红色变性，积极预防产后出血；若肌瘤妨碍先露下降或导致产程异常，做好剖宫产准备及术后护理。

【健康教育】

对患者应进行如下健康教育：①疾病相关知识指导。②随访指导。

 综合训练案例

> **现病史：**患者，女，39岁。以"经量增多伴尿频1年"就诊。平时月经规律，周期25 d，经期6 d，量偏多，每次需用卫生巾20余片，无痛经。患者近1年来尿频明显，夜间排尿3~4次，无尿痛，无腹痛腹胀，无月经周期，经期改变，经量较多，无便秘等不适。
>
> **既往史：**无心、肝、肾等慢性疾病史，无手术史。
>
> **个人史及家族史：**17岁初潮，7/30 d，量中，22岁结婚，1-0-1-1。无家族遗传性疾病史，父母健在。
>
> **体格检查：**神清，轻度贫血貌，下腹部可及质硬包块。
>
> **妇科检查：**外阴：已婚式；阴道：畅，黏膜正常；子宫颈：轻糜；子宫：前位，如孕3月大小，前壁突出，质硬，活动。附件：双侧软，未及明显肿块。
>
> **其他检查：**B超示：子宫肌层多个低回声，大者位于子宫体左侧壁，83 mm×65 mm×79 mm；子宫体前壁40 mm×33 mm×35 mm。血常规Hb 89 g/L。
>
> **综合训练思考题：**
>
> （1）该患者最可能的诊断是什么？
>
> （2）目前，该患者主要的护理诊断有哪些？（回答出3个以上）
>
> （3）需要为该患者采取的主要护理措施有哪些？

**扫码看本单元
"综合训练案例"
参考答案**

第四部分

儿科护理

第一单元

新生儿患儿的护理

一、新生儿窒息

 学习目标

知识目标：掌握新生儿窒息的抢救措施；熟悉其临床表现；了解新生儿窒息的病因及发病机制。

能力目标：能对新生儿窒息患儿进行护理评估，熟练参与新生儿窒息的有效抢救，与家属进行有效沟通。

情感目标：关心、爱护患儿，有耐心；有慎独精神，工作责任心强。

【概述】

新生儿窒息是指胎儿因缺氧发生宫内窘迫或娩出过程中引起呼吸、循环障碍，以致出生后1 min无自主呼吸或未建立起规律呼吸，而导致低氧血症、高碳酸血症和混合性酸中毒，是导致新生儿死亡、脑瘫和智力障碍的主要原因之一。胎儿宫内窒息可表现为胎动、胎心异常，羊水污染等。出生后Apgar评分可评价新生儿窒息程度及判断预后。

【治疗要点】

治疗要点如下：①一般治疗：预防并积极治疗孕母疾病等。②早期预测。③及时复苏：复苏需要分秒必争，医护配合，遵循ABCDE复苏方案。A（airway）：清理呼吸道；B（breathing）：建立呼吸；C（circulation）：维持正常循环；D（drugs）：药物治疗；E（evaluation）：评估。④复苏后处理。

【主要护理诊断】

1.不能维持自主呼吸　与缺氧引起呼吸抑制有关。

2.气体交换受损　与羊水、气道分泌物吸入导致低氧血症和高碳酸血症有关。

3.体温过低　与缺氧有关。

4.潜在并发症：心力衰竭、呼吸衰竭。

5.有感染的危险　与免疫功能低下有关。

【护理要点】

护理要点如下：①复苏：严格按照A—B—C—D—E步骤进行，顺序不能颠倒。②病情观察：观察有无窒息所导致的神经系统症状。③对症护理：注意保暖及预防感染。

【健康教育】

对患者应进行如下健康教育：①向患儿家长介绍有关疾病知识，细心解答病情及抢救情况。②对恢复出院的患儿，指导正确的日常生活护理措施。③对有后遗症的患儿，教会家长康复护理的方法。

综合训练案例

第一次评估

现病史：患儿为孕35^{+5}周早产，出生体重2.55 kg，生后窒息5 min，发育畸形。

出生史：G_1P_1，胎龄35^{+5}周，在我院剖宫产娩出，出生体重2.55 kg，患儿生后不哭，清理气道及刺激后哭声微弱，皮肤发绀，活力差，肌张力低，心率慢，生后1 min Apgar评分为5分，予复苏囊加压给氧后患儿有哭声，心率100次/min以上，皮肤发绀减轻，肌张力仍偏低，5 min Apgar评分为8分。生后尚未接种卡介苗及乙肝疫苗。

家族史：患儿母亲29岁，孕早期因狗咬伤接种狂犬疫苗，孕13周查胎儿测量胎儿颈后透明带厚度（NT）：2.3 mm，唐氏筛查低风险，孕期有霉菌性阴道炎病史，否认高血压、糖尿病、发热等病史，产前1 d有间断阴道流液。父亲体健，否认家族遗传病史。

体格检查：T 36.6 ℃，P 119 次/min，R 35 次/min，BP 54/20 mmHg，身高 47 cm，体重 2.55 kg，头围 31 cm。早产儿外貌，刺激反应一般，哭声稍尖直；全身皮肤中等厚度，无黄染，末梢青紫，哭闹时面色及口唇发绀，皮下脂肪偏少，乳晕淡，直径<0.75 cm，可见乳房小结，足底纹理可见褶痕，指、趾甲达指、趾端；头偏短，双眼裂小，眼距宽，外眼角上斜，上眼睑轻度水肿，鼻梁偏低平，偶有吐舌，下颌偏小；无明显颈蹼，颈软无抵抗，三四征（一），双肺呼吸音粗糙，未闻及明显干、湿啰音，心腹查体未见明显异常；双手掌及手指偏短平，右手六指畸形并通贯掌，双足第1、2趾间距偏宽；双侧睾丸未降至阴囊；四肢肌张力偏低，末梢欠温，原始反射引出不全。

辅助检查

急查血气分析：pH值7.28，PO_2 56 mmHg，PCO_2 47.1 mmHg，BE −4 mmol/L，HCO_3^- 22.2 mmol/L，SaO_2 85%；Na^+ 142 mmol/L，K^+ 4.3 mmol/L，

Ca^+ 1.52 mmol/L，Hb 204 g/L；血糖1.3 mmol/L。

第一次评估综合训练思考题：

（1）新生儿窒息如何抢救？

（2）本病的病因可能有哪些？

第二次评估

根据患儿情况及临床表现和辅助检查，诊断为新生儿窒息、新生儿感染、早产儿等。诊疗计划：①呼吸支持：患儿生后窒息，入科后四肢末梢青紫，血气分析提示氧分压偏低，无明显呼吸困难表现，暂予2 L/min箱内吸氧，密切监测患儿呼吸及血氧情况，必要时呼吸机辅助呼吸。②抗感染：暂予氨苄西林联合头孢他啶静滴抗感染。③对症治疗：患儿低血糖，予葡萄糖注射液静推纠正低血糖，患儿早产，脏器发育不成熟，予磷酸肌酸钠、还原型谷胱甘肽静点保护脏器；予维生素K_1针肌注预防新生儿颅内出血。④营养支持。

第二次评估综合训练思考题：

（1）如何指导该患儿的喂养？

（2）该患儿病情观察要点有哪些？

第三次评估

患儿神清，精神反应可，特殊面容，于暖箱中体温正常，无咳嗽、气促、呻吟、吐沫、发绀，无呕吐、腹泻等不适，纳奶可，大小便正常。大气吸入下经皮氧饱和度维持在95%以上，心率、呼吸平稳，予以出院。

第三次评估综合训练思考题：

向家长指导如何观察各系统发育情况。

二、新生儿黄疸

学习目标

知识目标：掌握新生儿黄疸分类、常用治疗方法；熟悉新生儿胆红素代谢特点。

能力目标：能对新生儿黄疸进行护理评估，熟练参与新生儿病理性黄疸的护理，与患儿家属进行有效沟通。

情感目标：关心、爱护患儿，有耐心；有慎独精神，工作责任心强。

【概述】

新生儿黄疸是由胆红素（大部分为未结合胆红素）在体内积聚引起的皮肤、黏膜、巩膜或其他脏器的黄染，为新生儿期常见症状之一。新生儿黄疸分为生理性黄疸和病理性黄疸，生理性黄疸一般情况良好，7~10 d消退；病理性黄疸重者可致中枢神经系统受损，发生胆红素脑病（核黄疸），引起死亡或留有不同程度的神经系统后遗症。

【治疗要点】

治疗要点如下：①常规治疗：积极治疗原发病，尽早喂养诱导正常菌群的建立。②蓝光疗法。③药物治疗：供给白蛋白或血浆，增加与非结合胆红素的联结；使用肝酶诱导剂等。④换血疗法。

【主要护理诊断】

1. 知识缺乏：缺乏黄疸的相关知识。

2. 潜在并发症：胆红素脑病。

【护理要点】

护理要点如下：①一般护理：加强保暖，合理喂养。②病情观察：观察黄疸出现的时间、程度、进展及伴随症状；观察神经系统的表现。③对症护理：做好光疗护理。

【健康教育】

对患者应进行如下健康教育：①向家长详细介绍病情。②若为母乳性黄疸，轻者可改为隔次母乳喂养；若黄疸严重，可考虑暂停母乳喂养。③如胆红素脑病患儿出现后遗症，应给予康复治疗和护理。

 综合训练案例

第一次评估

现病史： 患儿，女，生后18 h，以"皮肤黄染伴吟、气促18 h"收治入院。患儿系第二胎第一产（G_2P_1），孕38周，平产，羊水Ⅲ度污染，出生体重2.88 kg，Apgar评分：1 min 5分，5 min 7分。生后即发现患儿皮肤发黄，巩膜黄染，逐渐加重，同时出现呻吟、气促等症状。发病以来，患儿无抽搐、激惹等表现。

出生史： G_2P_1，胎龄38周，平产，出生体重2.88 kg。

家族史： 母孕期间无任何疾病史。母亲：汉族，A型，Rh血型未检测，曾人工流产1次，无输血史。父亲：汉族，O型血，Rh血型未检测。

体格检查： T 37 ℃，P 138 次/min，R 50 次/min，BP 75/55 mmHg，体重3.0 kg，身高 53 cm，神志清醒，足月儿貌，全身皮肤严重黄染，巩膜中重度黄染，颈软，双侧瞳孔等圆等大，对光反射灵敏，口唇苍白，前囟1.5 cm×1.5 cm，平软，无鼻翼扇动。双肺听诊呼吸音粗，未闻及干、湿啰音，心音有力，

HR 138 次/min，心律齐。腹软，肝右肋下 2 cm，脾左肋下 4.5 cm。四肢肌张力正常，原始反射可引出。

辅助检查：

血常规：WBC 19.8×10^9 L，Hb 74.1 g/L，RBC 2.5×10^{12}/L，PLT 99×10^9/L；HCT 40%；网织红细胞（RET）10%；总胆红素 308 μmol/L（18 mg/dL）。直接胆红素 23.6 umol/L。CRP<8 mg/L，血气分析：pH 值 7.34；$PaCO_2$ 36 mmHg；PaO_2 59 mmHg，Na^+ 140 mmol/L；K^+ 3.8 mmol/L；血糖 4.9 mmol/L；ABO 血型为 O 型，Rh 血型未检测。

第一次评估综合训练思考题：

（1）叙述新生儿胆红素代谢特点，为什么容易出现黄疸？

（2）新生儿病理性黄疸的标准及常见原因有哪些？

第二次评估

患儿入院后医生根据其临床表现及辅助检查，初步诊断为：新生儿溶血症，新生儿窒息。入院后给予蓝光照射 24 h，10% 葡萄糖注射液 15 mL+5% 碳酸氢钠溶液 15 mL 静脉滴注（3~5 滴/min）；苯巴比妥（鲁米那）5 mg 口服，每日 3 次；尼可刹米 100 mg 口服，每日 3 次；药用炭 1 g 口服，每日 3 次；0.9% 氯化钠注射液 20 mL+白蛋白 3.0 g 静脉滴注（3~5 滴/min），每日 1 次；0.9% 氯化钠注射液 20 mL+人血丙种球蛋白 1.5 g 静脉滴注（3~5 滴/min），每日 1 次；甲泼尼松龙 5 mg 口服，每日 3 次。经治疗后病情无缓解，黄疸进行性加重伴血红蛋白进行性下降，住院后 6 h 复查总胆红素上升为 342 μmol/L，直接胆红素 40.6 μmol/L，血红蛋白下降至 65 g/L，红细胞 2.0×10^{12}/L，6-磷酸葡萄糖脱氢酶正常。患儿血型为 O 型，RhD（+），直接 Coombs 试验（++），但因溶血严重，抗体释放试验及间接 Coombs 试验检测困难。母亲血型为 A 型，Rh（-）。由于患儿溶血进行性加重，为避免胆红素脑病等严重并发症，需要立即实施换血疗法。在换血疗法中患儿生命体征平稳，换血后血红蛋白上升至 106 g/L，红细胞上升至 4.0×10^{12}/L，总胆红素下降为 220.1 μmol/L，直接胆红素 21.6 μmol/L，换血后继续给予甲泼尼松龙、人血丙种球蛋白和蓝光照射等综合治疗。

第二次评估综合训练思考题：

（1）新生儿病理性黄疸的常用治疗方法及作用机制有哪些？

（2）蓝光照射的注意事项有哪些？

第三次评估

换血后患儿红细胞和血红蛋白又缓慢下降，而胆红素无明显上升，至换血后第8天红细胞已降到2.21×10^{12}/L，血红蛋白降至76 g/L，胆红素也降到正常，复查直接、间接Coombs试验及抗体释放试验均阳性。通过对患儿母系亲属血型筛查，仅1位与患儿进行交叉反应时无凝集现象，采全血150 mL，制成浓缩红细胞80 mL，分2次输给患儿。住院16 d后治愈出院，出院时复查肝功能、血常规后，各项指标正常，患儿皮肤黄染基本消退，体重增长至3400 g，新生儿神经行为评定（NBNA）35分，拟办理出院。

第三次评估综合训练思考题：

随访中的注意事项有哪些？

扫码看本单元
"综合训练案例"
参考答案

第二单元
营养障碍患儿的护理

一、营养不良

学习目标

知识目标： 掌握营养不良的临床表现和护理措施；熟悉营养不良的病因及治疗要点；了解营养不良的发病机制。

能力目标： 能对营养不良患儿进行护理评估，指导患儿家属正确喂养，与患儿进行有效沟通及心理护理，对患儿及家属进行健康教育。

情感目标： 关心、爱护患儿，有耐心；有慎独精神，工作责任心强。

【概述】

蛋白质–热能营养不良是由于多种原因引起能量和（或）蛋白质长期摄入不足，不能维持正常新陈代谢而导致自身组织消耗的营养缺乏性疾病，多见于3岁以下婴幼儿。主要临床特征为体重明显减轻、皮下脂肪减少和皮下水肿，并常伴有各器官系统的功能紊乱。急性发病者常伴有水、电解质紊乱，慢性者常有多种营养素缺乏。

【治疗要点】

治疗要点如下：①处理并发症。②祛除病因。③调整饮食。④促进消化。

【主要护理诊断】

1. 营养失调：低于机体需要量　这与热量和（或）蛋白质摄入不足或消耗过多有关。

2. 有感染的危险　与机体免疫功能下降有关。

3. 生长发育迟缓　与营养物质缺乏，不能满足生长发育需要有关。

4. 知识缺乏：家长缺乏营养和合理喂养知识。

【护理要点】

护理要点如下：①一般护理：根据病情合理安排休息和活动。②病情观察：观察患儿生命体征，密切观察重度营养不良患儿的精神状态等。③饮食调整：原则是由少到多、由稀到稠，循序渐进，逐渐增加饮食，直至恢复正常。④药物护理。

【健康教育】

对患者应进行如下健康教育：①向家长介绍科学的喂养方法，指导正确的饮食调整方法，培养良好的饮食习惯。②按时进行预防接种。③适当进行体格锻炼，定期体格检查。

 综合训练案例

第一次评估

现病史：患儿，女，10个月，以"体重不增2个月"就诊。近2月患儿出现生长缓慢，体重不增，活动减少。无抽搐、无晕厥，无体温上升，无呕吐、便血。7月龄前患儿纯母乳喂养，奶量可。后母亲因"急性乳腺炎"自行停止哺乳，改为人工喂养。但患儿拒绝吃奶粉，尝试3 d不成功后遂放弃。此后，患儿白天以米粉、稀饭等淀粉类食品喂养，睡前吸吮少量母乳。6月龄起逐步添加2~3勺菜水、果泥，偶进食少量蛋黄，但至今尚未添加鱼、肉、动物肝脏。补充维生素D_3（400 IU/d）。8月龄时因"支气管肺炎"门诊静脉滴注"头孢替安"1周、"阿奇霉素"5 d，肺炎治愈；继之出现反复腹泻近2周，粪便化验基本正常，考虑"消化吸收不良"，于蒙脱石散（思密达）、补液盐、益生菌等口服，腹泻控制。患病期间患儿进食明显减少。患儿发病以来，小便可，睡眠尚可。

个人史：患儿为G_1P_1、孕39周自然分娩。出生体重3.05 kg。按时按序预防接种。无特殊食物、药物过敏。

生长发育史：3个月抬头稳、6个月独坐，目前能扶站片刻，无意识地发"baba mama"。1、3、4、6月龄身高和体重、头围监测均处于同性别中等水平（$\bar{x}$−1SD）。

家族史：父母均体健。否认母孕期感染或服药史，否认围产期窒息缺氧病史，否认消化道畸形、急慢性传染病、恶性肿瘤、代谢性疾病病史。

体格检查：T 36.3 ℃，P 108 次/min，R 29 次/min，身高 72.4 cm，体重6.2 kg，头围 41.0 cm。精神欠佳，消瘦，贫血、皮下脂肪少，无水肿、皮肤松弛，弹性差，全身浅表淋巴结无肿大，前囟1 cm×1 cm、稍凹陷、头发稀少、干枯，甲床苍白，未见反甲、匙状甲；角膜无软化，睑结膜、口唇黏膜苍白，唇腭裂未见；双肺呼吸音清，未闻及明显干、湿啰音；心音有力、心律齐、无杂音；腹软，腹壁皮下脂肪0.2 cm，肝脏肋下2.5 cm，质软，脾肋下未及，肠鸣音减弱。

辅助检查：

血常规检查：WBC 6.1×10^9/L，N 37%，LYM 62%，Hb 83 g/L。粪常规检查：黄色稀糊便，白细胞0~1个/HP，红细胞2~3个/HP，虫卵未见，隐血试验弱阳性。血生化检查：ALT 56.3 IU/L、AST 59 IU/L、TP 49 g/L，前白蛋白79 mg/L；BUN 3.0 mmol/L，血K^+ 3.5 mmol/L、Na^+ 132 mmol/L、血Fe^{3+} 7.2 μmol/L；血Ca^{2+} 2.29 mmol/L；血清维生素A 350 μg/L，25-（OH）维生素D_3 43 ng/mL。

第一次评估综合训练思考题：

（1）造成该患儿营养不良的原因是什么？

（2）该患儿营养不良的程度及依据是什么？

第二次评估

初步诊断：蛋白质-能量营养不良（中度），营养性缺铁性贫血。

加强营养，完成追赶性生长；指导辅食的添加；治疗初始给予一次剂量的维生素A 1500 μg（5000 U），并每日补充维生素锌1 mg满4周；从小剂量开始口服补充二价铁制剂，2 d内加至足量（元素铁6 mg/kg·d），治疗缺铁性贫血；血生化、电解质、血糖定期复查。

第二次评估综合训练思考题：

（1）针对该患儿目前状况，如何给予营养支持？

（2）营养支持的注意事项有哪些？

第三次评估

患儿神志清，精神反应可，现生命体征平稳，予以出院。1个月后再次进行生长发育评估。

第三次评估综合训练思考题：

出院后如何指导喂养？

二、佝偻病

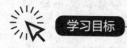

学习目标

知识目标：掌握佝偻病的临床表现和护理措施；熟悉佝偻病的病因、辅助检查及治疗要点；了解佝偻病的发病机制。

能力目标： 能对佝偻病患儿进行护理评估，指导患者家属进行正确的药物服用，与佝偻病患儿进行有效沟通及心理护理，对佝偻病患儿及其家属进行健康教育。

情感目标： 关心、爱护患儿，有耐心；有慎独精神，工作责任心强。

【概述】

维生素D缺乏性佝偻病简称佝偻病，是由于维生素D不足导致钙磷代谢障碍，出现以骨骼病变为主要临床特征的一种慢性营养性疾病。主要见于2岁以下婴幼儿。典型表现是生长中的长骨干骺端和骨组织矿化不全。早期主要表现为神经兴奋性增高，活动期主要为骨骼改变和运动功能发育迟缓，经治疗和日光照射后，临床症状和体征逐渐减轻或消失，严重者可遗留不同程度的骨骼畸形。

【治疗要点】

治疗要点如下：①一般治疗。②维生素D制剂。③配合钙剂治疗。④对症治疗。

【主要护理诊断】

1. 营养失调：低于机体需要量 与日光照射不足或维生素D摄入不足有关。

2. 知识缺乏：与家长不了解佝偻病的预防及相关知识有关。

3. 潜在并发症：骨骼畸形、药物副作用。

【护理要点】

护理要点如下：①一般护理：经常带患儿进行户外活动，提倡母乳喂养，按时添加辅食等。②病情观察：观察骨骼改变程度；观察运动功能和神经精神发育是否正常；监测血生化指标和X线检查结果。③对症护理：主要为预防骨骼畸形和骨折。

【健康教育】

对患者应进行如下健康教育：①注意孕期保健。②合理喂养。③小儿定期户外活动。④及时补充维生素D_3制剂。

综合训练案例

第一次评估

现病史： 患儿，女，22个月，以"下肢弯曲7个月"就诊。患儿15个月行走后发现下肢弯曲，逐渐明显，日常睡眠不安，摇头，烦躁，多汗。患儿母乳喂养至18个月。目前拒绝喝配方奶，不挑食，未添加维生素D_3及其他营养补充剂，两便正常。

个人史： 患儿系G_1P_1，孕35周自然分娩，出生体重2.4 kg。患儿15个月独走，1周岁有意识叫"爸爸、妈妈"。

家族史：母孕时户外活动少，否认孕期感染或服药史，否认围产期窒息缺氧病史。否认家族性疾病或其他遗传病史。

体格检查：T 37 ℃，P 90 次/ min，R 50 次/min，BP 90/ 60 mmHg，体重12 kg，身高 85 cm，头围 47 cm，枕秃明显，头颅外形正常，心、肺无特殊，肋骨轻度外翻，脊柱未见异常，双下肢膝关节内呈"O"形，手腕、足踝部有圆形环状隆起，腹部平软。四肢肌张力轻度降低。

辅助检查：血钙正常低限，血磷正常，血碱性磷酸酶512 U/L，血维生素D 15 ng/dL，肝、肾功能正常，甲状旁腺素轻度升高，尿常规无异常。手腕部X片示：桡骨尺骨远端模糊。腹部B超示：肝、胆、胰、脾、肾未见异常。

第一次评估综合训练思考题：

（1）该患儿的佝偻病分期属于哪一期？

（2）本病发生的病因是什么？

第二次评估

患儿入院后医生根据其临床表现及辅助检查，诊断为：佝偻病。诊疗计划：给予每日维生素D_3 2 000 IU，每日补充元素钙500 mg，同时制订康复计划。

第二次评估综合训练思考题：

（1）针对该患儿的护理措施有哪些？

（2）如何正确为患儿补充维生素D_3？

第三次评估

1月后复诊睡眠改善，出汗减少，烦躁好转，X线摄片示：尺骨桡骨远端模糊带好转。嘱其院外继续家庭康复训练，定期复查。

第三次评估综合训练思考题：

针对该患儿出院后健康教育内容有哪些？

扫码看本单元
"综合训练案例"
参考答案

消化系统疾病患儿的护理

婴幼儿腹泻

 学习目标

知识目标：掌握小儿腹泻护理措施及液体疗法；熟悉小儿腹泻的治疗要点；了解小儿腹泻的分类、发病机制及辅助检查。

能力目标：能对腹泻患儿进行护理评估，判断有无脱水、酸碱平衡失调、电解质紊乱，指导腹泻患儿家属正确的营养支持方法及防止脱水方法，对患儿及家属进行健康教育。

情感目标：关心、爱护患儿，有耐心；有慎独精神，工作责任心强。

【概述】

小儿腹泻是一组由多病原、多因素引起的以大便次数增多及大便性状改变为特点的临床综合征。多见于6个月到2岁婴幼儿，是造成小儿营养不良、生长发育障碍的主要原因之一。一年四季均可发病，以夏秋季发病率最高，是我国重点防治的小儿常见病之一。轻型腹泻多以胃肠道症状为主，重型腹泻除胃肠道症状，可引发脱水、酸中毒及电解质紊乱。

【治疗要点】

治疗要点如下：①调整饮食。②纠正水、电解质酸碱平衡紊乱。③药物治疗。④对症治疗。

【主要护理诊断】

1.体液不足　与腹泻、呕吐致体液丢失过多和摄入不足有关。

2.体温过高　与肠道感染有关。

3.有皮肤完整性受损的危险　与大便次数增多刺激臀部皮肤有关。

4.营养失调：低于机体需要量　与腹泻、呕吐丢失过多和摄入不足有关。

5.潜在并发症：代谢性酸中毒、低钾血症等。

【护理要点】

护理要点如下：①向家长讲解腹泻的相关知识。②指导合理喂养。③注意气候变化，防止受凉或过热。④避免滥用广谱抗生素，以免引起肠道菌群失调。

【健康教育】

对患者应进行如下健康教育：①加强体格锻炼。②避免交叉感染。③养成个人良好卫生习惯。④指导家长正确添加辅食方法。

综合训练案例

第一次评估

现病史：患儿，女，2岁，以"腹泻伴发热2 d"入院。患儿2 d前无明显诱因出现腹泻，呈蛋花汤样便，色黄，每日10余次，伴发热、流涕、咳嗽、呕吐。入院前4 h排尿1次，量少。足月顺产，人工牛乳喂养，按时添加辅食。检查大便常规示：黏液（＋），镜下红细胞（＋＋＋），镜下白细胞（＋），隐血试验（＋）。门诊以"①消化不良；②急性肠炎"为诊断收入我科。入院症状：腹泻，大便每日10~14次，水样便，蛋花汤样，伴红色血丝夹有脓条，无呕吐，纳乳差。

个人史：出生后配方奶喂养6个月添加辅食。生长发育与正常同龄儿童相仿。有"湿疹"史，8月龄时曾患肺炎住院治疗，否认其他疾病。预防接种随当地进行。否认食物、药物过敏史。

家族史：父母体健。1兄有"鼻窦炎"史，父亲有"鼻炎"史。母亲体健。否认家族遗传病史。母亲孕期无毒物及放射线接触史，无特殊药物用药史。

体格检查：T 38.5 ℃，P 130 次/min，R 38 次/min，体重 11 kg，身高 87 cm。精神萎靡，哭声低微，泪少，皮肤弹性差，前囟和眼眶凹陷，口腔黏膜干燥，口唇呈樱桃红色，咽红，双肺（－），心音低钝，腹稍胀，肠鸣音2~3 次/min，四肢稍凉，膝跳反射减弱。

辅助检查：

大便常规示：黏液（＋），镜下红细胞（＋＋＋），镜下白细胞（＋），隐血试验（＋）。胃肠道彩超示：右侧腹局部肠管轻度扩张，肠壁略增厚。血常规无明显异常，血Na^+ 130 mmol/L，血K^+ 3.2 mmol/L，血HCO_3^- 10 mmol/L。

第一次评估综合训练思考题：

（1）该患儿的临床诊断是什么？诊断依据是什么？

（2）判断该患儿脱水程度及性质，酸碱平衡紊乱的类型及性质。

第二次评估

患儿入院后医生根据其临床表现及辅助检查，诊断为：大肠杆菌肠炎，中度等渗性脱水。入院后医嘱：一级护理；监测生命体征；记24 h水的出入量；0.9%氯化钠注射液50 mL+头孢噻肟钠0.6 g静脉注射，每日2次；2∶3∶1液600 mL静脉滴注补液；ORS溶液口服补液治疗；布洛芬混悬滴剂（美林）2.5 mL退热（必要时）；蒙脱石散（思密达）1袋口服，每日3次，改善肠道功能。入院后遵医嘱予抗炎补液治疗，入院2 h后，患儿突然出现抽搐，表现为双眼上翻，颈后仰，四肢抖动，无口吐泡沫及大小便失禁。当时测体温为39.9 ℃，持续约1 min后缓解，缓解后精神可。

第二次评估综合训练思考题：

（1）怎样为患儿配制2∶3∶1液600 mL，并完成输液操作？

（2）分析患儿为什么会突然出现抽搐？针对该症状的护理要点是什么？

第三次评估

患儿精神可，大便每日2~3次，稀糊状，黄色，无血迹，无呕吐，无发热，纳乳可，二便正常。腹部平坦，肠鸣音可，患儿病情稳定，基本痊愈，予以出院。

第三次评估综合训练思考题：

患儿的出院饮食指导有哪些？

扫码看本单元
"综合训练案例"
参考答案

第四单元
呼吸系统疾病患儿的护理

一、肺炎

 学习目标

知识目标：掌握支气管肺炎的临床表现和护理；熟悉支气管肺炎的病理生理、辅助检查及治疗要点；了解肺炎的分类。

能力目标：能对肺炎患儿进行护理评估，指导肺炎患儿正确氧疗及氧气雾化吸入，指导患者家属进行胸部物理疗法，与肺炎患儿进行有效沟通及心理护理，对肺炎患儿及其家属进行健康教育。

情感目标：关心、爱护患儿，有耐心；有慎独精神，工作责任心强。

【概述】

肺炎是指各种病原体或其他因素（如吸入羊水、油类或过敏反应等）引起的肺部炎症。主要临床表现为发热、咳嗽、气促、呼吸困难和肺部固定中、细湿啰音。重症患儿可累及循环、消化及神经系统而出现相应的临床症状。

肺炎为婴幼儿时期常见病，一年四季均可发生，以冬春季及气候骤变时多见，多由于急性上呼吸道感染或支气管炎向下蔓延所致。

【治疗要点】

治疗要点如下：①一般治疗。②抗感染治疗。③使用糖皮质激素。④对症治疗。⑤并发症治疗。⑥物理疗法。

【主要护理诊断】

1. 气体交换受损　与肺部炎症有关。

2. 清理呼吸道无效　与呼吸道分泌物多、黏稠，患儿无力咳痰有关。

3. 体温过高　与肺部感染有关。

4. 营养失调：低于机体需要量　与摄入不足、消耗增加有关。

5.潜在并发症：心力衰竭、中毒性肠麻痹、中毒性脑病。

【护理要点】

护理要点如下：①一般护理：室内温、湿度适宜，合理休息，多喝水等。②病情观察，注意并发症的发生。③氧疗护理。④保持呼吸道通畅。⑤药物护理。

【健康教育】

对患者应进行如下健康教育：①加强体格锻炼。②避免交叉感染。③养成个人良好卫生习惯。④指导家长一般呼吸道感染的处理方法。

 综合训练案例

第一次评估

现病史：患儿，男，10个月。以"咳嗽伴发热3 d，气促、呻吟4 h"收住入院。家长诉患儿3 d前受凉后出现咳嗽，为阵发性干咳，无犬吠样咳嗽，伴有发热，体温最高为38.8 ℃。在当地医院予以输液治疗，具体用药不详，疗效欠佳。4 h前患儿开始出现气促、呻吟，哭闹时口周青紫，无恶心、呕吐及腹泻，无抽搐，无皮疹。为求进一步诊治遂来我院，门诊拟"支气管肺炎"收住入院。患儿自发病以来精神差，胃纳欠佳，睡眠欠安，大小便无特殊。否认异物吸入史。

个人史：患儿系G_1P_1，足月平产，出生体重3 kg，无产伤及窒息史，Apgar评分10分。出生后母乳喂养6个月添加辅食。生长发育史正常，生长发育与正常同龄儿童相仿。按时接种，否认接种后不良反应。否认食物及药物过敏史。

家族史：父母体健，否认近亲结婚。家人否认近期类似有"咳嗽"病史。否认遗传病史和传染病史。母亲孕期无毒物及放射线接触史，无特殊药物用药史。

体格检查：T 38.6 ℃，P 194 次/min，R 70 次/min，体重 7 kg，身高 69 cm。神志清，精神差，发育正常。面色苍白，呼吸急促，鼻翼扇动，吸气三凹征阳性，全身皮肤黏膜无黄疸、皮疹及出血点。口唇发绀，咽充血，颈软，胸廓对称，双肺呼吸音粗，可闻及中粗湿啰音及大量哮鸣音，心律齐，心音较低钝，心脏各瓣膜听诊区未闻及杂音。腹胀，肝右肋下3 cm，质软，脾未触及。四肢活动自如，神经系统检查（－）。

辅助检查：血常规：WBC $25×10^9$/L，N 87%，LYM11%，RBC $4.7×10^{12}$/L，Hb 126 g/L，PLT $338×10^9$/L，CRP 70 mg/L；血气分析：pH值 7.37，$PaCO_2$ 23.5 mmHg，PaO_2 91 mmHg，SaO_2 95.0%，HCO_3^- 19.9 mmol/L。血培养：孔氏葡萄球菌（＋）。胸片示：两肺纹理增粗、增多、较紊乱，右下肺见斑片状密度增高影，边缘模糊。提示为支气管肺炎改变。

第一次评估综合训练思考题：

（1）根据该患儿的症状和体征，解释其病理生理。

（2）目前，患儿主要的护理问题有哪些？

（3）需要为患儿采取的主要护理措施有哪些？

第二次评估

患儿入院后医生根据其临床表现及辅助检查，诊断：重度肺炎合并心力衰竭。诊疗计划：①监测生命体征、血氧饱和度，记录24 h出入液量，鼻导管吸氧，根据氧饱和度调节氧流量，保持呼吸道通畅，必要时吸痰。②0.9%氯化钠注射液50 mL+头孢曲松钠0.25 g静脉滴注，每日2次；4∶1液50 mL+甲强龙10 mg静脉滴注，每12 h 1次。③西地兰0.1 mg首次静脉注射负荷量，0.07 mg静脉注射维持，每12 h 1次。④呋塞米5 mg静脉推注，每8 h 1次。⑤多巴胺42 mg+酚妥拉明21 mg+4∶1液至50 mL，泵注24 h维持，同时监测尿量及血压。⑥根据病情变化随时调整治疗方案，进一步完善尿常规、大便常规、血培养、电解质、血气分析、心肌酶、血糖等检查。

第二次评估综合训练思考题：

（1）患儿发生心力衰竭的依据是什么？

（2）用药护理的注意事项是什么？

（3）病情观察的重点是什么？

第三次评估：

患儿一般情况可，无发热、无气促、无恶心呕吐，精神食欲一般，大小便正常。

体格检查： 生命体征平稳，双肺呼吸音稍粗，心腹未见异常。复查胸片正常，偶有咳嗽，予带药出院巩固治疗：小儿平喘合剂2 mL口服，每日3次，注意休息，避免感染，不适随诊。

第三次评估综合训练思考题：

患者出院后应注意哪些问题？

二、支气管哮喘

知识目标：掌握支气管哮喘的临床表现和护理；熟悉支气管哮喘辅助检查及治疗要点；了解支气管哮喘的病因及发病机制。

能力目标：能对支气管哮喘患儿进行护理评估，指导支气管哮喘患儿正确雾化用药，与支气管哮喘患儿进行有效沟通及心理护理。

情感目标：关心、爱护患儿，有耐心；有慎独精神，工作责任心强。

【概述】

支气管哮喘是由嗜酸性粒细胞、肥大细胞和T淋巴细胞等多种细胞参与的气道慢性炎症性疾病，引起气道高反应性，当接触物理、化学、生物等刺激因素时，发生广泛多变的可逆性气流受限，从而引起反复发作的喘息、呼吸困难、气促、胸闷、咳嗽等症状，常在夜间和（或）清晨发作或加剧。多数患儿可经治疗缓解或自行缓解。

【治疗要点】

治疗要点如下：①去除病因。②药物治疗：使用糖皮质激素、支气管扩张剂。③预防复发。

【主要护理诊断】

1.气体交换受损　与支气管痉挛、气道炎症、气道阻力增加有关。

2.清理呼吸道无效　与支气管黏膜水肿、分泌物增加、痰液黏稠、不能有效咳出有关。

3.活动无耐力　与缺氧有关。

4.焦虑　与哮喘反复发作有关。

5.知识缺乏：缺乏有关哮喘的防护知识和用药的相关知识。

【护理要点】

护理要点如下：①一般护理：室内温、湿度适宜，空气流通，舒适体位。②病情观察，观察哮喘发作前的前驱症状，发作时表现及哮喘持续状态。③药物护理：观察药物的疗效和不良反应。

【健康教育】

对患者应进行如下健康教育：①疾病知识指导。②避免诱因。③用药指导：教会家长掌握患儿常用药物的名称、剂量、用法和注意事项等，了解药物的不良反应及如何采取措施避免这些不良反应。

综合训练案例

第一次评估

现病史： 患儿，女，3岁6个月。患儿3月余前，因受凉感冒后出现咳嗽，为阵发性频咳，夜晚睡前明显，受凉、活动后咳嗽加重，干咳无痰，无鼻塞流涕，无发热、喘息等，当时就诊考虑过敏性咳嗽可能性大，予孟鲁斯特口服10 d后效果不佳，再次就诊予中药汤剂口服对症宣肺止咳等处理后，患儿咳嗽可稍缓解，但不能维持，其间停服中药后咳嗽易反复，性质同前。1周前患儿咳嗽再次发作，频次较前加重，口服中药后症状缓解不明显，今为求系统诊治，遂来我院就诊，门诊以"慢性咳嗽原因待查"为诊断收入我科。入院以来，患儿神志清，精神可，咳嗽，为阵发性频咳，干咳少痰，夜晚睡前明显，受凉、活动后咳嗽加重，无鼻塞流涕，无发热、喘息，纳可，睡眠一般，二便调。

既往史： 平素健康状况一般；2月龄及2岁时分别因慢性咳嗽入住于当地医院，经治好转后出院；否认麻疹、水痘、腮腺炎等病史；否认肺结核、肝炎；否认其他疾病；否认手术史；否认输血史；否认药物、食物过敏史。

个人史： 患儿系G_2P_2，足月剖宫产，出生时体重3.3 kg，出生时无滞产、羊水吸入等病史；生长发育同正常同龄儿。预防接种按计划进行。

家族史： 父母体健。1兄体健。否认家族遗传病史。

体格检查： T 36.5 ℃，P 95 次/min，R 20 次/min，身高 101 cm，体重14.0 kg。一般情况：发育正常，营养良好，正常面容，表情自然，自动体位，神志清醒，查体合作。咽略充血，双侧腭扁桃体Ⅱ度肿大，咽后壁见少许淋巴滤泡增生。听诊双肺呼吸音稍粗，双肺未闻及干、湿啰音。心律齐。

辅助检查： 入院后急查血常规：WBC 7.5×10^9/L，N 54.9%，LYM32.7%，CRP 0.81 mg/L；肺炎支原体抗体IgM（－）。

第一次评估综合训练思考题：

（1）目前，该患儿主要的护理诊断是什么？

（2）请提出相应护理措施。

第二次评估

患儿入院后医生根据其临床表现及辅助检查，诊断：支气管哮喘。诊疗计划：予布地奈德混悬液＋布他林硫酸盐雾化液雾化吸入以化痰止咳，予咳喘Ⅰ号穴位贴敷贴膻中穴以清热化痰止咳，予耳针、小儿捏脊疗法以疏通经络、调理脏腑功能。

第二次评估综合训练思考题：

（1）哮喘发作的前驱症状有哪些？如何观察发现？

（2）哮喘发作时如何处理？

第三次评估

　　患儿神志清，精神可，患儿经目前治疗后咳嗽较前明显好转，现偶有咳嗽，肺部听诊无明显异常，嘱其出院后继续口服中药及果糖二磷酸钠口服液，加强护理，预防感染。

第三次评估综合训练思考题：

如何预防哮喘发作？

扫码看本单元
"综合训练案例"
参考答案

第五单元
循环系统疾病患儿的护理

一、先天性心脏病

 学习目标

　　知识目标：掌握其临床表现和护理措施；熟悉先天性心脏病的分类及治疗要点；了解先天性心脏病病因及发病机制。

　　能力目标：能对先天性心脏病患儿进行护理评估，对先天性心脏病患儿的介入治疗及手术治疗开展护理，与患儿及家属进行有效沟通及心理护理。

　　情感目标：关心、爱护患儿，有耐心；有慎独精神，工作责任心强。

【概述】

　　先天性心脏病是胎儿期心脏及大血管发育异常而致的先天畸形，是小儿最常见的心脏病。先天性心脏病的发病率约为活产婴儿的4.05‰~12.3‰，早产儿的发病率是成熟儿的2~3倍，死胎中的发生率为活产儿的10倍。近年来由于介入技术及体外循环技术的成熟运用，先天性心脏病的预后已大为改观。但先天性心脏病仍为儿童因先天性发育异常致死的重要原因，先天性心脏病临床表现因类型、缺损的大小而不同，轻者可无症状，仅闻及心脏杂音；重者体格发育落后，引起一系列并发症。

【治疗要点】

治疗要点如下：①随访、观察。②介入治疗。③手术修补。④药物治疗缓解症状。

【主要护理诊断】

1. 活动无耐力　　与体循环血量减少或血氧饱和度下降有关。

2. 生长发育迟缓　　与体循环血量减少或血氧饱和度下降影响生长发育有关。

3. 营养失调：低于机体需要量　　与喂养困难、体循环血量减少及组织缺氧有关。

4. 有感染的危险　　与肺循环充血及心内缺损易致心内膜损伤有关。

5. 潜在并发症：充血性心力衰竭、感染性心内膜炎、脑血栓。

6. 焦虑 与疾病的威胁和对手术的担忧有关。

【护理要点】

护理要点如下：①一般护理：合理休息，饮食护理。②病情观察：注意法洛氏四联症患儿有无缺氧发作、心衰的表现，若有应及时处理。③药物护理：观察疗效和不良反应。④对症护理：吸氧、预防感染等。

【健康教育】

对患者应进行如下健康教育：①指导先天性心脏病患儿的日常护理方法。②指导患儿及家长根据病情建立合理的生活制度。③合理用药，预防感染和其他并发症。④定期复查。

 综合训练案例

第一次评估

现病史：患儿，男，10个月。以"发热、咳嗽2 d伴气促1 d"入院。患儿2 d前发热，体温持续在39~40 ℃，咳嗽较剧，无痰，无抽搐。曾去当地医院就诊，先后用氨苄青霉素、头孢拉定静滴2 d，无效。今起咳嗽加重并出现气急，哭吵不安，时有口周发绀，故转本院。病来纳差，有咳嗽后呕吐，大便无殊，尿量偏少。

个人史：患儿系G_1P_1，足月顺产，出生体重3 kg，无产伤、窒息史，Apgar评分为10分。既往常有感冒。母亲妊娠4个月时感冒、发热1次。无药物过敏及外伤等病史。人工喂养，3个月会抬头，6个月会坐，现不能扶站。

家族史：父母体健。否认家族遗传病史。

体格检查：T 38.9 ℃，P 142 次/min，R 54 次/min，BP 80/60 mmHg，体重 6.5 kg，身高 70 cm，头围 45 cm，前囟1 cm×2 cm，平，乳牙未萌。面色青灰，精神萎靡，点头呼吸，鼻扇动，三四征明显。心律齐，心音低钝，胸骨左缘3~4肋间闻及Ⅲ级收缩期杂音，向左背下传导，可触及震颤。两肺呼吸音对称，背部闻及中、小湿啰音。腹平软，腹壁皮下脂肪0.8 cm，肝右肋下3 cm，剑突下4 cm，质软，边缘钝，脾未及。未见杵状指（趾）。颈软，布鲁津斯基征（－），巴氏征（－）。

辅助检查：WBC $8.2×10^9$/L，N 28%，LYM70%，RBC $5.8×10^{12}$/L，Hb 12 g/L，PLT $140×10^9$/L。胸部X线片示：双肺纹理增粗，肺血增多，肺动脉段凸出，搏动增强，肺门阴影扩大，心影稍增大。彩超示：先天性心脏病，左心室/右心室内径增大，主动脉内径缩小，室间隔缺损崎下型，缺损处直径11 mm。ECG示：左、右心室肥厚。

第一次评估综合训练思考题：

（1）如何进行护理评估？

（2）病情观察要点有哪些？

第二次评估

患儿入院后医生根据其临床表现及辅助检查，诊断：重症肺炎合并心力衰竭；先天性心脏病——室间隔缺损。综合治疗方案：镇静、吸氧、控制液量、强心、利尿、扩血管、抗病原微生物治疗等。立即予吸痰、吸氧，加强气道管理，密切观察病情变化，哭闹明显时可给予镇静。5%葡萄糖注射液20 mL+西地兰100 μg缓慢静脉推注，8 h后改5%葡萄糖注射液20 mL+西地兰50 μg缓慢静脉推注，再过8 h后改5%葡萄糖注射液20 mL+西地兰50 μg缓慢静脉推注；0.9%氯化钠注射液5 mL+呋塞米（速尿）10 mg缓慢静脉推注，每日1次；20%葡萄糖注射液50 mL+酚妥拉明1 mg静脉滴注，每日1次；10%葡萄糖注射液50 mL+多巴胺10 mg静脉滴注，每日1次，滴速50 μg/min，维持水、电解质、酸碱平衡，减轻心脏前、后负荷。注意房间通风换气，少量多次喂奶，避免呛咳。予5%葡萄糖氯化钠注射液100 mL+头孢哌酮325 mg静脉滴注，每日2次；5%葡萄糖注射液250 mL加甲基强的松龙130 mg静脉滴注，每日1次；雾化抗炎平喘、退热止咳等对症治疗。进一步完善血、尿、粪常规，痰培养等病原学检查。

第二次评估综合训练思考题：

（1）患儿一般的护理要点有哪些？

（2）如何进行药物护理？

第三次评估

经过10 d的治疗与护理，患儿咳嗽明显好转，呼吸平顺，节律尚可，无发绀、发热、恶心、呕吐等不适。T 37.0 ℃，P 90 次/min，R 25 次/min，BP 100/65 mmHg。肺部听诊未闻及啰音。心音低钝，胸骨左缘3~4肋间闻及3级SM杂音，向左背腋下传导，可触及震颤。彩超示：先天性心脏病，室间隔缺损，左心室、右心室内径增大。心电图示：左、右心室肥厚。患儿先天性心脏病，室间隔缺损诊断明确，现无心力衰竭表现，一般情况尚可，仍有少量咳嗽，今日停雾化，继续观察病情，若未见特殊情况，准备明日出院。建议门诊随诊，择期行心导管检查及室间隔破损修补术。出院带药：小儿咳喘灵口服液5 mL，每日3次。

第三次评估综合训练思考题：

如何指导患儿家长日常护理？

二、病毒性心肌炎

知识目标：掌握其护理措施；熟悉病毒性心肌炎的临床表现及治疗要点；了解病毒性心肌炎病因及发病机制。

能力目标：能对病毒性心肌炎患儿进行护理评估，对病毒性心肌炎患儿进行休息指导，与患儿及家属进行有效沟通及心理护理。

情感目标：关心、爱护患儿，有耐心；有慎独精神，工作责任心强。

【概述】

病毒性心肌炎是病毒侵犯心脏所致的，引起心肌细胞变性、坏死和间质炎性病变，除心肌炎外，部分病例可伴有心包或心内膜炎症改变。发病年龄以3~10岁居多。本病临床表现轻重不一，轻者可仅表现为心电图异常，重者可暴发心源性休克、急性心力衰竭。

【治疗要点】

治疗要点如下：①休息。②药物治疗：改善心肌营养、激素治疗。③抗心衰治疗。④抗心律失常治疗。

【主要护理诊断】

1. 活动无耐力 与心肌收缩力下降，组织供氧不足有关。

2. 潜在并发症：心律失常、心力衰竭、心源性休克。

3. 焦虑 与对疾病的担忧有关。

【护理要点】

护理要点如下：①一般护理：保证休息，饮食护理。②病情观察：密切观察和记录患儿精神状态、面色、心率、心律、呼吸、体温和血压变化。③药物护理：观察疗效和不良反应。④对症护理：吸氧、预防感染等。

【健康教育】

对患者应进行如下健康教育：①强调休息的重要性。②介绍预防感染的常识。③指导定期复查。

综合训练案例

第一次评估

现病史：患儿，男，8岁，以"发作性胸闷、心前区疼痛、乏力2 d"就诊。患儿昨日上午在游乐园玩时觉胸闷、胸痛，持续几分钟，经休息后好转，今在上课时又出现心前区疼痛，遂由老师护送来医院就诊。病程中有乏力，否认外伤史，否认发热、咳嗽、恶心、呕吐、腹痛等不适。追问病史，患儿于发病前10 d有过一次发热，T 38 ℃，伴咽痛、轻咳，经自服药物2 d恢复正常，平时体质较好，否认有其他系统疾病史。

个人史：患儿系G_1P_1，出生史、发育史、家族史无特殊。

体格检查：神清，面色稍苍白，T 37 ℃，P 110 次/min，R 22 次/min，BP 90/60 mmHg，体重 30 kg，身高 100 cm，SPO_2 100%，桡动脉搏动有力。两肺呼吸音清，未闻及干、湿啰音。心前区无隆起，心尖冲动位于第5肋间左乳线上；第一心音稍低钝，未闻及杂音。腹部平软，无压痛，肝、脾肋下未及。双下肢无水肿。四肢暖，皮肤干。

实验室检查：心电图示：窦性节律。HR 106 次/min，PR间期0.14 s（QTc 396：R波电轴79°），T波倒置，ST段压低。X线胸片示：两侧肺纹理正常。心胸比例0.5、右肺有叶间胸膜反应。超声心动图示：未见心脏结构异常，各房室腔无增大，各瓣膜无反流。血清肌酸激酶（CK）120，肌酸磷酸激酶同工酶（CK-MB）56；心肌肌钙蛋白l（cTnl）0.1（正常值＜0.01）。

第一次评估综合训练思考题：

（1）病毒性心肌炎的常见病因有哪些？

（2）目前，患者主要的护理问题有哪些？

第二次评估

初步诊断：心肌炎ST-T改变。诊疗计划：卧床休息。磷酸肌酸钠2 g，分2次静脉点滴；甲泼尼龙2 mg/kg·d，静脉滴注。呋塞米（速尿）20 mg，每日2次，口服，入院1周行心脏磁共振（CMR）检查，确诊为急性心肌炎。

第二次评估综合训练思考题：

（1）如何指导患儿休息？

（2）如何指导患儿用药护理？

第三次评估

经治疗，心电图、CK-MB、cTnl恢复正常，住院35 d出院。门诊随访，3个月后复查心血管磁共振。

第三次评估综合训练思考题：

出院后如何指导患儿活动？

扫码看本单元
"综合训练案例"
参考答案

一、肾小球肾炎

 学习目标

知识目标：掌握急性肾小球肾炎的临床表现和护理；熟悉急性肾小球肾炎辅助检查及治疗要点；了解急性肾小球肾炎病因及发病机制。

能力目标：能对急性肾小球肾炎患儿进行护理评估，指导急性肾小球肾炎患儿的饮食及休息，与急性肾小球肾炎患儿进行有效沟通及心理护理。

情感目标：关心、爱护患儿，有耐心；有慎独精神，工作责任心强。

【概述】

急性肾小球肾炎简称急性肾炎，是指一组病因不一，临床表现为急性起病，多有前驱感染，以血尿、水肿及高血压为主要特征，伴有不同程度的蛋白尿或肾功能不全等特点的肾小球疾病。急性肾炎可分为急性链球菌感染后肾炎和非链球菌感染后肾炎，其中绝大多数为急性链球菌感染后肾炎。以5~14岁儿童多见。本病为一种自限性疾病，多数病例预后良好。

【治疗要点】

治疗要点如下：①一般治疗：休息，低盐饮食。②抗感染治疗：使用青霉素清除感染病灶。③对症治疗：利尿，降压。④并发症的治疗。

【主要护理诊断】

1. 体液过多　与肾小球滤过率降低，水钠潴留有关。

2. 活动无耐力　与肾小球病变及其对身体各系统的影响有关。

3. 潜在并发症：严重循环充血、高血压脑病、急性肾功能不全。

4. 知识缺乏：患儿和家长缺乏本病知识。

【护理要点】

护理要点如下：①一般护理：合理休息，低盐饮食。②病情观察：观察生命体征，尤其是血压的变化。③药物护理：应遵医嘱给予利尿剂和降压药，观察疗效和不良反应。④并发症的护理。

【健康教育】

对患者应进行如下健康教育：①加强体格锻炼。②预防感染。③向家长强调休息的重要性。④指导正确用药。

 综合训练案例

第一次评估

现病史： 患者，男，12岁，患上呼吸道感染1周后出现面部眼睑水肿，尿量减少，至当地诊所就诊，给予药物治疗（药名不详）无效，遂至我院。

既往史： 平素身体健康状况良好；否认肺结核、肝炎；否认其他疾病；否认手术、输血史；预防接种随当地进行。

过敏史： 否认药物过敏史，否认食物过敏史。

个人史： 出生并生长于原籍，无外地久居史；无疫区接触史；生活环境无工业毒物、粉尘、放射性物质接触史。

家族史： 父母体健。兄弟姐妹3人，体健。否认家族遗传病史。

体格检查： T 36.8 ℃，P 96 次/min，R 20 次/min，BP 165/112 mmHg，身高 160 cm，体重 55 kg。发育正常，营养良好，正常面容，表情自然，自动体位，神志清醒。颜面水肿，双下肢水肿，足背肿胀，腹部膨隆，双肾区无明显叩击痛。

辅助检查： WBC 7.68×10^9/L，RBC 4.07×10^{12}/L，Hb 112 g/L，PLT 167×10^9/L，LYM 22.9%，N 68.6%，CRP 1.5 mg/L。尿常规：尿蛋白（++），隐血（+++），RBC 151.54/UL。肾功能：BUN 6.97 mmol/L，Cr 53.4 μmol/L，尿酸417μmol/L，总二氧化碳26.8 mmol/L；彩超：肝、胆、脾、胰、肾未见明显异常；双侧胸腔积液。

第一次评估综合训练思考题：

（1）该患儿的临床诊断是什么？诊断依据是什么？

（2）该病水肿、少尿的原因是什么？

第二次评估

患儿入院后完善入院相关检查，依据患儿起病急，病程短，无明显诱因，既往体健，考虑急性肾炎；现密观患儿病情变化，及时对症处理。中医四诊合参，证属"肺脾气虚"，中药以"益气健脾，宣肺利水"为法。

第二次评估综合训练思考题：

（1）该患儿主要护理措施是什么？

（2）该疾病有哪些常见的并发症？

第三次评估

患儿神志清，精神可，面部及眼睑部水肿消退，双下肢无肿胀。血压为110/75 mmHg。病情稳定，予以出院。

第三次评估综合训练思考题：

该患儿出院后如何合理运动？

二、肾病综合征

学习目标

知识目标：掌握肾病综合征的临床表现和护理；熟悉肾病综合征的病理生理、辅助检查及治疗要点；了解肾病综合征的病因及发病机制。

能力目标：能对肾病综合征患儿进行护理评估，与肾病综合征患儿家属进行有效沟通及心理护理，对肾病综合征患儿家属进行健康教育。

情感目标：关心、爱护患儿，有耐心；有慎独精神，工作责任心强。

【概述】

肾病综合征简称肾病，是一组由多种病因引起的肾小球基膜通透性增加，导致血浆内大量蛋白质从尿中丢失的临床综合征。以大量蛋白尿、低蛋白血症、高脂血症及明显水肿为四大临床特点，其中大量蛋白尿、低蛋白血症是必备条件。高发年龄为3~5岁。按临床表现分为单纯性肾病和肾炎性肾病，以单纯性肾病多见。

【治疗要点】

治疗要点如下：①一般治疗：注意休息和饮食供给。②使用糖皮质激素。③对症治疗：包括利尿、防治感染。④免疫抑制剂治疗。

【主要护理诊断】

1.体液过多　与低蛋白血症及水、钠潴留有关。

2.营养失调：低于机体需要量　与大量丢失蛋白质有关。

3.有感染危险　与低蛋白血症及激素和免疫抑制剂的使用有关。

4. 有皮肤完整性受损的危险　与高度水肿致局部循环障碍，易引起皮肤破损感染有关。

5. 焦虑　与疾病反复和病程长有关。

【护理要点】

护理要点如下：①一般护理：适当休息，低盐饮食。②监测生命体征；观察水肿变化。③对症护理：做好皮肤护理，预防感染。④药物护理：注意观察激素的疗效及副作用。

【健康教育】

对患者应进行如下健康教育：①加强体格锻炼。②向患儿家长宣传预防感染的重要性。③介绍激素对本病治疗的重要性。

 综合训练案例

第一次评估

现病史：患儿，男，6岁，1周前上呼吸道感染后出现全身高度水肿，眼睑明显水肿，腹水明显，蛙状腹，阴囊重度水肿，尿少（每日300 mL），食欲缺乏、乏力。收住入院。

既往史：平素身体健康状况良好，否认肺结核、肝炎；否认其他疾病；否认手术、输血史；预防接种随当地进行。

过敏史：否认药物、食物过敏史。

个人史：患儿系G_1P_1，足月顺产，生长发育同其他同龄儿。

家族史：父母体健，否认家族遗传病史。

体格检查：T 36.2 ℃，P 88 次/min，R 20 次/min，BP 101 /66 mmHg，身高 122 cm，体重 27 kg。发育正常，营养良好，自动体位，神志清醒，眼睑、面部及双下肢水肿，蛙状腹，阴囊重度水肿。

辅助检查：尿蛋白（++++）、24 h尿蛋白定量3.5 g，A 17 g/L，Tc 8.9 mmol/L。

第一次评估综合训练思考题：

（1）该患儿可能的诊断是什么？

（2）诊断的依据是什么？

第二次评估

患儿入院后医生根据其临床表现及辅助检查，诊断：肾病综合征。给予低分子肝素钙；泼尼松片（20 mg，tid）、他克莫司、骨化三醇及钙片。给予丹参川芎嗪静滴以活血化瘀。

第二次评估综合训练思考题：

（1）如何指导该患儿的饮食与休息？

（2）服用激素的注意事项有哪些？

第三次评估

患儿神志清，精神可，双下肢无水肿，无腹部膨隆，二便正常。患儿病情稳定，院外继续口服药物巩固治疗。

第三次评估综合训练思考题：

健康教育的要点有哪些？

扫码看本单元
"综合训练案例"
参考答案

第七单元
神经系统疾病患儿的护理

化脓性脑膜炎

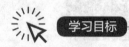 学习目标

知识目标：掌握化脓性脑膜炎的临床表现和护理；熟悉化脓性脑膜炎的辅助检查及治疗要点；了解化脓性脑膜炎的发病机制。

能力目标：能对化脓性脑膜炎患儿进行神经系统评估，与化脓性脑膜炎患儿家属进行有效沟通及心理护理，对化脓性脑膜炎患儿家属进行健康教育。

情感目标：关心、爱护患儿，有耐心；有慎独精神，工作责任心强。

【概述】

化脓性脑膜炎是由各种化脓性细菌引起的脑膜炎症。是小儿（尤其是婴幼儿）时期常见的中枢神经系统感染性疾病，临床上以急性发热、意识障碍、惊厥、颅内高压、脑膜刺激征、脑脊液改变为特征，如不及时治疗可有各种神经系统后遗症。

【治疗要点】

治疗要点如下：①一般治疗。②抗感染治疗。③使用糖皮质激素。④对症治疗。⑤并发症治疗。

【主要护理诊断】

1. 体温过高　与细菌感染有关。

2. 营养失调：低于机体需要量　与摄入不足、机体消耗增多有关。

3. 有受伤的危险　与惊厥发作有关。

4. 潜在并发症：脑水肿（颅内高压）。

【护理要点】

护理要点如下：①一般护理：保持室内安静、避免光线刺激，保证热量的摄入。②病情观察，注意惊厥先兆及脑疝的发生。③对症护理：包括高热降温，防止受伤及意

外。④药物护理。

【健康教育】

对患者应进行如下健康教育：①宣传有关本病的防治知识。②根据患儿及家长的接受程度，介绍病情及治疗护理方法。③对恢复期和有神经系统后遗症的患儿，制订相应的功能锻炼计划并指导。

 综合训练案例

第一次评估

现病史：患儿，女，1个月。以"高热、抽搐和精神差3 d"就诊。患儿于3 d前无明显诱因下出现发热，体温最高达40 ℃，不规则热型，伴抽搐，表现为意识丧失，呼之不应，双眼凝视，双手握拳，四肢抽动，约5 min后自行缓解，精神差，吃奶差。遂前往其当地医院住院治疗，诊断为"脓毒血症、化脓性脑膜炎、低丙种球蛋白血症"，予头孢曲松抗感染、地塞米松抗炎、甘露醇降颅压及吸氧对症治疗。治疗1 d后，患儿体温消退，未再发抽搐，但精神差，为进一步诊治要求转入我院治疗。整个病程中患儿无畏寒、寒战，无咳嗽、呕吐、腹泻等不适。二便正常。

出生史：患儿系G_1P_1，孕38周，因"臀位、胎膜早破"行剖宫产娩出。出生体重3.3 kg。否认孕期感染或服药史，否认围产期窒息缺氧病史。

家族史：否认家族性遗传病、代谢病史。

体格检查：T 38.7 ℃，P 140 次/min，R 46 次/min，无三四征，BP 82 /45 mmHg，体重4.7 kg，身高55 cm，头围38 cm，前囟膨隆紧张，精神差，目光无神，嗜睡，面色苍白。全身皮肤苍白，无瘀点、瘀斑或皮疹。咽充血，双肺未闻及明显干、湿啰音。心律齐，心音有力，各瓣膜区未闻及明显杂音。腹部平软，肝脏下1.5 cm，质地软，脾肋下未触及。四肢肌张力较低，活动少。生理反射存在，病理反射未引出，原始反射可引出。

实验室检查：血常规：WBC $14.4×10^9$/L，N 61.2%，LYM 27.3%，PLT $551×10^9$/L，CRP 93 mg/L，PCT 33. 11 ng/ mL。脑脊液检查：无色、混浊，WBC $6200×10^6$/L，多核细胞95%，单核细胞5%，蛋白定量2380 mg/L，葡萄糖1.79 mmol/L，脑脊液培养及鉴定无细菌生长。

影像学检查：头颅CT平扫示：两侧脑室稍大，脑沟增宽，硬下积液；头颅MRI示：左额顶部部分脑膜强化，结合临床符合化脓性脑膜炎表现，脑萎缩。胸片示：两肺纹理增多。

第一次评估综合训练思考题：

（1）叙述典型化脓性脑膜炎的具体表现。

（2）化脓性脑膜炎与病毒性脑炎脑脊液检查有什么不同点？

第二次评估

初步诊断：化脓性脑膜炎并硬膜下积液，低丙种球蛋白血症。治疗经过：先后给予斯沃与头孢吡肟、万古霉素与美罗培南联合抗感染，丙种球蛋白和地塞米松抗炎，甘露醇降颅压及神经营养药物对症支持治疗。

第二次评估综合训练思考题：

（1）该患儿目前的护理诊断有哪些？

（2）制定的护理措施有哪些？

第三次评估

治疗后体温正常，硬脑膜下积液逐渐减少，无抽搐，无头痛，无呕吐、腹泻，脑脊液正常，患儿病情治愈出院。

出院后嘱患儿注意保暖，防止感染。若有不适，及时就诊。

第三次评估综合训练思考题：

如何对患儿家长提供健康教育指导？

扫码看本单元
"综合训练案例"
参考答案

免疫性疾病患儿的护理

过敏性紫癜

 学习目标

知识目标：掌握过敏性紫癜的临床表现和护理；熟悉过敏性紫癜的治疗要点；了解过敏性紫癜的发病机制及辅助检查。

能力目标：能对过敏性紫癜患儿进行出血情况及有无并发症进行评估，与患儿家属进行有效沟通及心理护理，对过敏性紫癜患儿家属进行健康教育。

情感目标：关心、爱护患儿，有耐心；有慎独精神，工作责任心强。

【概述】

过敏性紫癜又称亨-舒综合征，是以全身小血管炎为主要病变的血管炎综合征。临床表现为血小板不减少性皮肤紫癜，常伴有关节疼痛、腹痛、便血、血尿和蛋白尿为特点。主要见于学龄期儿童，男孩多于女孩，四季均有发病，但春秋季多见。

【治疗要点】

治疗要点如下：①一般治疗。②抗凝治疗。③使用糖皮质激素。④对症治疗。

【主要护理诊断】

1. 皮肤完整性受损　与血管炎有关。

2. 疼痛　与关节肿痛、肠道变态反应性炎症有关。

3. 潜在并发症：紫癜性肾炎、消化道出血。

【护理要点】

护理要点如下：①一般护理：出血期卧床休息。②病情观察：注意皮疹情况、关节症状及有无腹痛、便血等。③对症护理，保持皮肤清洁，患肢功能位。④药物护理。

【健康教育】

过敏性紫癜可反复发作或并发肾脏损害，应针对具体情况给予解释，教会家长和患儿如何观察病情，指导合理调配饮食，避免接触各种变应原，出院后定期复查，及早发现并发症。

 综合训练案例

第一次评估

现病史： 患儿，男，9岁，半月前食海鲜后出现皮肤紫癜，量少，色鲜红，针尖至绿豆样大小，高出皮面，不伴腹痛、关节痛，遂至当地医院，给予口服药物治疗，复方甘草酸苷片、低钠氯雷他定、泼尼松片服用10余日；服药初紫癜有消退，但持续有少量新出，1周前紫癜再次反复，量中等色鲜红，针尖至绿豆样大小，高出皮面，不伴腹痛、关节痛，遂入院治疗。

既往史： 平素身体健康状况良好；否认肺结核；否认肝炎；否认其他疾病；否认手术史；否认输血史；预防接种随当地进行。

过敏史： 否认药物、食物过敏史。

个人史： 患儿系G_1P_1，足月顺产，生长发育同其他同龄儿。

家族史： 父母体健。独生子，体健。否认家族遗传病史。

体格检查： T 36.8 ℃，P 89 次/min，R 20 次/min，BP 111/68 mmHg，身高 138 cm，体重 27 kg。发育正常，营养良好，正常面容，表情自然，自动体位，神志清醒，查体合作。皮肤紫癜，量中等，色鲜红，针尖至绿豆样大小，高出皮面，不伴腹痛、关节痛，腹部柔软，腹部无压痛及反跳痛，腹部未触及包块，双下肢无水肿。

第一次评估综合训练思考题：

（1）该患儿的临床诊断是什么？

（2）该疾病主要的临床表现有哪些？

第二次评估

患儿入院后医生根据其临床表现及辅助检查，诊断：过敏性紫癜。予复方甘草酸苷针抗炎，抗过敏治疗，中药熏洗。

第二次评估综合训练思考题：

（1）该患儿的饮食护理注意事项有哪些？

（2）病情观察的要点有哪些？

第三次评估

患儿神志清，精神可，双下肢散在皮肤紫癜基本消退，两处溃烂面结痂，不伴腹痛、关节痛，二便可。患儿病情稳定，紫癜无反复新出，予以出院。

第三次评估综合训练思考题：

出院后的注意事项有哪些？

扫码看本单元
"综合训练案例"
参考答案

第九单元
感染性疾病患儿的护理

麻 疹

 学习目标

知识目标：掌握麻疹的临床表现和护理；熟悉麻疹的辅助检查及治疗要点；了解麻疹流行病学。

能力目标：能对麻疹患儿进行护理评估，并制定护理措施。

情感目标：关心、爱护患儿，有耐心；有慎独精神，工作责任心强。

【概述】

麻疹是由麻疹病毒引起的最具传染性的呼吸道疾病之一。主要临床特征为发热、上呼吸道炎、结膜炎、麻疹黏膜斑（又称柯氏斑）、全身斑丘疹，疹退后出现糠麸样脱屑、遗留色素沉着等。该病传染性强，易并发肺炎。儿童是主要易感人群，病后大多可获得终身免疫。

【治疗要点】

治疗要点如下：①一般治疗：注意呼吸道隔离，卧床休息，鼓励多饮水。②对症治疗：高热时可酌情使用小剂量退热剂，频繁剧咳可用镇咳剂或雾化吸入；有并发症者给予相应的治疗。

【主要护理诊断】

1. 体温过高　与病毒血症、继发感染有关。

2. 有皮肤完整性受损的危险　与皮疹有关。

3. 有感染的危险　与机体免疫力低下有关。

4. 有传播感染的危险　与呼吸道排出病毒有关。

【护理要点】

护理要点如下：①一般护理：室内空气新鲜，采取呼吸道隔离措施。②病情观察：

密切观察生命体征，尤其是体温变化，注意并发症发生。③对症护理：降温，皮肤护理。④药物护理。

【健康教育】

对患者应进行如下健康教育：①向家长介绍本病的流行特点、病程、隔离时间、早期症状、并发症及预防措施。②指导家长做好消毒隔离、皮肤护理及病情观察，防止继发感染。

 综合训练案例

第一次评估

现病史：患儿，男，3岁，以"发热、咳嗽4 d，出疹1 d"入院。4 d前患儿出现发热，体温高达39 ℃，无寒战、抽搐，家长给予"双黄连口服液"服用，患儿体温仍反复升高。1 d前发现颈部、前胸出现皮疹，现渐及头面、腹部、背部。患儿自发热以来，精神差，进食少，大小便正常。

个人史：患儿系G_1P_1，足月平产，出生体重3 kg，无产伤及窒息史。出生后母乳喂养6个月添加辅食。生长发育与正常同龄儿童相仿。

过敏史：肺炎病史3月余，有头孢曲松钠粉针过敏史、牛奶过敏史。按时接种，否认接种后不良反应。

家族史：父母体健，独生子，否认家族遗传病史。母亲孕期无毒物及放射线接触史，无特殊药物用药史。

体格检查：T 38.5 ℃，P 120 次/min，R 28 次/min。体重 16 kg，身高 94 cm，神志清醒，精神差，呼吸稍快，无发绀，颈胸部、头面部、腹部、背部及四肢可见密集分布红色斑丘疹，压之褪色，疹间皮肤正常，双侧颊黏膜可见麻疹黏膜斑，咽部充血，腭扁桃体无肿大，听诊双肺呼吸音粗，双肺底可闻及少量湿啰音，心律齐，心音有力。

辅助检查：血常规：WBC $3.5×10^9$/L，N 47%，LYM 51%；胸片示：双肺纹理增多。麻疹病毒特异性IgM抗体：（＋）。

第一次评估综合训练思考题：

（1）早期特征性体征是什么？

（2）本病皮疹的特点是什么？

（3）针对体温过高采取的护理措施有哪些？

第二次评估

患儿入院后医生根据其临床表现及辅助检查，诊断：麻疹。给予喜炎平针（穿心莲内酯）清热疏风解毒；汤药暂缓。辅以小儿捏脊治疗改善患儿消化功能；患儿反复发热，予以寒凉类药物清热。中医治疗以"以透为顺"，予以辛凉清热透疹。

第二次评估综合训练思考题：

（1）该患儿皮肤护理措施有哪些？

（2）制定呼吸道隔离措施有哪些？

第三次评估

患儿神志清，精神可，体温正常，上肢及躯干红色斑丘疹渐消，无色素沉着，无瘙痒、咳嗽、咳痰等，予以出院。

第三次评估综合训练思考题：

出院后的注意事项有哪些？

扫码看本单元
"综合训练案例"
参考答案

呼吸衰竭

 学习目标

知识目标：掌握急性呼吸衰竭的临床表现和护理；熟悉急性呼吸衰竭的辅助检查及治疗要点；了解急性呼吸衰竭的发病机制。

能力目标：能对急性呼吸衰竭患儿进行护理评估，并制定护理措施。

情感目标：关心、爱护患儿，有耐心；有慎独精神，工作责任心强。

【概述】

急性呼吸衰竭简称呼衰，是指各种原因导致的中枢和（或）外周性的呼吸功能异常，通气或换气功能严重障碍，使动脉血氧分压降低和（或）二氧化碳分压增加，引起一系列生理功能和代谢紊乱。

【治疗要点】

治疗要点如下：①病因治疗。②改善呼吸功能：给氧，保持呼吸道通畅，机械通气。③对症治疗：维持脑、心、肾等重要脏器的功能，纠正水、电解质和酸碱平衡紊乱等。

【主要护理诊断】

1. 气体交换受损　与肺换气功能障碍有关。

2. 清理呼吸道无效　与呼吸功能受损、呼吸道分泌物黏稠有关。

3. 有感染的危险　与长期使用呼吸机有关。

【护理要点】

护理要点如下：①一般护理：舒适体位，保证营养供给。②病情观察，尤其是呼吸频率、节律、心率、心律、血压的变化。③对症护理，保持呼吸道通畅，合理给氧。④药物护理。

【健康教育】

向患儿及家属讲解呼吸衰竭的相关知识。

 综合训练案例

第一次评估

现病史： 患儿，男，1岁8个月。4 d前患儿受凉后流清涕、偶咳，未予特殊诊治。1 d前患儿出现咳嗽加重，伴喘憋、呼吸困难，精神差，烦躁，至我院门诊予雾化吸入无明显缓解，为行进一步诊治，急由门诊收入我科。入院症见，患儿神志清，精神差，烦躁，咳嗽、喘息，点头呼吸，三凹征阳性，体温正常，纳差，睡眠一般，二便正常。

个人史： 患儿系G_2P_2，足月顺产，无缺氧窒息史，生长发育与同龄儿相仿。既往5次喘息史；预防接种随当地进行。否认药物、食物过敏史。

家族史： 父母体健。1姐，体健。否认家族遗传病史。

体格检查： T 36.6 ℃，P 125 次/min，R 35 次/min，体重 13.5 kg，身高 85 cm。发育正常，营养良好，急性病容，表情痛苦，自动体位，神志清醒，查体合作。胸廓正常，呼吸运动正常，肋间隙正常，叩诊清音，呼吸规整。三凹征阳性，双肺呼吸音粗，可闻及湿啰音及喘鸣音。心浊音界正常。心律齐，心音有力，未闻及病理性杂音。腹部平坦，未触及包块，肝、脾肋下未触及。

辅助检查： pH值7.31，PCO_2 50 mmHg，PO_2 58 mmHg，BE −11 mmol/L，Na^+ 152 mmol/L，K^+ 2.6 mmol/L；血常规：WBC $11.5×10^9$/L，N 90.6%，LYM 6.3%，CRP 8.46 mg/L；肺炎支原体抗体IgM：（−）。

第一次评估综合训练思考题：

（1）此时该患儿可能的并发症有哪些？

（2）该患儿主要的护理诊断有哪些？

（3）该患儿氧疗的注意事项有哪些？

第二次评估

患儿入院后医生根据其临床表现及辅助检查，诊断为：重症肺炎合并呼吸衰竭（1型）。患儿喘憋明显，呼吸困难，予布地奈德（普米克令舒）混悬液、特布他林硫酸盐雾化液吸入以抗炎止咳，予甲泼尼龙（速瑞）琥珀酸钠针静滴以抗炎；予磷酸肌酸钠针静滴注保护心肌；予氨溴索盐酸盐针化痰，予多索茶碱针平喘。

第二次评估综合训练思考题：

（1）雾化的护理措施有哪些？

（2）病情观察的重点有哪些？

第三次评估

患儿神志清，精神可，二便正常。查体：全身浅表淋巴结未触及肿大，口腔黏膜正常，双侧腭扁桃体无肿大，表面未见脓性分泌物，咽无充血，双肺呼吸音清，未闻及干、湿啰音。患儿病情稳定，生命体征平稳，病情好转，嘱患儿继续院外口服药物治疗。

第三次评估综合训练思考题：

家长健康教育的要点有哪些？

扫码看本单元
"综合训练案例"
参考答案

第十一单元
血液系统疾病患儿的护理

急性白血病

 学习目标

知识目标：掌握急性白血病的临床表现和护理；熟悉急性白血病的辅助检查及治疗要点；了解急性白血病的病因、发病机制。

能力目标：能对急性白血病患儿进行护理评估，并制订护理措施。

情感目标：关心、爱护患儿，有耐心；有慎独精神，工作责任心强。

【概述】

白血病是造血组织中某一血细胞系统过度增生，进入血液并浸润到各组织和器官，从而引起一系列临床表现。白血病是小儿时期最常见的恶性肿瘤。任何年龄均可发病，以学龄前期和学龄期小儿多见。小儿白血病中90%以上为急性白血病。临床表现主要为发热、贫血、出血及白血病细胞浸润引起的症状和体征。

【治疗要点】

急性白血病的治疗主要采取以化疗为主的综合疗法。治疗原则包括早期诊断、早期治疗；应严格区分白血病类型，按照类型选用不同的化疗方案。

【主要护理诊断】

1. 体温过高　与大量白血病细胞浸润、坏死或感染有关。

2. 活动无耐力　与贫血导致组织缺氧有关。

3. 有感染的危险　与机体免疫功能低下有关。

4. 悲伤　与白血病久治不愈有关。

【护理要点】

护理要点如下：①一般护理：维持正常体温，休息，保证营养供给。②防治感染：保护性隔离，严格执行无菌技术操作，避免预防接种，观察感染早期征象。③应用化疗药的护理：正确给药，观察及处理化疗药的毒性作用，护士注意自我防护及环境保护。④给予情感支持。

【健康教育】

向患儿及家属讲解白血病的相关知识，指导家长及年长儿理解定期化疗的重要性。

 综合训练案例

第一次评估

现病史： 患儿，男，9岁。以"不规则发热、背痛半月余"收住入院。半月前无明显诱因下出现发热8 d，最高39.7 ℃，发热时有畏寒无寒战，给退热药后体温可以暂时性下降，伴咳嗽，不剧，无痰。同时有背部疼痛，无明显向其他部位放射，咳时疼痛加剧，当时无明显脸色苍白，无牙龈出血、皮肤瘀点、瘀斑。大小便正常，无血便、血尿。当地医院查血常规发现轻度贫血、血小板计数减少，转来本院。患者自发病以来，精神反应不佳，食纳可，睡眠不佳，二便正常，体重无明显减低。

个人史： 否认麻疹、流行性腮腺炎、肺结核等传染病史，按时接种疫苗（已种卡介苗），否认手术外伤史，否认输血史，否认药物及食物过敏史。无结核接触史。

家族史： 否认父母近亲婚配，父亲34岁，自由职业，体健；母亲34岁，经商，体健；家族中无癌症患者。

体格检查： T 36.4 ℃，P 108 次/min，R 26 次/min，BP 100/75 mmHg，身高 136 cm，体重 28 kg。神志清，精神反应正常，发育正常，营养良好，面色稍苍白。左、右颈侧可触及淋巴结数枚，最大1 cm×1.5 cm，无粘连触痛。眼睑无明显水肿，结膜稍苍白，巩膜无明显黄染。口唇稍苍白，咽不红，腭扁桃体无肿大，口腔黏膜完整。胸骨有压痛，心律齐，心音有力，未闻及明显杂音，两肺呼吸音清、对称，未闻及啰音。腹部平坦，未见明显肠型，腹部软，无压痛，未触及包块，肝肋下6 cm，剑突下5 cm，质硬，无压痛；脾脏肋下5 cm，质硬，无压痛。四肢无畸形，活动自如，无关节红肿；脊柱无明显畸形，T_5、T_6胸椎棘突有压痛。外生殖器无畸形，双侧睾丸无肿大。神经系统：颈软，克尼格征阴性，膝反射正常，腱反射正常，巴宾斯基征阴性。

辅助检查： 血常规：WBC $3.8×10^9$/L，LYM 60.6%，N 24.8%，单核细胞比率（MO）14.6%，N $0.7×10^9$/L，RBC $4.96×10^{12}$/L，Hb 95.0 g/L，PLT $29×10^9$/L。

骨髓涂片细胞学检验：急性淋巴细胞性白血病。胸部X线检查，纵隔及气管未见明显移位，两肺野清晰，未见明显异常密度影，T_5、T_6椎体轻度楔形变。

第一次评估综合训练思考题：

（1）该患儿的诊断依据有哪些？

（2）目前，该患儿的护理问题有哪些？

（3）如何制定护理措施？

第二次评估

患儿入院后完善辅助检查，经骨髓细胞形态学检查和免疫分型确诊为急性淋巴细胞白血病。并且立即给地塞米松窗口治疗，同时水化2000 mL/m²及碱化尿液治疗，第5天开始以PVDL方案按序化疗，第29天开始给予CAT化疗。

第二次评估综合训练思考题：

化疗期间的护理措施有哪些？

第三次评估

按计划完成CAT化疗，出院继续化疗，门诊随访，注意血象变化。

第三次评估综合训练思考题：

出院教育的要点有哪些？

扫码看本单元
"综合训练案例"
参考答案

第五部分

急危重症护理

第一单元

灾难现场患者的护理

一、交通事故

 学习目标

知识目标：掌握交通事故伤的救护特点与原则，分类与标记；熟悉不同类型创伤的伤情评估和救护措施；了解交通事故伤主要的创伤类型。

能力目标：能科学参与交通事故的现场救护，合理开展伤情评估、检伤分类、现场救护、转运护理工作，具备良好的心理应激能力和应急处置能力。

情感目标：能够调节好自己的身心状态，识别创伤患者的心理问题并合理干预。

【概述】

交通事故伤是指交通事故时机械力作用于机体造成的组织损伤和功能障碍。在道路交通事故中，车、路、人三个因素在力的作用下对人体造成伤害，作用力的大小、方向决定了损伤的严重程度。交通事故伤有撞击伤、烧伤、压伤、爆炸伤等多个类型，其中撞击伤最常见，多发伤和复合伤的发生率较高。交通事故现场救护的难易程度与事故环境、损伤程度、伤情类别情况、医疗救护资源等因素有关。

【治疗要点】

治疗要点如下：①检伤（评估）分类。②现场救护。③紧急转运。④院内救护。

【主要护理诊断】

1. 焦虑/恐惧　与意外创伤有关。

2. 组织完整性受损　与组织器官受损伤、结构破坏有关。

3. 体液不足　与创伤失血、失液有关。

4. 疼痛　与创口反应或伤口感染有关。

5. 潜在并发症：休克、感染、挤压综合征等。

【护理要点】

护理要点如下：①病情观察。②一般基础护理。③对症护理。④用药护理。⑤心理护理。

【健康教育】

对患者应进行如下健康教育：①疾病康复指导。②用药指导。

 综合训练案例

第一次评估

某高速公路上，因超车导致两辆轿车相撞，"120"调度中心接到呼救电话后派出急救团队到达现场。现场基本情况：两辆汽车损毁严重，后方车内伤员2人，驾驶员（患者A）头面部出血，趴在方向盘上，呼之不应；副驾驶乘客（患者B）哭诉腹痛难忍，其精神紧张、面色苍白。前方车内仅驾驶员（患者C）1人，主诉头部与右腿疼痛难忍，其颜面部、右侧小腿出血。

第一次评估综合训练思考题：

（1）目前，急救团队的救护原则是什么？

（2）确保现场环境安全的情况下，急救团队首要的举措是什么？如何实施？

第二次评估

经查，患者A意识丧失、呼吸心搏停止，头部有活动性出血，脑组织膨出；患者B皮肤湿冷、脉搏细速、呼吸深快，血压78/60 mmHg，持续腹痛；患者C右腿胫腓骨开放性骨折，右上额撕裂伤。

第二次评估综合训练思考题：

（1）按照红、黄、绿、黑四色系统，如何对患者进行标识？

（2）患者的现场救护要点有哪些？

（3）患者在转运过程中有哪些注意事项？

第三次评估

患者经现场急救，转运至医院做进一步伤情评估与实验室检查，患者A呼吸、心搏恢复，初步诊断为严重型颅脑损伤（包括颅内血肿、头皮撕裂伤）；患者B初步诊断为脾脏破裂；患者C初步诊断为右腿胫腓骨开放性骨折、额头外伤。

第三次评估综合训练思考题：

（1）患者A医院内救护的要点有哪些？

（2）患者B医院内的护理措施有哪些？

二、火灾

学习目标

知识目标：掌握火灾的救护特点与原则，分类与标记；熟悉主要的创伤类型，不同类型创伤的伤情评估和救护措施；了解火灾的风险评估与预防。

能力目标：能科学参与火灾的现场救护，合理开展伤情评估、检伤分类、现场救护、转运护理工作，具备良好的心理应激能力和应急处置能力。

情感目标：能够调节好自己的身心状态；能够识别创伤患者的心理问题并合理干预。

【概述】

火灾是平时和战时最常见的灾难之一，是一种不受时间、空间限制，发生频率高的灾害。随着经济建设的快速发展，新能源、新材料、新设备的广泛开发利用，火灾的发生频率越来越高，造成的损失也越来越大，其具有发生频率高、破坏性强、影响大的特点。火灾可造成火焰烧伤、热烟灼伤、浓烟窒息、中毒、砸伤、埋压、刺伤、割伤等伤害类型。

【治疗要点】

治疗要点如下：①检伤（评估）分类。②现场救护。③紧急转运。④院内救护。

【主要护理诊断】

1.有窒息的危险　与头面部、呼吸道或胸部等部位烧伤有关。

2.皮肤完整性受损　与烧伤所致的组织结构破坏有关。

3.体液不足　与烧伤创面渗出液过多、血容量减少有关。

4.疼痛　与组织烧伤或伤口感染有关。

5.潜在并发症：休克、感染等。

【护理要点】

护理要点如下：①病情观察。②一般基础护理。③对症护理。④用药护理。⑤心理护理。

【健康教育】

对患者应进行如下健康教育：①疾病康复指导。②用药指导。③火灾自救与预防知识指导。

综合训练案例

第一次评估

某地一砖木结构民宅发生火灾事故。接报后，当地公安、消防、120急救医疗团队等立即赶赴现场扑救火灾、抢救伤员，约10 min后明火扑灭。现场抢救出4名被困人员，其中2人（患者A、B）浅Ⅱ度烧伤面积约5%、剧烈咳嗽，意识清醒，经人搀扶可行走；1人（患者C）主诉疼痛剧烈，头面、颈、口鼻周围及四肢深Ⅱ度烧伤，口鼻有黑色分泌物，咳炭末样痰，声音嘶哑，呼吸困难，轻度意识障碍；1人（患者D）无意识、呼吸心搏停止、Ⅲ度烧伤面积约30%。

第一次评估综合训练思考题：

（1）请按照红、黄、绿、黑四色系统对患者进行标识。

（2）请根据烧伤面积和深度综合评估患者的烧伤程度。

（3）在确保现场环境安全的情况下，急救团队该如何开展现场急救？

第二次评估

患者经现场急救转运入院。患者D伤情过重，抢救无效死亡。患者C主诉疼痛剧烈，体格检查：T 37.1 ℃，P 110 次/min，R 26 次/min，BP 76/54 mmHg，面色苍白、皮肤湿冷，深Ⅱ度烧伤面积约10%，浅Ⅱ度烧伤面积约9%，咳炭末样痰，声音嘶哑，肺部可闻及哮鸣音。意识清醒，腹软，无压痛及反跳痛，肝、脾肋下未触及。双下肢无水肿、肌张力正常，病理反射未引出。其他检查（－）。患者A、B主诉疼痛剧烈，颜面部与四肢浅Ⅱ度烧伤面积约5%，生命体征平稳，其他检查（－）。

第二次评估综合训练思考题：

（1）患者C医院内的紧急救护要点有哪些？

（2）患者A、B医院内的紧急救护要点有哪些？

第三次评估

患者A、B在医院治疗后带药返家康复。患者C进一步完善各项评估和检查，收治入院，择期手术。

第三次评估综合训练思考题：

（1）目前，患者主要的护理问题有哪些？

（2）患者A、B出院后应当注意哪些问题？

扫码看本单元
"综合训练案例"
参考答案

第二单元

常见急症患者的护理

一、心搏骤停

学习目标

知识目标：掌握心搏骤停的概念、评估要点、临床表现，心肺脑复苏的操作方法和注意事项；熟悉心搏骤停的原因、类型，高质量心肺脑复苏的操作要点、复苏后的监测要点；了解成人和小儿心肺脑复苏的区别。

能力目标：能快速、准确判断患者是否发生心搏骤停，对心搏骤停的患者实施高质量心肺脑复苏术。

情感目标：能理解高质量心肺脑复苏术在挽救生命中的重要意义，具备"生命第一"的急救意识。

【概述】

心搏骤停是指各种原因引起的心脏有效射血功能的突然终止，是临床上最危重的急症，如果救治不及时，将迅速发生不可逆转的生物学死亡。心肺脑复苏（CPCR）是抢救心搏、呼吸骤停及恢复大脑功能的复苏技术。心搏骤停发生后立即实施胸外心脏按压和电击除颤等心肺脑复苏措施，对提高患者的存活机会和改善复苏后生活质量具有重要的意义，是避免生物学死亡的关键。完整的心肺脑复苏主要由三个部分组成，即基础生命支持、高级心血管生命支持、心搏骤停后的治疗。常见的心源性心搏骤停的病因是冠状动脉粥样硬化性心脏病、心肌病变、主动脉病变、心律失常等。

【治疗要点】

（1）基础生命支持：①评估与判断。②启动急救反应系统。③胸外心脏按压。④开放气道。⑤人工通气。⑥早期除颤。

（2）高级心血管生命支持：①开放气道：气管插管、口咽气道、鼻咽气道、食管导管气道、喉罩气道、环甲膜穿刺气道、气管切开术等。②氧疗和人工通气：球囊-面罩通气法、机械通气等。③恢复自主循环：电除颤、心脏起搏治疗、开胸心脏按压等。④药物治疗：注意给药方式、常用药物、药物不良反应等。

（3）心搏骤停后治疗：①优化血流动力学。②优化通气和吸氧。③维持有效的循环功能。④脑复苏治疗。⑤维持内环境稳定。⑥常见并发症的治疗：包括应激性溃疡、出血、感染等的治疗。⑦终止心肺脑复苏。⑧器官捐献。

【主要护理诊断】

1.潜在并发症：严重的可导致猝死。

2.有受伤的危险 与突发心搏骤停、意识丧失有关。

3.有体温失调的危险 与组织灌注不足有关。

【护理要点】

（1）复苏后监测：①循环系统监测。②呼吸系统监测。③脑功能监测。④内环境监测。

（2）针对原发病：①病情观察。②一般基础护理。③对症护理。④用药护理。⑤心理护理。

【健康教育】

对患者应进行如下健康教育：①疾病预防、康复指导。②用药指导。

综合训练案例

第一次评估

患者，男，70岁。既往有冠心病8年，平素药物控制病情稳定。某日晨起在公园活动时，突感心前区剧烈疼痛，大汗淋漓、精神紧张，之后意识丧失、跌倒在地。

第一次评估综合训练思考题：

（1）该患者有可能发生了何种危急情况？

（2）现场人员此时应该怎么做？

（3）若患者发生心搏骤停，现场人员应采取什么措施？

第二次评估

"120"调度中心接到呼救电话后派出急救团队到达现场，迅速评估后立刻行初级CPCR。

第二次评估综合训练思考题：

（1）急救人员该如何评估患者是否需要立即行初级CPCR？

（2）高质量CPCR的操作要点有哪些？

（3）如何判断CPCR的实施效果？

第三次评估

患者经现场急救后转运至医院ICU做进一步治疗。

体格检查： T 37.1 ℃，P 90 次/min，R 22 次/min，BP 136/86 mmHg，意识昏迷，额头右侧血肿包块，面色苍白，口唇轻度发绀，颈软，双肺呼吸音略粗糙，心界不大，可闻及期前收缩2~3次/min，心尖部第一心音减弱，腹部平软，无压痛，肝、脾未触及肿大，双下肢无水肿、偶发抽搐。

实验室及其他检查： RBC 3.4×10^{12}/L，WBC 11.2×10^{9}/L，N 78.4%。血生化：cTnI 8.78 μg/L，CK-MB 28.7 U/L，CK 103 U/L，AST 40 U/L，LDH 210 U/L，血糖7.2 mmol/L，三酰甘油（TG）2.44 mmol/L。心电图示：窦性心律，室性期前收缩。Ⅱ、Ⅲ、aVF导联ST段弓背向上抬高，T波高尖，R波减低，V_1~V_5导联ST段压低，T波倒置。

第三次评估综合训练思考题：

（1）目前，患者主要的救护措施有哪些？

（2）患者在ICU需重点加强哪些系统监测？

二、窒息

学习目标

知识目标： 掌握窒息的概念、临床表现、严重程度分级，不同原因、不同程度窒息的救治原则和护理措施；熟悉窒息的常见发病原因、类型，海姆立克急救法的操作要点；了解窒息的发病机制。

能力目标： 能快速、准确判断患者是否发生窒息及窒息的严重程度，对不同原因引起的窒息进行紧急救治。

情感目标： 能理解窒息患者的痛苦和恐惧，在紧急救治和护理中尽量减轻患者疼痛，安抚患者情绪。

【概述】

窒息是指气流进入肺脏受阻或吸入气体缺氧导致的衰竭或呼吸停止状态。一旦发生窒息，可迅速危及生命，应立即采取相应措施，查明原因，积极进行抢救。窒息的发病原因各异，其发病机制是由于机体的通气受限或吸入气体缺氧导致肺的通气与换气功能障碍，引起全身组织与器官缺氧、二氧化碳潴留进而导致组织细胞代谢障碍、酸碱失衡、功能紊乱甚至衰竭而死亡。

【治疗要点】

窒息发生时，保持呼吸道通畅是关键，其次是采取病因治疗。具体治疗要点如下：①对于气道不完全阻塞的患者，应查明原因，采取病因治疗和对症治疗，尽早解除气道阻塞。②对于气道完全阻塞的患者，应立即解除窒息，做好气管插管、气管切开或紧急情况下环甲膜穿刺的准备。

【主要护理诊断】

1.有死亡的危险　与持续全身组织、器官缺氧而造成的继发损伤有关。

2.潜在并发症：受伤、休克、感染等。

【护理要点】

护理要点如下：①迅速解除窒息因素，保持呼吸道通畅。②给予高流量吸氧，使血氧饱和度达到94%以上，必要时建立或重新建立人工气道，给予人工呼吸支持或机械通气。③建立静脉通路，遵医嘱给予药物治疗。④监测生命体征：给予心电、血压、呼吸、血氧饱和度监测，遵医嘱采动脉血做血气分析。⑤备好急救物品：包括吸引器、呼吸机、气管插管、喉镜等开放气道用物。

【健康教育】

对患者应进行如下健康教育：①疾病预防、康复指导。②用药指导。

 综合训练案例

第一次评估

周六晚上，护士小李和朋友在某饭店聚会聊天，突然听到邻桌正在用餐的女士大声呼喊："阳阳，阳阳，你怎么了？你这是怎么了。"小李赶到这位女士桌边，发现她对面一个10岁左右的男孩，表情痛苦、呼吸困难、口唇发绀、无法说话，用双手呈"V"形手势掐着自己的颈部。

第一次评估综合训练思考题：

（1）该患者有可能发生了何种情况？

（2）小李此时应该怎么做？

第二次评估

"120"调度中心接到呼救电话后派出急救团队到达现场，小李立即报告了事情发生与急救情况，男孩此时平躺在地面，表情痛苦、面色灰暗青紫、瞳孔散大，呼吸困难，胸骨上窝、锁骨上窝可见明显凹陷，对家属的呼唤无反应，颈动脉有搏动。急救人员立刻用担架将患者转运至救护车，拟紧急行气管切开术。

第二次评估综合训练思考题：

（1）急救人员此时行气管切开术是否合适？为什么？

（2）若行气管切开术，有哪些注意事项？

第三次评估

患者入院后，做进一步检查和治疗。

体格检查：T 36.9 ℃，P 100 次/min，R 22 次/min，BP 116/82 mmHg，意识清醒，仰卧位，口唇轻度发绀，喉内有异物，颈软，双肺呼吸音正常，心浊音界不大，心律齐，各瓣膜听诊区未闻及杂音，无心包摩擦音。腹软，无压痛及反跳痛，肝、脾肋下未触及。双下肢无水肿、肌张力正常，病理反射未引出。其他检查（-）。患者已行行气管切开，套管固定无异常。

第三次评估综合训练思考题：

（1）目前患者的治疗要点是什么？

（2）对患者主要的护理措施有哪些？

三、急性腹痛

学习目标

知识目标：掌握急性腹痛的临床表现、病情评估、救治原则和护理措施；熟悉急性腹痛的常见发病原因、类型；了解急性腹痛的概念、发病机制。

能力目标：能快速、准确判断患者急性腹痛的严重程度，合理救治不同严重程度的急性腹痛患者。

情感目标：能理解急性腹痛患者的痛苦，在紧急救治和护理中尽量减轻患者的疑惑和疼痛，安抚患者情绪。

【概述】

急性腹痛是指由各种原因引起的腹腔内外脏器病变而表现出的腹部急性疼痛，是临床的常见急症之一，具有发病急、变化多、进展快、病因复杂的特点，若救护不及时，极易发生严重后果，甚至危及患者生命。准确的护理评估、严密的病情观察、及时的护理措施，将对把握患者抢救时机、提高治疗效果、促进良好预后起到重要的作用。

【治疗要点】

急性腹痛的病因虽然不同，但救治原则基本相似，即挽救生命、减轻痛苦、积极地对症治疗和预防并发症。具体治疗要点如下：

（1）优先救治：对神志改变、休克、窒息、心前区不适和剧烈疼痛患者，立即救治。

（2）手术治疗：对肠梗阻、内脏穿孔或出血、急性阑尾炎等病因明确，有手术指征患者及时手术治疗。

（3）支持治疗：对病因未明而腹膜炎症状不严重的患者，给予纠正水、电解质平衡紊乱，抗感染，防治腹胀，防止休克等对症支持治疗。对病因已明确而不需手术治疗、疼痛较剧烈的患者，应适当使用镇痛剂。

（4）剖腹探查：对有以下情况的患者可行剖腹探查：①怀疑腹腔内持续性出血患者。②怀疑肠坏死或肠穿孔伴有严重腹膜炎患者。③不能确诊，经密切观察和积极治疗后腹痛不能缓解，腹部体征不减轻，全身情况无好转，反而加重的患者。

【主要护理诊断】

1.疼痛：腹痛　与腹部损伤或炎症反应有关。

2.体液不足　与损伤致腹腔内出血、液体渗出、呕吐、禁食等有关。

3.焦虑/恐惧　与急性创伤、大出血、内脏脱出等视觉刺激，以及担心手术、疼痛、疾病预后等因素有关。

4.潜在并发症：休克、损伤器官再出血、腹腔感染、腹腔脓肿等。

【护理要点】

护理要点如下：①病情监测。②体位护理。③控制饮食及胃肠减压。④开放静脉通道补液。⑤用药护理。⑥对症护理。⑦心理护理。⑧术前准备。

【健康教育】

对患者应进行如下健康教育：①疾病预防、康复指导。②生活方式指导。③用药指导。

 综合训练案例

第一次评估

患者，女，32岁，自诉晨起上班时，在路边餐馆吃饭后出现腹部疼痛并伴有恶心感，疼痛时强时弱，餐后2h左右呕吐，呕吐物为胃内容物，数小时后疼痛转移到右下腹，夜间腹痛不见缓解、难以忍受，前来急诊就诊。患者请求护士给予止痛药，尽快缓解自己疼痛。

第一次评估综合训练思考题：

（1）为尽快减轻患者痛苦，是否应该按患者要求为其镇痛？

（2）针对这类患者，诊疗程序应该如何？

第二次评估

收治患者，做进一步检查和治疗。

体格检查：T 38.7 ℃，P 120 次/min，R 24 次/min，BP 116/80 mmHg。一般情况：发育正常，营养良好。神志清醒，痛苦面容，被动体位。皮肤黏膜：全身皮肤黏膜无黄染。淋巴结：全身浅表淋巴结无肿大。头颅：无畸形、压痛、包块。颈部：颈软无抵抗。胸部：胸廓对称，呼吸频率正常。肺部：呼吸运动正常，听诊双肺呼吸音清，未闻及干、湿啰音。心脏：心前区无隆起，心尖冲动，心浊音界无扩大，心律齐，心脉率一致。腹部：全腹压痛以右下腹麦氏点周围为著，无明显肌紧张，肠鸣音10~15 次/min，肾区无叩击痛。脊柱四肢：脊柱活动度正常，四肢活动自如，关节无红肿。神经系统：四肢肌力、肌张力正常，双侧巴宾斯基征（－）。

实验室及其他检查：Hb 162 g/L，WBC 24.6×10⁹/L，中性分叶86%，杆状8%；粪便常规：稀水样便，WBC 3~5/高倍，RBC 0~2/高倍。B超示：阑尾肿大。

第二次评估综合训练思考题：

（1）患者急性腹痛的病因最可能是什么？

（2）拟对患者进行手术治疗，患者的主要护理问题有哪些？

第三次评估

患者手术后再次查体：T 38.6 ℃，P 96 次/min，R 22 次/min，BP 116/82 mmHg，意识清醒，切口处有少量渗血，放置有腹腔引流管。

第三次评估综合训练思考题：

（1）患者术后增加的主要护理问题是什么？

（2）对患者主要的护理措施有哪些？

（3）应如何对患者做好健康教育？

扫码看本单元
"综合训练案例"
参考答案

环境及理化因素损伤患者的护理

一、淹溺

 学习目标

知识目标：掌握淹溺的紧急救治和护理措施；熟悉淹溺的概念和病情评估；了解淹溺的病因和发病机制。

能力目标：能快速、准确判断患者是否发生淹溺，科学紧急救治和护理淹溺患者。

情感目标：能理解淹溺患者的痛苦，认识到紧急救治和护理对挽救淹溺患者生命的重要作用，积极参与对患者的救治与护理。

【概述】

淹溺是指人淹没于水或其他液体后，由于液体、污泥、杂草等物堵塞呼吸道和肺泡，或因咽喉、气管发生反射性痉挛，引起窒息和缺氧，肺泡失去通气、换气功能而使机体处于的一种危急状态。淹溺是意外死亡的常见原因之一，是儿童意外伤害死亡的首位原因。

【治疗要点】

（1）现场救护：①迅速将淹溺者救出水面（包括水中营救、水上复苏、移离水中）。②初级复苏（包括畅通气道、心肺脑复苏）。③迅速转运。

（2）医院内救治：①维持呼吸功能。②维持循环功能。③防治低体温。④对症处理（包括纠正低血容量、纠正水电解质和酸碱失衡、预防脑水肿、预防感染等）。

【主要护理诊断】

1.潜在并发症：重要器官缺氧性损伤。

2.气体交换障碍：与大量水进入呼吸道和肺泡引起肺部损伤有关。

3.焦虑/恐惧　与突发意外、呼吸困难或严重窒息感有关。

【护理要点】

护理要点如下：①病情观察。②一般基础护理。③对症护理。④用药护理。⑤心理护理。

【健康教育】

对患者应进行如下健康教育：①疾病预防、康复指导。②用药指导。

 综合训练案例

第一次评估

刘某，男，35岁，平素体健，不会游泳。钓鱼时不慎滑入河中，挥动双臂在水中挣扎求救。

第一次评估综合训练思考题：

现场发现刘某的人是否应该立刻跳入水中将其救到岸上？该如何做？

第二次评估

刘某被救上岸后皮肤发绀、颜面肿胀、球结膜充血，口鼻有泡沫和泥污，腹部膨隆。无意识，呼吸和心搏停止。此时"120"调度中心接到呼救电话后派出急救团队到达，评估现场环境安全，患者为淡水淹溺。

第二次评估综合训练思考题：

（1）目前急救人员对刘某的首要救治措施是什么？

（2）此时刘某腹部膨隆，发生窒息，是否考虑用海姆立克急救法？该如何做？

（3）急救人员拟对刘某进行心肺脑复苏，实施时注意事项有哪些？

第三次评估

刘某经现场急救后转运至医院做进一步治疗。患者神志淡漠，主诉发冷、头晕、头痛。

体格检查： T 35.2 ℃，P 56 次/min，R 24 次/min，BP 82/50 mmHg，皮肤苍白、口唇发绀、颜面肿胀、球结膜充血。淋巴结：全身浅表淋巴结无肿大。头颅：无畸形、压痛、包块。颈部：颈软无抵抗。胸部：胸廓对称，呼吸浅快，肺部可闻及湿啰音。心脏：心前区无隆起，心尖冲动，心浊音界无扩大，心律齐，心脉率一致。腹软，无压痛及反跳痛，肝、脾肋下未触及。双下肢无水肿、肌张力弱，病理反射未引出。其他检查（-）。

实验室及其他检查： RBC 2.4×10^{12}/L，WBC 12.3×10^9/L，血K^+ 3.2 mmol/L，血Na^+ 132 mmol/L，pH值7.12，PaO_2 79%，SaO_2 94%。胸部X线示：

肺野有大小不等斑片状浸润。

第三次评估综合训练思考题：

（1）患者主要的救治措施有哪些？

（2）患者主要的护理措施有哪些？

二、电击伤

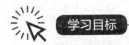 学习目标

知识目标：掌握电击伤的紧急救治和护理措施；熟悉电击伤的概念和病情评估；了解电击伤的病因和发病机制。

能力目标：能快速、准确判断患者电击伤的严重程度，科学紧急救治和护理电击伤患者。

情感目标：能理解电击伤患者的痛苦，关注不同程度伤残患者的心理状态，积极给予关心和支持，帮助其树立面对社会生活的信心。

【概述】

电击伤，俗称触电，指一定强度的电流通过人体时引起的全身性局部性组织损伤与功能障碍，重者甚至发生呼吸、心搏骤停。电击对人体造成损伤的严重程度，与电压高低、电流强弱、电流类型、频率高低、通电时间、接触部位、电流方向和所在环境的气象条件都有密切关系，其中与电压高低的关系最大。电击伤可分为超高压电击伤或雷击伤、高压电击伤和低压电击伤。

【治疗要点】

（1）现场救治：①迅速脱离电源。②保护创面，防止感染。③检伤分类，现场救治。轻型电击伤患者，就地观察及休息1~2 h，减轻心脏负荷，促进恢复；重型电击后，呼吸、心搏骤停患者，立即行心肺脑复苏，减少并发症和后遗症，迅速转送医院并加强途中监护。

（2）医院内救治：①保持呼吸道通畅，维持有效呼吸。②纠正心律失常，维持有效循环。③补液，维持血容量。④创面处理。⑤其他对症处理（包括抗休克、预防感染、防治脑水肿、筋膜松解技术、截肢等）。

【主要护理诊断】

1.疼痛　与电击造成的组织、器官损伤有关。

2.皮肤完整性受损　与电击造成的组织损伤有关。

3.有受伤的危险 与意外发生引起的意识障碍有关。

4.潜在并发症：心搏骤停、感染、休克、脑水肿等。

【护理要点】

护理要点如下：①病情观察。②一般基础护理。③对症护理。④用药护理。⑤心理护理。

【健康教育】

对患者应进行如下健康教育：①疾病预防、康复指导。②用药指导。

综合训练案例

第一次评估

患者，男，39岁，执行野外地表勘测工作时，未注意自高空掉落的35 kV高压线而触电，当即昏迷，下颌、右前臂、双手、右足、右小腿烧伤，有出血，创伤面积不大，呼吸、心跳微弱，无大、小便失禁。

第一次评估综合训练思考题：

（1）是否可以根据患者体表烧伤面积判定损伤的严重程度？

（2）现场发现的人员应该怎么做？

第二次评估

"120"调度中心接到呼救电话后派出急救团队到达，评估现场环境安全，患者被高压电击伤，面色苍白、意识丧失，呼吸、心跳微弱，体表多处烧伤，有少量出血，右下肢小腿骨折。

第二次评估综合训练思考题：

（1）高压电击伤最主要的死亡原因是什么？

（2）如何对患者实施现场救护？

第三次评估

患者经现场急救后转运至医院做进一步治疗。

体格检查： T 36.2 ℃, P 52 次/min, R 18 次/min, BP 78/54 mmHg, 意识丧失，面色苍白。淋巴结：全身浅表淋巴结无肿大。头颅：无畸形、压痛、包块。颈部：颈软无抵抗。胸部：胸廓对称，呼吸微弱，肺部未闻及干、湿啰音。心脏：心前区无隆起，心尖冲动，心浊音界无扩大，心律齐，心脉率一致。腹软，肝、脾肋下未触及。下颌、右前臂、双手、右足、右小腿烧伤，有组织坏死，伴少量出血。

实验室及其他检查：

肌酸磷酸激酶、同工酶、乳酸脱氢酶、AST活性升高，尿血红蛋白（＋），尿肌红蛋白（＋＋）。心电图示：室性期前收缩。X线示：右腿胫腓骨骨折。

第三次评估综合训练思考题：

（1）应对患者采取哪些院内救护措施？

（2）患者主要的护理措施有哪些？

（3）患者可能的并发症有哪些？

扫码看本单元
"综合训练案例"
参考答案

第四单元

急性中毒患者的护理

一、镇静催眠药中毒

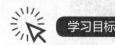 学习目标

知识目标： 掌握镇静催眠药中毒的紧急救治和护理措施；熟悉镇静催眠药中毒的临床表现和病情评估；了解镇静催眠药中毒的发病机制。

能力目标： 能快速、准确鉴别出镇静催眠药中毒患者，科学紧急救治和护理镇静催眠药中毒患者。

情感目标： 能理解镇静催眠药中毒患者的痛苦，细致评估患者的心理状态，尤其是服毒自杀患者，积极给予关心和支持，帮助其树立面对社会生活的信心，防止再次自杀。

【概述】

镇静催眠药是中枢神经系统抑制药，具有镇静和催眠作用，小剂量时可使人处于安静或嗜睡状态，大剂量可麻醉全身，包括延髓中枢。一次大剂量服用可引起急性镇静催眠药中毒，严重者将危及生命。常见的药物有苯二氮䓬类、巴比妥类、吩噻嗪类等。患者中毒表现严重程度与服药类型和剂量有关，若发生昏迷、气道阻塞、呼吸衰竭、休克或合并感染等，提示病情危重。

【治疗要点】

治疗要点如下：①评估和维持重要器官功能。②迅速清除毒物。③遵医嘱应用特效解毒剂。④对症处理。⑤治疗并发症。

【主要护理诊断】

1.意识障碍　与中枢神经系统抑制引起的脑功能障碍有关。

2.潜在并发症：昏迷、感染、休克、窒息等。

【护理要点】

护理要点如下：①病情观察。②一般基础护理。③对症护理。④用药护理。⑤心理

护理。

【健康教育】

对患者应进行如下健康教育：①疾病预防、康复指导。②用药指导。

 综合训练案例

第一次评估

患者，女，36岁，以"被丈夫发现意识模糊20余分钟"急诊入院，追问患者丈夫获取资料：患者平素睡眠差，长期服用"安眠药"，2 h前，患者与丈夫发生矛盾，情绪激动，之后甩门进入卧室休息，20多分钟前，患者丈夫发现其呼之不应，床头柜上有"安眠药"空药盒。医生初步考虑"镇静催眠药中毒"。

第一次评估综合训练思考题：

（1）考虑患者"镇静催眠药中毒"的依据有哪些？

（2）接诊患者后需进一步紧急评估的重要情况有哪些？

第二次评估

经评估，患者T 36.1 ℃，P 60 次/min，R 13 次/min，BP 76/52 mmHg，面色苍白，口唇发绀，意识大部分丧失，无自主运动，对声、光刺激无反应，对疼痛刺激可出现痛苦的表情，角膜反射、瞳孔对光反射存在，腱反射消失，肌张力下降，呼吸浅慢，眼球震颤。巴比妥药物中毒。医生判断患者病情危重，迅速给予患者心电监护、静脉补液、行洗胃和血液灌流治疗，纳洛酮、利尿剂等药物治疗。

第二次评估综合训练思考题：

（1）患者出现的哪些指标提示其病情危重？

（2）是否镇静催眠药物中毒病情危重均可采用血液透析或血液灌流迅速清除毒物？

（3）医生对患者实施紧急救治的要点有哪些？

第三次评估

患者经紧急救治情况好转。

体格检查：T 36.3 ℃，P 66 次/min，R 18 次/min，BP 96/70 mmHg，面色、口唇颜色恢复，意识未恢复。淋巴结：全身浅表淋巴结无肿大。头颅：无畸形、压痛、包块。颈部：颈软无抵抗。胸部：胸廓对称，呼吸微弱，肺部未闻及干、湿啰音。心脏：心前区无隆起，心尖冲动，心浊音界无扩大，心律齐，心率与脉率一致。腹软，肝、脾肋下未触及。双下肢无水肿、肌张力稍有下降，病理反射未引出。其他检查（一）。

第三次评估综合训练思考题：

（1）目前，需严密观察患者哪些病情变化？

（2）除观察患者病情变化，还需实施哪些护理措施？

二、有机磷杀虫药中毒

 学习目标

知识目标：掌握有机磷杀虫药中毒的紧急救治和护理措施；熟悉有机磷杀虫药中毒的临床表现和病情评估；了解有机磷杀虫药中毒的发病机制。

能力目标：能快速、准确鉴别出有机磷杀虫药中毒患者，科学紧急救治和护理有机磷杀虫药中毒患者。

情感目标：能理解有机磷杀虫药中毒患者的痛苦，细致评估患者的心理状态，尤其是服毒自杀患者，积极给予关心和支持，帮助其树立面对社会生活的信心，防止再次自杀。

【概述】

有机磷杀虫药是当今生产和使用最多的农药，属于有机磷酸酯或硫代磷酸酯类化合物，性状多呈油状或结晶状，色泽呈淡黄色至棕色，稍有挥发性，且有蒜味。一般难溶于水，不易溶于多种有机溶剂，在酸性环境中稳定，在碱性条件下易分解失效。有机磷杀虫药按毒性分为剧毒类、高度类、中毒类、低毒类4类。多因误服、自服或摄入污染食物经消化道所致中毒，也可因生产使用不当经皮肤或呼吸道吸收而致中毒。

【治疗要点】

治疗要点如下：①迅速清除毒物。②紧急复苏。③遵医嘱应用特效解毒剂。④对症处理。⑤治疗并发症。

【护理要点】

护理要点如下：①病情观察。②一般基础护理。③对症护理。④用药护理。⑤心理护理。

【主要护理诊断】

1. 体液不足　与中毒所致的多汗、呕吐、腹痛、腹泻等液体丢失有关。

2. 意识障碍　与中枢神经系统毒性刺激引起的脑功能障碍有关。

3. 潜在并发症：肺水肿、呼吸衰竭、感染、休克等。

【健康教育】

对患者应进行如下健康教育：①疾病预防、康复指导。②用药指导。

 综合训练案例

第一次评估

患者，女，52岁，已婚，农民。以"被家人发现意识模糊半小时"入院。此前与家人激烈争吵，后情绪不稳，中午未吃饭，一人在家。半小时前，有人发现患者倒地、呼之不应，有呕吐物，可闻及大蒜味，大、小便失禁，出汗多，紧急送诊。查体：T 36.8 ℃，P 58 次/min，R 30 次/min，BP 86/58 mmHg，平卧位，意识模糊，压眶有反应，皮肤湿冷，肌肉颤动，巩膜无黄染，瞳孔针尖样，对光反射迟钝，口腔流涎，两肺叩诊清音，两肺听诊可闻及散在干、湿啰音和较多哮鸣音，心界不大，心律齐，无杂音，腹平软，肝、脾未触及，双下肢无水肿，病理反射未引出。其他检查（－）。

第一次评估综合训练思考题：

（1）患者出现以上症状考虑可能诊断是什么？有哪些诊断依据？

（2）为明确患者诊断，需做哪些辅助检查？

（3）此时护士应配合医生尽快采取哪些护理措施？

第二次评估

经进一步病情评估与辅助检查明确诊断，患者为口服"乐果"中毒，胆碱酯酶（CHE）值60%。医生迅速给予患者2%碳酸氢钠溶液洗胃，同时使用阿托品、盐酸戊乙奎醚、解磷注射液等药物治疗。

第二次评估综合训练思考题：

（1）如何判断该患者的中毒程度？

（2）阿托品在使用过程中有哪些注意事项？

第三次评估

患者经紧急救护情况好转。一周后病情突然急剧恶化，突发呕吐，可闻及大蒜味，大小便失禁，大量出汗，皮肤湿冷，肌肉颤动，巩膜无黄染，瞳孔针尖样，对光反射迟钝，口腔流涎，意识昏迷。

第三次评估综合训练思考题：

（1）患者为何会发生此种情况？

（2）一般情况下，应如何避免上述情况的发生？

三、一氧化碳中毒

知识目标：掌握一氧化碳中毒的紧急救治和护理措施；熟悉一氧化碳中毒的临床表现和病情评估；了解一氧化碳中毒的发病机制。

能力目标：能快速、准确鉴别出一氧化碳中毒患者，科学紧急救治和护理一氧化碳中毒患者。

情感目标：能理解一氧化碳中毒患者的痛苦，积极给予关心和支持，帮助其提高防范意识，学会简单的急救知识以减少意外伤害。

【概述】

一氧化碳（CO）为含碳物质不完全燃烧所产生的一种无色、无味、无刺激性气体。CO中毒是指人体短时间内吸入过量CO所造成的脑及全身组织缺氧性疾病，严重者可引起死亡。工业炼钢、炼焦、烧窑等生产可产生大量CO。居家室内燃烧煤炭、在通风不良的浴室内使用燃气热水器或煤气泄漏、瓦斯爆炸等均可能发生CO中毒。

【治疗要点】

（1）现场救治：①迅速脱离中毒环境。②保持呼吸道通畅。③现场给氧。

（2）医院内救治：①高流量、高浓度氧疗。②积极对症治疗：气道管理、血压支持、稳定心血管系统功能、纠正酸碱平衡和水电解质平衡失调、纠正肺水肿和脑水肿等。

【主要护理诊断】

1.气体交换障碍　与一氧化碳中毒引起的换气功能障碍有关。

2.意识障碍　与脑组织缺氧后引起的脑功能障碍有关。

3.潜在并发症：重要器官缺氧性损伤、急性肺水肿、急性呼吸窘迫综合征、迟发性脑病等。

【护理要点】

护理要点如下：①病情观察。②一般基础护理。③对症护理。④用药护理。⑤心理护理。

【健康教育】

对患者应进行如下健康教育：①疾病康复指导。②用药指导。③一氧化碳中毒意外预防指导。

综合训练案例

第一次评估

张某，男，67岁，妻子两年前病逝，子女在外地工作。某日，邻居小李发现其家门紧闭，未像平日一样在院内晨起活动，且呼之不应。强行打开张某房门后发现他躺在床上，无法唤醒，面色苍白，口唇泛樱桃红色，床头有呕吐物，四肢稍冷。房内煤炉烧蜂窝煤取暖。

第一次评估综合训练思考题：

（1）张某可能发生了什么情况？有哪些依据？

（2）小李目前应该怎么做？

第二次评估

张某被转运至医院，诊断为CO中毒伴ARDS。

体格检查： T 38.4 ℃，P 98 次/min，R 9 次/min，BP 82/58 mmHg，患者意识模糊，瞳孔对光反射、角膜反射迟钝。口唇黏膜呈樱桃红色，皮肤发绀。胸廓对称，呼吸微弱，肺部可闻及湿啰音。心浊音界不大，心律不齐，各瓣膜听诊区未闻及杂音，无心包摩擦音。腹软，无压痛及反跳痛，肝、脾肋下未触及。双下肢无水肿，肌张力降低，腱反射减弱，病理反射未引出。其他检查（-）。

实验室及其他检查： 血液碳氧血红蛋白（COHb）浓度51%，磷酸肌酸激酶（CPK）、LDH、AST均高出正常值数十倍。血气分析：pH值7.16，$PaCO_2$ 52 mmHg，PaO_2 42 mmHg。X线胸片示：肺纹理增多。心电图示：ST-T改变，房室传导阻滞。

遵医嘱给予患者机械通气，高压氧治疗，20%甘露醇125 mL、地塞米松5 mg快速静脉滴注，补液及物理降温等治疗。

第二次评估综合训练思考题：

（1）如何判断该患者的中毒程度？

（2）目前，患者主要的护理问题有哪些？

（3）应对患者实施哪些护理措施？

第三次评估

患者子女陆续赶到，陪伴患者在医院经过两周的治疗和护理后情况好转，即将出院。

第三次评估综合训练思考题：

（1）出院后，患者及其家属还需注意观察哪种可能发生的后遗症？

（2）如何对患者及家属进行出院健康教育？

扫码看本单元
"综合训练案例"
参考答案

第五单元

多器官功能障碍患者的护理

多器官功能障碍综合征

 学习目标

知识目标：掌握多器官功能障碍综合征（MODS）的病因、评估方法、诊断标准和护理要点；熟悉MODS的监测指标及防治规律；了解MODS发病机制。

能力目标：能快速、准确评估患者是否发生MODS，正确进行体格检查，正确找出护理问题，列出护理措施并正确实施。

情感目标：能理解患者及其家属的情绪状态，提高急救意识，富有同情心。

【概述】

多器官功能障碍综合征(multiple organ dysfunction syndrome，MODS)是指机体在遭受严重创伤、休克、感染及外科大手术等急性疾病过程中，有两个或两个以上的器官或系统同时或序贯发生功能障碍，以致不能维持内环境稳定的临床综合征。任何引起全身炎症反应的疾病均可能发生MODS。MODS的临床过程有两种：一期速发型和二期迟发型。根据病因临床表现，结合各系统指标可明确诊断。

【治疗要点】

治疗要点如下：①控制原发病，去除诱因。②液体复苏。③控制和预防感染。④免疫和抗炎治疗。⑤器官功能支持。⑥营养和代谢支持。⑦维持水、电解质、酸碱平衡。⑧对症治疗。

【主要护理诊断】

1.焦虑/恐惧　与意外创伤或病情加重等因素有关。

2.低效性呼吸状态　与肺水肿、肺不张、呼吸道分泌物潴留等有关。

3. 清理呼吸道无效　与分泌物黏稠、气道湿度减低和无效咳嗽有关。

4. 有感染的危险　与呼吸道不畅、肺水肿、全身抵抗力降低及某些治疗护理操作等有关。

5. 营养失调：机体营养的摄入量低于机体需要量　与食欲减退、摄入减少、腹胀、呼吸困难有关。

6. 睡眠障碍　与夜间护理困难、缺氧加重、情绪不稳定有关。

【护理要点】

护理要点如下：①基础护理。②管路护理。③安全护理。④病情观察。⑤用药护理。⑥心理护理。

【健康教育】

对患者应进行如下健康教育：①疾病预防指导。②疾病知识指导。③用药指导与病情监测。④饮食指导。⑤照顾指导。

 综合训练案例

第一次评估

现病史：患者，男，39岁，本科学历。以"车祸致全身多处流血伴意识障碍2 h"，10月25日急诊入院于脑外科。患者入院时PE GCS评分2+2+4。P 113次/min，R 34 次/min，BP 74/56 mmHg，双侧瞳孔等圆等大，直径约3.5 mm，对光反射灵敏。入院诊断：创伤性重型颅脑损伤、双侧多发肋骨骨折、双侧气胸、双侧肺挫伤、创伤性休克、左股骨骨折、左尺骨鹰嘴骨折、全身多处皮肤挫裂伤。入院后给予对症支持治疗及胸腔闭式术引流术、气管切开术等，由于血压仍未纠正、呼吸衰竭、电解质紊乱，患者烦躁，血氧饱和度低转入ICU。除上述诊断外，补充"多器官功能障碍综合征"诊断。

既往史：既往身体健康，否认外伤史、输血史、传染病史和过敏史。

家族史：父母健在，1弟体健，否认家族遗传病史。

个人生活史：长期生活于本地，无疫区及传染病接触史。适龄婚育，配偶体健，育有1子1女均体检。平时少量饮酒，饮食作息规律。

体格检查：T 36.9 ℃，P 100 次/min，R 40 次/min，BP 76/54 mmHg，SPO_2 89%。患者呈昏睡状，全身皮肤水肿明显，可见多处青紫瘀斑及擦伤。双瞳孔等圆等大直径约3.0 mm。对光反射迟钝，球结膜水肿，双眼睑皮肤青紫。颈部行气管切开，胸廓畸形，呼吸活动受限，双肺明显呼吸音减弱，腹部膨隆，左上肢行石膏固定，左下肢牵引制动，胃肠减压引流出咖啡色样物，胸腔闭式引流管引流出血性液体，尿管通畅引流出清黄尿液。留置两路通道，一组为中心静脉置管，另一组为右上肢手背留置针，局部皮肤无红肿及渗漏。

实验室及其他检查：血常规：RBC 3.0×10^{12}，Hb 100 g/L，WBC 3.4×10^{9}，PLT120×10^{9}。血气分析：pH值 7.16，$PaCO_2$ 58 mmHg；PaO_2 40 mmHg，氧合指数（PaO_2/FiO_2）220 mmHg。

第一次评估综合训练思考题：

（1）应考虑什么临床诊断？有哪些诊断依据？

（2）目前，患者主要的护理问题有哪些？

（3）针对患者上述病情治疗要点有哪些？

（4）按照优先原则，针对患者采取的主要护理措施有哪些？

第二次评估

入ICU第3天患者神志清，精神差，呼吸机下，生命体征稳定，BP 95/65 mmHg，SPO_2 94%。胃肠引流物墨绿色，患者诉会阴部憋胀疼痛，查体阴囊血肿加重，同日无菌条件下行阴囊局部切口引流，引流出血性液体40 mL，无菌纱布覆盖。

第二次评估综合训练思考题：

（1）患者病情可能发生了哪些变化？

（2）针对患者需要注意哪些问题？

（3）需要增加哪些护理措施？

第三次评估

经治疗及护理，患者在ICU 9 d后，呼吸困难缓解，脱机后生命体征平稳，上消化道出血好转，各引流管引流通畅，患者情绪平静。根据医嘱，第2天转入普通病房。

第三次评估综合训练思考题：

患者转入普通病房应该注意哪些问题？

扫码看本单元
"综合训练案例"
参考答案

第六单元

急危重症患者常见并发症护理

一、呼吸机相关性肺炎

 学习目标

知识目标：掌握呼吸机相关性肺炎的主要病因，患者出现的主要护理问题、应采取的护理措施，健康指导方法、内容；熟悉呼吸机相关肺炎的治疗要点、常用辅助检查。

能力目标：能通过相应的预防措施避免呼吸机相关性肺炎的发生，针对已出现的问题列出护理措施并正确实施。

情感目标：责任心增强，院内感染管理意识提高。

【概述】

呼吸机相关性肺炎（ventilator associated pneumonia，VAP）是指机械通气（MV）48 h后至拔管后48 h内出现的肺炎，是医院获得性肺炎的重要类型，其中MV 4 d内发生的肺炎为早发性VAP，5 d及以上者为晚发性VAP。病原体中以细菌最为多见，占90%以上，其中革兰阴性杆菌50%~70%，包括铜绿假单胞菌、变形杆菌属、不动杆菌属。革兰氏阳性球菌15%~30%，主要为金黄色葡萄球菌。在早发的 VAP 中主要是非多重耐药菌。通常将肺组织病理学显示和微生物学发现病原微生物且二者相一致认定为VAP诊断的金标准。

【治疗要点】

治疗要点如下：①抗感染治疗。②治疗原发病。③免疫治疗。④营养支持。

【主要护理诊断】

1. 气体交换受损　与气道堵塞、通气不足、分泌物过多及肺泡面积减少有关。
2. 清理呼吸道无效　与分泌物黏稠、气道湿度减低和无效咳嗽有关。

3. 活动无耐力　与疲劳、呼吸困难、缺氧有关。

4. 有感染的危险　与免疫力低下有关。

5. 营养失调：低于机体需要量　与食欲降低、摄入减少、腹胀、呼吸困难有关。

【护理要点】

护理要点如下：①一般护理。②严格执行无菌操作，规范消毒隔离制度。③防止误吸。④口腔护理。⑤人工气道管理。⑥呼吸机管道管理。

【健康教育】

对患者应进行如下健康教育：①疾病预防指导。②疾病知识指导。③氧疗指导。④呼吸功能锻炼指导。⑤用药指导。⑥饮食指导。

 综合训练案例

第一次评估

现病史：患者，男，46岁，中专文化。以"腰痛、左髋关节痛1月余，发热、气短1个月"入院。1月前出现腰痛及左髋关节疼痛，伴活动受限和弯腰困难。当地医院查血沉53 mm/h；CT示：左侧骶髂关节面不光滑，未做处理。1周后患者出现不规则发热，伴胸闷、气短、声嘶，胸片示双肺多发小结节影。今日患者呼吸窘迫，吸氧难以纠正低氧血症，伴胸片示双肺弥漫性渗出影，以"急性呼吸衰竭"为诊断入ICU，现患者意识清，精神差，呼吸窘迫，端坐位，胸闷、气短、声嘶、大汗。

既往史：4年前因一侧睾丸肿胀，有皮肤破溃和流脓，疑诊为"睾丸结核"，服"异烟肼+利福平"约半年后好转；半年前患者行左下肢深静脉血栓溶栓和下腔静脉滤网置入术。否认高血压、冠心病、脑血管病及糖尿病等病史，否认输血史、过敏史。

家族史：父母健在，否认家族遗传性疾病。

个人生活史：长期生活于本地，无疫区及传染病接触史。适龄婚育，配偶体健，育有1子1女均体健；否认不良生活史。

体格检查：T 38.5 ℃，P 140 次/min，R 20 次/min，BP 96/55 mmHg，意识清醒，精神差，急性面容，呼吸窘迫，端坐位，左肺可闻及湿啰音；心脏及腹部（－）；左下肢周径较右下肢粗2.5~3.0 cm，余（－）。

实验室及其他检查：血常规：RBC 4.3×10^{12}/L，Hb 116 g/L，WBC 6.49×10^{9}/L，PLT 13×10^{9}/L；血气分析：pH值 7.21，PCO_2 64 mmHg，PO_2 48 mmHg，CRP 124.3 mg/L。肺部CT示：双肺小条索影并背侧胸膜增厚。

第一次评估综合训练思考题：

（1）归纳患者首发症状及体征。

（2）列举患者目前主要的护理问题。

（3）针对上述病情有哪些治疗要点？

（4）需要采取的主要护理措施有哪些？

第二次评估

进行人工通气以来，患者呼吸状态逐渐平稳，患者胸闷减轻，呼吸困难缓解，缺氧状况明显改善，第12天开始尝试间断脱机，但撤机困难，血常规WBC 18.24×10⁹/L，N 86.6%，降钙素原15.57 ng/mL，痰涂片（－）。复查CT示：双肺感染性病变，未见空洞形成、曲霉球、结节或团块等。

第二次评估综合训练思考题：

（1）患者病情可能发生了哪些变化？

（2）需要再做哪些检查协助诊断？

（3）需要增加哪些护理措施？

第三次评估

经治疗及护理，患者肺部体征改善，呼吸机模式及参数逐渐下调，第16天拔除气管插管。

第三次评估综合训练思考题：

患者转入普通病房应该注意哪些问题？

二、导尿管相关性尿路感染

 学习目标

知识目标： 掌握导管相关性尿路感染的原因、主要症状和体征，主要护理问题及护理措施，健康指导方法、内容；熟悉该疾病的治疗要点、常用辅助检查。

能力目标： 能尽早发现导管相关性尿路感染，正确采集标本，正确提出护理问题，针对问题列出护理措施并正确实施。

情感目标： 责任心增强，无菌观念增强，院内感染管理意识提高。

【概述】

导尿管相关尿路感染主要是指患者留置导尿管后，或者拔除导尿管48 h内发生的泌尿系统感染。1周内有内镜检查或导尿管置入，患者出现尿频、尿急、尿痛等尿路刺激症状，或者有下腹触痛、肾区叩痛，伴或不伴发热，并且尿检白细胞男性≥5个/高倍视野，女性≥10个/高倍视野，即可诊断。

【治疗要点】

治疗要点如下：①多饮水，勤排尿。②抗感染。

【主要护理诊断】

1. 排尿障碍：尿频、尿急、尿痛等与泌尿系感染有关。

2. 体温过高　与急性肾盂肾炎有关。

【护理要点】

护理要点如下：①充分休息。②增加水分摄入。③导尿管管理。④用药护理。⑤缓解疼痛。⑥训练膀胱功能。

【健康教育】

对患者应进行如下健康教育：①疾病预防指导。②用药指导。③疾病知识指导。

 综合训练案例

第一次评估

现病史： 患者，女，57岁，小学文化。拔除导尿管后尿痛、尿急伴发热2 d。患者23 d前行左下肢膝关节置换术，2 d前拔除尿管，即出现尿痛、尿急不适，今晨发热高达39 ℃，睡眠可，大便正常。

既往史： 高血压史10年，服用硝苯地平将血压控制在130/80 mmHg，否认"肝炎，结核"等传染病史，否认手术外伤史，否认药物过敏史。

家族史： 配偶过世，1子1女均体健。

个人生活史： 长期生活于本地，无疫区及传染病接触史。育有1子1女均体健；否认不良生活史。

体格检查： T 38.7 ℃，P 92 次/min，R 18 次/min，BP 120/84 mmHg，意识清醒，精神可，自动体位。2 d前起出现尿痛、尿急不适，伴有发热，最高达39.5 ℃。双侧瞳孔等大等圆，直径约为3.0 mm，全身皮肤黏膜无黄染及出血点，五官端正，左下肢膝关节、踝关节轻度水肿，余（－）。

实验室及其他检查： 血常规：RBC $4.0×10^{12}$/L，Hb 115 g/L，WBC $13.4×10^9$/L，PLT $155×10^9$；尿常规：白细胞3+/HP，尿蛋白3+/HP。

第一次评估综合训练思考题：

（1）患者首发症状及体征有哪些？

（2）目前，主要的护理问题有哪些？

（3）目前，主要治疗措施有哪些？

（4）需要为患者采取的主要护理措施有哪些？

第二次评估

经过3 d门诊治疗，患者体温恢复正常，尿痛消失，尿急有所好转。遵医嘱服用中成药桂林三金片。

第二次评估综合训练思考题：

（1）患者病情可能发生了哪些变化？

（2）患者日后应该注意哪些问题？

三、深静脉血栓

 学习目标

知识目标：掌握深静脉血栓形成的高危因素，下肢深静脉血栓的主要症状和体征，深静脉血栓患者出现的主要护理问题、应采取的护理措施，深静脉血栓患者的健康指导方法、内容；熟悉深静脉血栓的治疗要点、常用辅助检查。

能力目标：能与患者进行有效沟通，找出患者发生深静脉血栓的危险因素，并能正确进行健康教育。

情感目标：能理解患者的情绪状态，具有同情心、耐心，责任心增强。

【概述】

深静脉血栓是指血液非正常地在深静脉内凝结，属于下肢静脉回流障碍性疾病。致病因素有血流缓慢、静脉壁损伤和高凝状态三大因素。血栓形成后，除少数能自行消融或局限于发生部位外，大部分会扩散至整个肢体的深静脉主干，若不能及时诊断和处理，多数会演变为血栓形成后遗症，长时间影响患者的生活质量；还有一些患者可能并发肺栓塞，造成极为严重的后果。下肢深静脉血栓形成（DVT）最常见，其典型临床表现是单侧下肢（左下肢多见）出现肿胀、疼痛；但是血栓形成早期可以没有明显症状。血浆D-二聚体测定、彩超、静脉造影可以明确诊断。

【治疗要点】

治疗要点如下：①药物治疗。②压力治疗。③手术治疗。④介入治疗。

【主要护理诊断】

1.下肢疼痛、肿胀　与深静脉回流受阻有关。

2.焦虑、恐惧　与担心治疗效果及预后有关。

3.自理缺陷　与急性期需绝对卧床有关。

4.知识缺乏：缺乏预防本病发生的相关知识。

5.有皮肤完整性受损的危险　与治疗期需要绝对卧床有关。

6.潜在并发症：肺栓塞、心肌梗死。

【护理要点】

护理要点如下：①基础护理和生活护理。②抬高下肢，功能体位。③用药护理。④病情观察。⑤饮食护理。⑥心理护理。

【健康教育】

对患者应进行如下健康教育：①疾病预防指导。②用药指导。③压力治疗。④饮食指导。

综合训练案例

第一次评估

现病史： 患者，女，43岁，大专学历。患者入院3 d前无明显诱因出现左下肢肿胀，皮肤不红，伴活动障碍。未治疗，随后肿胀逐渐加重，遂来我院就诊，门诊以"下肢深静脉血栓形成"收住我科。现患者左下肢轻胀痛，有间歇性跛行，饮食、睡眠尚可，二便正常。

既往史： 静脉曲张病史17年，妊娠期糖尿病3个月。剖宫产14 d。对青霉素、头孢（具体不详）过敏。

家族史： 父母健在，否认家族遗传病史。

个人生活史： 适龄结婚，配偶健康，育1子1女均体健，无不良生活嗜好。

体格检查： T 37.5 ℃，P 108 次/min，R 21 次/min，BP 108/68 mmHg，意识清醒，自动体位，左下肢轻度水肿，轻压痛，有间歇性跛行，足背有2 cm×2 cm大小陈旧性创面，余未见异常。

实验室及其他检查： RBC 5.0×10^{12}/L，Hb 87.0 g/L，WBC 3.0×10^9/L，PLT 441×1；pH值 7.16；D-二聚体 5.97 mg/L，总胆固醇（TC）5.81 mmol/L，低密度脂蛋白胆固醇（LDL-C）3.28 mmol/L，凝血酶时间（TT）13.1 s，活化部分凝血酶时间（APTT）1 s，凝血酶原国际标准化比值（INR）1；下肢血管彩超示：双下肢动脉粥样硬化伴多发小斑块形成，左侧小腿肌间静脉血栓形成。

第一次评估综合训练思考题：

（1）归纳患者入院时主要的表现。

（2）目前，患者主要的护理问题有哪些？

（3）针对患者上述病情治疗要点有哪些？

（4）按照优先原则，针对患者采取的主要护理措施有哪些？

第二次评估

入院以来患者不习惯床上排便，今晨自行去卫生间，中午诉胸闷、气憋，吸气及咳嗽时加重，不能平卧，急诊行胸部CT示：肺动脉增宽。

第二次评估综合训练思考题：

（1）患者病情可能发生了哪些变化？

（2）需要再做哪些检查协助诊断？

（3）需要增加哪些护理措施？

第三次评估

经治疗及护理，患者住院12 d后，胸闷，呼吸困难症状消失，生命体征平稳，左下肢肿胀消失，饮食、睡眠及大小便恢复到本次发病前状态，患者情绪平静。根据医嘱，第2天出院。

第三次评估综合训练思考题：

患者出院后应该注意哪些问题？

扫码看本单元
"综合训练案例"
参考答案

附录：NANDA 护理诊断一览表（2015—2017）

领域1：健康促进（Health Promotion）

老年综合征（Frail Elderly Syndrome）

有老年综合征的危险（Risk for Frail Elderly Syndrome）

健康管理无效（Ineffective Health Management）

有健康管理改善的趋势（Readiness for Enhanced Health Management）

家庭健康管理无效（Ineffective Family Health Management）

不依从行为（Noncompliance）

缺乏娱乐活动（Deficient Diversional Activity）

久坐的生活方式（Sedentary Lifestyle）

缺乏社区保健（Deficient Community Health）

有健康行为改善的趋势（Risk-Prone Health Behavior）

健康维持无效（Ineffective Health Maintenance）

防护无效（Ineffective Protection）

领域2：营养（Nutrition）

肥胖（Obesity）

超重（Overweight）

有超重的危险（Risk for Overweight）

母乳喂养无效（Ineffective Breastfeeding）

母乳喂养中断（Interrupted Breastfeeding）

有母乳喂养改善的趋势（Readiness for Enhanced Breastfeeding）

乳汁不足（Insufficient Breast Milk）

无效性婴儿喂养型态（Ineffective Infant Feeding Pattern）

营养失调：低于机体需要量（Imbalanced Nutrition：Less Than Body Requirements）

有营养改善的趋势（Readiness for Enhanced Nutrition）

吞咽障碍（Impaired Swallowing）

有血糖不稳定的危险（Risk for Unstable Blood Glucose Level）

新生儿黄疸（Neonatal Jaundice）

有新生儿黄疸的危险（Risk for Neonatal Jaundice）

有肝功能受损的危险（Risk for Impaired Liver Function）

有电解质失衡的危险（Risk for Electrolyte Imbalance）

有体液平衡改善的趋势（Readiness for Enhanced Fluid Balance）

体液不足（Deficient Fluid Volume）

有体液不足的危险（Risk for Deficient Fluid Volume）

体液过多（Excess Fluid Volume）

有体液失衡的危险（Risk for Imbalanced Fluid Volume）

领域3：排泄（Elimination and Exchange）

慢性功能性便秘（Chronic Functional Constipation）

有慢性功能性便秘的危险（Risk for Chronic Functional Constipation）

排尿障碍（Impaired Urinary Elimination）

有排尿功能改善的趋势（Readiness for Enhanced Urinary Elimination）

功能性尿失禁（Functional Urinary Incontinence）

溢出性尿失禁（Overflow Urinary Incontinence）

反射性尿失禁（Reflex Urinary Incontinence）

压力性尿失禁（Stress Urinary Incontinence）

急迫性尿失禁（Urge Urinary Incontinence）

有急迫性尿失禁的危险（Risk for Urge Urinary Incontinence）

尿潴留（Urinary Retention）

便秘（Constipation）

有便秘的危险（Risk for Constipation）

感知性便秘（Perceived Constipation）

腹泻（Diarrhea）

胃肠动力失调（Dysfunctional Gastrointestinal Motility）

有胃肠动力失调的危险（Risk for Dysfunctional Gastrointestinal Motility）

排便失禁（Bowel Incontinence）

气体交换障碍（Impaired Gas Exchange）

领域4：活动/休息（Activity/Rest）

坐起障碍（Impaired Sitting）

站立障碍（Impaired Standing）

有心输出量减少的危险（Risk for decreased Cardiac Output）

有心血管功能受损的危险（Risk for Impaired Cardiovascular Function）

失眠（Insomnia）

睡眠剥夺（Sleep Deprivation）

有睡眠改善的趋势（Readiness for Enhanced Sleep）

睡眠形态紊乱（Disturbed Sleep Pattern）

有失用综合征的危险（Risk for Disuse Syndrome）

床上活动障碍（Impaired Bed Mobility）

躯体活动障碍（Impaired Physical Mobility）

借助轮椅活动障碍（Impaired Wheelchair Mobility）

移动能力障碍（Impaired Transfer Ability）

行走障碍（Impaired Walking）

疲乏（Fatigue）

漫游状态（Wandering）

活动无耐力（Activity Intolerance）

有活动无耐力的危险（Risk for Activity Intolerance）

低效性呼吸型态（Ineffective Breathing Pattern）

心输出量减少（Decreased Cardiac Output）

有胃肠道灌注无效的危险（Risk for Ineffective Gastrointestinal Perfusion）

有肾脏灌注无效的危险（Risk for Ineffective Renal Perfusion）

自主呼吸障碍（Impaired Spontaneous Ventilation）

有心脏组织灌注不足的危险（Risk for Decreased Cardiac Tissue Perfusion）

有脑组织灌注无效的危险（Risk for Ineffective Cerebral Tissue Perfusion）

外周组织灌注无效（Ineffective Peripheral Tissue Perfusion）

有外周组织灌注无效的危险（Risk for Ineffective Peripheral Tissue Perfusion）

呼吸机依赖（Dysfunctional Ventilatory Weaning Response）

持家能力障碍（Impaired Home Maintenance）

沐浴自理缺陷（Bathing Self-Care Deficit）

穿着自理缺陷（Dressing Self-Care Deficit）

进食自理缺陷（Feeding Self-Care Deficit）

如厕自理缺陷（Toileting Self-Care Deficit）

有自理能力改善的趋势（Readiness for Enhanced Self-Care）

自我忽视（Self-Neglect）

领域5：感知/认知（Perception/Cognition）

情绪控制失调（Labile Emotional Control）

单侧身体忽视（Unilateral Neglect）

急性意识障碍（Acute Confusion）

有急性意识障碍的危险（Risk for Acute Confusion）

慢性意识障碍（Chronic Confusion）

冲动控制无效（Ineffective Impulse Control）

知识缺乏（Deficient Knowledge）

有知识增进的趋势（Readiness for Enhanced Knowledge）

记忆功能障碍（Impaired Memory）

有沟通增进的趋势（Readiness for Enhanced Communication）

语言沟通障碍（Impaired Verbal Communication）

领域6：自我感知（Self-Perception）

有希望增强的趋势（Readiness for Enhanced Hope）

无望感（Hopelessness）

有个人尊严受损的危险（Risk for Compromised Human Dignity）

自我认同紊乱（Disturbed Personal Identity）

有自我认同紊乱的危险（Risk for Disturbed Personal Identity）

有自控能力增强的趋势（Readiness for Enhanced Self-Control）

长期低自尊（Chronic Low Self-Esteem）

有长期低自尊的危险（Risk for Chronic Low Self-Esteem）

有情境性低自尊的危险（Risk for Situational Low Self-Esteem）

情境性低自尊（Situational Low Self-Esteem）

体像紊乱（Disturbed Body Image）

领域7：角色关系（Role Relationships）

照顾者角色紧张（Caregiver Role Strain）

有照顾者角色紧张的危险（Risk for Caregiver Role Strain）

养育功能障碍（Impaired Parenting）

有养育功能改善的趋势（Readiness for Enhanced Parenting）

有养育功能障碍的危险（Risk for Impaired Parenting）

有依附关系受损的危险（Risk for Impaired Attachment）

家庭运作过程失常（Dysfunctional Family Processes）
家庭运作过程改变（Interrupted Family Processes）
有家庭运作过程改善的趋势（Readiness for Enhanced Family Processes）
关系无效（Ineffective Relationship）
有关系改善的趋势（Readiness for Enhanced Relationship）
有关系无效的危险（Risk for Ineffective Relationship）
父母角色冲突（Parental Role Conflict）
无效性角色行为（Ineffective Role Performance）
社会交往障碍（Impaired Social Interaction）

领域8：性（Sexuality）
性功能障碍（Sexual Dysfunction）
性生活型态无效（Ineffective Sexuality Pattern）
生育进程无效（Ineffective Childbearing Process）
有生育进程改善的趋势（Readiness for Enhanced Childbearing Process）
有生育进程无效的危险（Risk for Ineffective Childbearing Process）
有母体与胎儿双方受干扰的危险（Risk For Disturbed Maternal - Fetal Dyad）

领域9：应对/应激耐受性（Coping/ Stress Tolerance）
有社区应对增强的趋势（Readiness for Enhanced Community Coping）
情绪调控受损（Impaired Mood Regulation）
有恢复能力障碍的危险（Risk for Impaired Resilience）
创伤后综合征（Post-Trauma Syndrome）
有创伤后综合征的危险（Risk for Post-Trauma Syndrome）
强暴创伤综合征（Rape-Trauma Syndrome）
迁移应激综合征（Relocation Stress Syndrome）
有迁移应激综合征的危险（Risk for Relocation Stress Syndrome）
活动计划无效（Ineffective Activity Planning）
有活动计划无效的危险（Risk for Ineffective Activity Planning）
焦虑（Anxiety）
妥协性家庭应对（Compromised Family Coping）
无能性家庭应对（Disabled Family Coping）
防卫性应对（Defensive Coping）
应对无效（Ineffective Coping）
有应对增强的趋势（Readiness for Enhanced Coping）
社区应对无效（Ineffective Community Coping）
有家庭应对增强的趋势（Readiness for Enhanced Family Coping）
对死亡的焦虑（Death Anxiety）
无效性否认（Ineffective Denial）
恐惧（Fear）
悲伤（Grieving）
复杂性悲伤（Complicated Grieving）
有复杂性悲伤的危险（Risk for Complicated Grieving）
有能力增强的趋势（Readiness for Enhanced Power）

无能为力感（Powerlessness）

有无能为力感的危险（Risk for Powerlessness）

恢复能力障碍（Impaired Resilience）

有恢复能力增强的趋势（Readiness for Enhanced Resilience）

持续性悲伤（Chronic Sorrow）

压力负荷过重（Stress Overload）

颅内调适能力降低（Decreased Intracranial Adaptive Capacity）

自主反射失调（Autonomic Dysreflexia）

有自主反射失调的危险（Risk for Autonomic Dysreflexia）

婴儿行为紊乱（Disorganized Infant Behavior）

有婴儿行为调节改善的趋势（Readiness for Enhanced Organized Infant Behavior）

有婴儿行为紊乱的危险（Risk for Disorganized Infant Behavior）

领域10：生活准则（Life Principles）

独立决策能力减弱（Impaired Emancipated Decision-making）

有独立决策能力增强的趋势（Readiness for Enhanced Emancipated Decision-making）

有独立决策能力减弱的危险（Risk for Impaired Emancipated Decision-making）

有精神安适增进的趋势（Readiness for Enhanced Spiritual Well-Being）

有决策能力增强的趋势（Readiness for Enhanced Decision Making）

抉择冲突（Decisional Conflict）

道德困扰（Moral Distress）

宗教信仰减弱（Impaired religiosity）

有宗教信仰增强的趋势（Readiness for Enhanced Religiosity）

有宗教信仰减弱的危险（Risk for Impaired Religiosity）

精神困扰（Spiritual Distress）

有精神困扰的危险（Risk for Spiritual Distress）

领域11：安全/防护（Safety/Protection）

有角膜受损的危险（Risk for Corneal Injury）

有尿道损伤的危险（Risk for Urinary Tract Injury）

有口腔黏膜受损的危险（Risk for Impaired Oral Mucous Membrane）

有压疮的危险（Risk for Pressure Ulcer）

组织完整性受损（Risk for Impaired Tissue Integrity）

有体温过低的危险（Risk for Hypothermia）

有手术期体温过低的危险（Risk for Perioperative Hypothermia）

有感染的危险（Risk for Infection）

清理呼吸道无效（Ineffective Airway Clearance）

有误吸的危险（Risk for Aspiration）

有出血的危险（Risk for Bleeding）

有干眼症的危险（Risk for Dry Eye）

有跌倒的危险（Risk for Falls）

有受伤的危险（Risk for Injury）.

有手术期体位性损伤的危险（Risk for Perioperative Positioning Injury）

有热损伤的危险（Risk for Thermal Injury）

牙齿受损（Impaired Dentition）

口腔黏膜受损（Impaired Oral Mucous Membrane）

有外周神经血管功能障碍的危险（Risk for Peripheral Neurovascular Dysfunction）

有休克的危险（Risk for Shock）

皮肤完整性受损（Impaired Skin Integrity）

有皮肤完整性受损的危险（Risk for Impaired Skin Integrity）

有婴儿猝死综合征的危险（Risk for Sudden Infant Death Syndrome）

有窒息的危险（Risk for Suffocation）

术后康复迟缓（Delayed Surgical Recovery）

组织完整性受损（Impaired Tissue Integrity）

有外伤的危险（Risk for Trauma）

有血管损伤的危险（Risk for Vascular Trauma）

有对他人施行暴力的危险（Risk for Other-Directed Violence）

有对自己施行暴力的危险（Risk for Self-Directed Violence）

自残（Self-Mutilation）

有自残的危险（Risk for Self-Mutilation）

有自杀的危险（Risk for Suicide）

受污染（Contamination）

有受污染的危险（Risk for Contamination）

有中毒的危险（Risk for Poisoning）

有碘造影剂不良反应的危险（Risk for Adverse Reaction to Iodinated Contrast Media）

有过敏反应的危险（Risk for Allergy Response）

乳胶过敏反应（Latex Allergy Response）

有乳胶过敏反应的危险（Risk for Latex Allergy Response）

有体温失调的危险（Risk for Imbalanced Body Temperature）

体温过高（Hyperthermia）

体温过低（Hypothermia）

体温调节无效（Ineffective Thermoregulation）

领域12：舒适（Comfort）

分娩疼痛（Labor Pain）

慢性疼痛综合征（Chronic Pain Syndrome）

有孤独的危险（Risk for loneliness）

舒适度减弱（Impaired Comfort）

有舒适增进的趋势（Readiness for Enhanced Comfort）

恶心（Nausea）

急性疼痛（Acute Pain）

慢性疼痛（Chronic Pain）

社交孤立（Social Isolation）

领域13：生长/发展（Growth/Development）

有发育迟缓的危险（Risk for Delayed Development）

有生长比例失调的危险（Risk for Disproportionate Growth）

参考文献

［1］尤黎明，吴瑛. 内科护理学[M]. 6版. 北京：人民卫生出版社，2017.

［2］王吉耀. 住院医师规范化培训内科示范案例[M]. 上海：上海交通大学出版社，2016.

［3］孙玉梅，章雅青. 高级健康评估[M]. 北京：人民卫生出版社，2018.

［4］吴阶平. 吴阶平泌尿外科学[M]. 北京：人民卫生出版社，2019.

［5］盛志勇，郭振荣. 烧伤学临床新视野——烧伤休克、感染、营养、修复与整复[M]. 2
版. 北京：清华大学出版社，2019.

［6］刘大为. 实用重症医学[M]. 2版. 北京：人民卫生出版社，2017.

［7］李乐之，路潜. 外科护理学[M]. 6版. 北京：人民卫生出版社，2017.

［8］沈柏用，邓侠兴. 住院医师规范化培训外科示范案例[M]. 上海：上海交通大学出
版社，2016.

［9］丁淑贞，于桂花. 神经外科临床护理一本通[M]. 北京：中国协和医科大学出版
社，2016.

［10］周良辅. 现代神经外科学[M]. 2版. 上海：复旦大学出版社，2015.

［11］刘永锋，郑树森. 器官移植学[M]. 北京：人民卫生出版社，2014.

［12］陈孝平. 器官移植临床指南[M]. 3版. 北京：科学出版社，2013.

［13］卫生部医政司. 临床路径管理丛书·神经外科临床路径[M]. 北京：人民卫生出版
社，2012.

［14］吴孟超，吴在德. 黄家驷外科学[M]. 7版. 北京：人民卫生出版社，2008.

［15］沈翠珍. 护理综合技能实训[M]. 北京：人民卫生出版社，2016.

［16］陈孝平. 外科学[M]. 5版. 北京：人民卫生出版社，2018.

［17］崔焱. 儿科护理学[M]. 6版. 北京：人民卫生出版社，2017.

［18］王卫平. 儿科学[M]. 8版. 北京：人民卫生出版社，2014.

［19］黄国英. 住院医师规范化培训儿科示范案例[M]. 上海：上海交通大学出版社，2016.

［20］关青，江智霞. 急危重症护理学[M]. 2版. 北京：人民卫生出版社，2015.

［21］张波，桂莉. 急危重症护理学[M]. 4版. 北京：人民卫生出版社，2017.

［22］桂莉，张波. 急危重症护理学实践与学习指导[M]. 北京：人民卫生出版社，2017.

［23］上海市卫生与计划生育委员会，上海市医药卫生发展基金会，上海市住院医师规
范化培训事务中心，等. 住院医师规范化培训急诊科示范案例[M]. 上海：上海交
通大学出版社，2016.

［24］关青，江智霞. 急危重症护理学[M]. 2版. 北京：人民卫生出版社，2015.

［25］张波，桂莉. 急危重症护理学[M]. 4版. 北京：人民卫生出版社，2017.